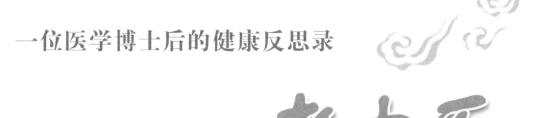

一位医学博士后的健康反思录

四十来岁的老中医

8

陈守强 高 琪 安文蓉 编著

U0272810

山东城市出版传媒集团·济南出版社

图书在版编目（CIP）数据

四十来岁的老中医 . 8，一位医学博士后的健康反思
录 / 陈守强，高琪，安文蓉编著 . —济南：济南出版社，
2020.1

ISBN 978-7-5488-4028-2

Ⅰ . ①四… Ⅱ . ①陈… ②高… ③安… Ⅲ . ①中
医学—普及读物 Ⅳ . ① R2-49

中国版本图书馆 CIP 数据核字（2020）第 018932 号

四十来岁的老中医 . 8
—— 一位医学博士后的健康反思录

出 版 人	崔　刚
策　划	郭　锐
责任编辑	丁洪玉　侯建辉
封面设计	侯文英
出版发行	济南出版社
地　址	山东省济南市二环南路 1 号（250002）
编辑热线	0531-86131730
印　刷	天津雅泽印刷有限公司
版　次	2020 年 2 月第 1 版
印　次	2024 年 1 月第 2 次印刷
成品尺寸	170 mm × 240 mm　16 开
印　张	17
字　数	410 千
定　价	68.00 元

（济南版图书，如有印装错误，请与出版社联系调换。联系电话：0531-86131736）

目　录

绪　论

一、健康的概念

健康是指人体各器官系统发育良好，体质健壮，功能正常，精力充沛，并具有良好劳动效能的状态，通常用人体测量、体格检查和各种生理指标来衡量。健康包括两个方面的内容：一是主要脏器无疾病，身体形态发育良好，体形均匀，人体各系统具有良好的生理功能，有较强的身体活动能力和劳动能力，这是对健康最基本的要求；二是对疾病的抵抗能力较强，能够适应环境变化，各种生理刺激以及致病因素对身体的作用。

现代健康的含义不仅是传统所指的身体没有病而已，根据世界卫生组织的解释，健康不仅指一个人身体有没有出现疾病或虚弱现象，而是指一个人生理上、心理上和社会上的完好状态，包括躯体健康、心理健康、心灵健康、社会健康、智力健康、道德健康、环境健康等。现代健康的含义是多元的、广泛的，包括生理、心理和社会适应性三个方面，其中社会适应性归根结底取决于生理和心理的素质状况。心理健康是身体健康的精神支柱，身体健康又是心理健康的物质基础。良好的情绪状态可以使生理功能处于最佳状态，反之则会降低或破坏某种功能而引起疾病。身体状况的改变可能带来相应的心理问题，生理上的缺陷、疾病，特别是痼疾，往往会使人产生烦恼、焦躁、忧虑、抑郁等不良情绪，导致各种不正常的心理状态。作为身心统一的人，身体和心理是紧密依存的两个方面。

全世界公认的关于健康的 13 个标志：生气勃勃，富有进取心；性格开朗，充满活力；正常身高与体重；保持正常的体温、脉搏和呼吸；食欲旺盛；明亮的眼睛和粉红的眼膜；不易得病，对流行病有足够的耐受力；正常的大小便；淡红色舌头，无厚的舌苔；健康的牙龈和口腔黏膜；光滑的皮肤柔韧而富有弹性，肤色健康；光滑带光泽的头发；指甲坚固而带微红色。

二、影响健康的因素

世界卫生组织对影响健康的因素进行过如下总结：健康 = 60% 生活方式 +15% 遗传因素 +10% 社会因素 +8% 医疗因素 +7% 气候因素。由此可见，影响健康的因素是多方面的，而为了保证健康我们需要做的还有很多。

1. 环境因素

环境对人类健康影响极大，无论是自然环境还是社会环境，人类一方面要享受它的成果，另一方面要接受它带来的危害。自然界养育了人类，同时也产生、存在和传播着危害人类健康的各种有害物质。气候、气流、气压的突变，不仅会影响人类健康，还会给人类带来灾害。在社会环境中，政治制度的变革、社会经济的发展、文化教育的进步与人类的健康紧密相连。例如：经济发展的同时带来了废水、废气、废渣、噪音，对人类健康危害极大；不良的风俗习惯和有害的意识形态也有碍人类的健康。因此，人类要健康，就必须坚持不懈地做好美化环境、净化环境和优化环境的工作。

2. 生物因素

在生物因素中，影响人类健康最重要的因素是遗传和心理。现代医学发现，遗传病不仅有两三千种之多，而且发病率高达 20%。因此，要重视遗传对健康的影响。心理因素和疾病的产生、防治有密切关系，消极心理因素能引起许多疾病，积极的心理状态是保持和增进健康的必要条件。医学临床实践和科学研究证明，消极情绪如焦虑、怨恨、悲伤、恐惧、愤怒等可以使人体各系统机能失调，导致失眠、心动过速、血压升高、食欲减退、月经失调等疾病。积极的、乐观的、向上的情绪，能经得起各种考验。总之，心理状态是社会环境与生活环境的反映，是影响健康的重要因素。

3. 生活方式因素

生活方式是指人们长期受一定文化、民族、经济、社会、风俗、家庭影响而形成的一系列的生活习惯、生活制度和生活意识。人类在漫长的发展过程中，虽然很早就认识到生活方式与健康有关，但由于危害人类生命的各种传染病一直是人类死亡的主要原因，就忽视了生活方式因素对健康的影响。直到19 世纪 60 年代以后，人们才逐步发现生活方式因素在全部死因中的比重越来越大。例如，1976 年美国年死亡人数中，50% 与不良生活方式有关。可见，养成良好的生活习惯对于健康是多么重要。

4. 保健服务因素

决定健康的因素十分复杂，保健服务是极为重要的因素。世界卫生组织把卫生保健服务分为初级、二级和三级，实现初级卫生保健是当代世界各国的共同目标。其基本内容是：（1）对当前主要卫生问题及其预防和控制方法的健康教育；（2）改善食品供应和合理营养；（3）供应足够的安全卫生用水和基本环境卫生设施；（4）妇幼保健和计划生育；（5）主要传染病的预防接种；（6）预防的控制地方病；（7）常见病和外伤的合理治疗；（8）提供基本药物。

三、健康相关行为

健康相关行为是指个体或团体的与健康和疾病有关的行为，一般可分为两大类：促进健康的行为和危害健康的行为。

1.促进健康行为是个人或群体表现出的客观上有利于自身和他人健康的一组行为：

（1）日常健康行为。如合理营养、平衡膳食、适量睡眠、积极锻炼、有规律作息等。

（2）保健行为。如定期体检、预防接种等合理应用医疗保健服务。

（3）避免有害环境行为。"环境"既指自然环境（环境污染），也指紧张的生活环境。

（4）戒除不良嗜好。戒烟、不酗酒、不滥用药物。

（5）求医行为。觉察自己有某种病患时寻求科学可靠的医疗帮助的行为。如主动求医、真实提供病史和症状、积极配合医疗护理、保持乐观向上的情绪。

（6）尊医行为。发生在已知自己确有病患后，积极配合医生、服从治疗的行为。

2.危害健康行为是个人或群体在偏离个人、他人、社会的期望方向上表现出的一组行为：

（1）日常危害健康行为。如吸烟、酗酒、滥用药物（吸毒）、不洁性行为等。

（2）不良生活习惯。如过度饮食，高脂、高糖、高盐、低纤维素饮食，偏食、挑食和过多吃零食，嗜好含致癌物的食品（烟熏火烤、长时间高温加热的食品、腌制品），不良进食习惯（过热、过硬、过酸食品）。

（3）不良疾病行为。如求医时瞒病行为、恐惧行为、自暴自弃行为，以及悲观绝望或求神拜佛的迷信行为。

本书旨在通过介绍并反思易被忽视的影响健康的典型案例，以期读者能增加促进健康行为并规避危害健康行为，从而保持自身的健康。

第一章　情志心理篇

一　10岁女孩患"同胞竞争障碍"

事件回顾

全面二孩政策放开，很多年轻和不算太年轻的父母，纷纷行动起来。

2016年，浙江迎来了一个生育二胎的小高峰，医院建大卡普遍告急。产科门诊热闹，儿科医生也忙碌了不少，很多与二胎相关的小儿毛病也增多了。

倩倩在湖州念小学二年级，爸妈说她性格活泼，成绩一直挺好的，当班长。但一个月前，他们发现倩倩有些不对劲。

"她一直嘟囔着头痛，老师也向我们反映过，中午吃饭时，倩倩经常想吐。"倩倩妈妈说，"下课回到家，倩倩反常地不说话，关上房门一个人默默做作业，老公拿着她最喜欢的玩具哄她，她也提不起精神。"看着活泼可爱的女儿精神萎靡，爸妈着急了，赶紧带到医院检查。

一般情况下，儿科医生遇到"头痛，呕吐，精神萎靡"的小孩子，首先会怀疑脑炎。但经过当地医院多次检查和治疗，都没找到病因，毛病反而加重了。

这可怎么办？一家人找到了冯主任。

冯主任是小儿神经方面的专家，每周从全省、全国来找他看病的小孩子就有几十个。他说，小孩子不会表达，为他们寻找病因就像破案一样，比如炎症、感冒、鼻窦炎、血管畸形、脑部肿瘤等，都可引起小孩头痛。

针对倩倩的情况，冯主任为她做了全面检查，很快排除了脑炎。倩倩爸妈的心安了下来，但随即又担忧，那病因到底是什么呢？

冯主任特意和家长进行了长谈。"原来倩倩发病前半年，家里添了一个可爱的弟弟。爸妈下班回家总是先去看弟弟，和朋友聊天也都在说弟弟的事。小女孩觉得爸妈以弟弟为主，自己受不到重视和关注了。"冯主任说，这是比较典型的"同胞竞争障碍"，不需要用药，关键是解决心病。

前几天，冯主任接诊了一个6岁的小男孩健健。2016年3月，从爸妈生了一个小弟弟后，健健就出现了明显的暴力倾向，经常趁爸妈不注意时，对弟弟拳脚相向，下手狠到吓坏了父母。无奈之下，他们带着健健找到了医院，结果发现也是同胞竞争障碍。

"从想要二宝时，爸妈就该关注大宝的看法。"冯主任说，"父母生二胎如果不征求孩子的意见，容易给大宝造成'爸妈不爱我'的想法。不及时处理，会影响日后父母与子女、子女相互之间的关系。"

杭城其他儿科专家们都表示也遇到过这样的案例，还不在少数。其中，学龄前的孩子最常见，大孩子的发病症状更激烈，发病时间通常在二宝出生后的前几个月。

事件分析

同胞竞争障碍通常是指儿童在年龄稍小时有弟弟妹妹出生之后，发生的某种程度的情感紊乱，多数儿童都可见到这种现象，但是这种情感紊乱的程度如果异乎寻常，就有可能被认为是病理性的。多数情况下情绪紊乱比较轻，但竞争和嫉妒比较持久，常有某种程度的退化，如丧失以前已学到的技能并有行为幼稚化倾向。患儿也时常做些异常的举动以引起父母的注意，如让人喂食，与父母对立，发脾气，以及有焦虑、痛苦或社会性退缩表现。

当孩子知道自己要多一个弟弟或妹妹时，会自然而然地激发出同胞竞争问题，感觉自己得到的父爱母爱会被分掉，因而容易产生被忽略甚至被抛弃的焦虑感。孩子内心有矛盾冲突，往往没有以情绪的方式表现出来，而是表现在各种躯体症状上。孩子想吸引父母更多的关注，但他不是故意装病，有可能是内心的焦虑导致了躯体上的症状。因此，父母不应该责备孩子，而应该理解他们并给予他们陪伴和关注。很大一部分小朋友希望得到父母的关注，但他们总是否认这一点。你直接去问他，是不是觉得爸爸妈妈照顾弟妹的时间多了，对自己不公平，他们会说不是，他们理智上不知道自己深层的心理需要。有时，孩子甚至有与内心相反的表现。比如，他很用心去照顾弟弟妹妹，但其实心里很难过。

事件反思

一、同胞竞争障碍的主要表现是什么

同胞竞争障碍的症状常起病于弟弟、妹妹出生后几个月，学龄前儿童多见，大年龄孩子反应更为激烈，主要表现在对弟弟、妹妹露出明显敌意，在其

睡觉时大吵干扰，不关心弟弟、妹妹，与其很少友好交往，不愿意共享，严重者可出现恶意伤害弟弟、妹妹的行为。情绪上可表现为焦虑、发脾气、痛苦或退缩行为，不和小朋友玩。有部分孩子表现为多动，注意力不集中，不听父母指令，对抗父母，甚至有自伤行为或离家出走。同胞竞争障碍会导致亲子关系紧张，同伴关系不良，也可能影响孩子学业成绩。

二、同胞竞争的原因是什么

对于二胎，孩子有排他情绪、嫉妒心理都属于正常反应。因为孩子的占有欲是很强的，同时内心也很敏感。习惯了独生子女的环境，突然要面对一个新生命与自己分享父母的爱以及生活中的一切，客观上会产生一种压力。但这与家里有几个孩子没有任何关系，父母才是家庭关系中最重要的人。

"同胞竞争"是一种本能，无须过度紧张，也不要完全无视，关键在于父母要做好对孩子的解释、安抚与心理引导。对于弟弟妹妹的出现，绝大多数的孩子会自我调整和适应，并且随着年龄的增长，这种"敌意"会越来越减少，取而代之的是同胞间的情感，也就是兄弟姐妹之间的爱。而这关键是要父母去妥善平衡对两个孩子的爱和关注，要"一碗水端平"。

三、同胞竞争一定是坏事吗

人类是需要社会化的高级群居生物，同胞竞争有利于孩子以后更好地适应社会竞争。有同胞的孩子，在成长的过程中不断进行同胞间的分享、承让、理解和竞争，而这种竞争是有血缘关系的相对安全的竞争，有利于孩子社会适应能力的逐步提高。

独生子女因为在成长过程中缺少同胞竞争的过程与体验，或更容易形成过度自我、缺乏同理心、缺乏换位思考、缺乏共享和共情能力等心理特质，这容易对日后在成人期的社会化和工作中的团队合作产生某种消极影响。

四、如何平衡两个孩子之间的关系

为了帮助头胎儿童更好地适应家庭新成员的到来，父母确实需要注意自己的言行和情绪表达。

首先，想要二胎之前就应该与孩子进行沟通，让他了解为什么还要一个弟弟或妹妹，并且向他表达足够的尊重，即便有了新的孩子也会一样爱他。

有研究发现，在小宝宝出生后，母亲投注在老大身上的感情和注意力的确会减少。二胎的降生并不会直接导致头胎儿童的问题行为，但是，如果母亲的爱被明显剥夺，孩子就可能出现情绪和心理问题。

因此，有二胎之后，也要尽量避免过度关注某一方，爱的公平尤其对头胎孩子来说非常重要。如果母亲精力有限，那么父亲可以多与头胎孩子互动。

五、如何把同胞竞争关系转化为同胞团结关系

1. 让大孩子一起期待新生命的到来

台湾著名的女学者龙应台在第一个孩子四岁的时候，迎接了第二个孩子的到来，她让大儿子安安贴着她的大肚子听听里面小生命的声音，并告诉他：里面那个小家伙出来时，会给安安带来一份礼物。果然，在弟弟飞飞出生时，母亲给安安买了一辆会翻筋斗的越野跑车。于是"安安觉得，这婴儿虽然哭声大得吓人，可是挺讲信用的，还可以忍受"。

2. 不要要求大孩子无条件地谦让和承担照顾的"义务"

曾经有一个著名的获奖纪录片《姐姐》，讲的是一对双胞胎即将出世，剖腹产前家人认为女孩可以多照顾男孩，决定先拿女孩出来，赋予她姐姐的名义和随后需要承担的义务。十几年后，小女孩对这种身份提出了质疑，在一天晚餐时间，她终于爆发，无数遍地对自己母亲哭诉："你不喜欢我了！"

第一次是叫嚷；第二次声音降了下来，哽咽着说；再往后则是暴哭。这部纪录片曾经让很多人共鸣落泪。

"你是姐姐（哥哥）要懂事，要让着弟弟（妹妹）。"这种论调其实并不少见。它会让大的孩子觉得自己的权利和需求被剥夺，并且觉得不再被爱，而小的孩子会变得无理取闹。因此，不要一味地要求大孩子谦让，即便是合理的谦让，也要告诉他（她）为什么。

3. 孩子争吵时采取隔离措施

一名妈妈在知名论坛上分享如何处理两个孩子吵架、抢东西的方法，就是隔离。"我有两个孩子，相差 5 岁，我说说我的体会，小孩子的特点是任何事情都会当成游戏，讲的道理他们不一定理解，尤其是两岁的孩子。他们告状你就处理，很可能他们认为好玩，那不如不处理，让他们自己解决，实在太闹，就分开。分开是最好的惩罚，逐渐让他们了解，要想一起玩，就不要吵。"

4. 有些话别乱说

"你们俩谁乖我爱谁"——因为爱是有条件的，孩子缺乏安全感，并且变得虚伪，不表露真实想法和需求。正确的说法是"你们都是我的最爱"。

"等你妈妈有了弟弟（妹妹），就不爱你了"——如果有亲戚朋友这么开玩笑，请严肃制止他们，否则孩子对弟弟妹妹的到来会提前充满不安和敌意。

二 14岁女孩因长青春痘寻短见

广西某医院儿科重症监护病房10号床上，小瑜看到妈妈陈女士，很想坐起来聊聊天，但浑身无力。陈女士看到这情景，眼睛一下子湿了，连忙叫她不要动，躺着。

小瑜是玉林人，今年14岁，在家排老二，正上初三。那天上午，小瑜问她大伯得知，镇上有百草枯，于是买来一瓶，偷偷在家里喝了几口。当天下午5时，小瑜发觉身体不适，才对陈女士说："妈妈，快带我去打针吧，我觉得头晕，想吐，肚子空空的，难受。"

陈女士见状，还以为女儿感冒了，带她到卫生院就诊。小瑜一开口，却把当班的方医生吓了一跳："我喝了百草枯。"大家惊呆了，赶紧将小瑜送到了医院。由于病情严重，马上转到了上级医院。

小姑娘为什么想不开要喝百草枯？后来，医生问了小瑜喝百草枯的原因。小瑜告诉医生，自己脸上长了青春痘，而跟她一起玩的小伙伴都没有青春痘，长青春痘太难看了，就不想活了。为此，她很郁闷，想一死了之，于是到镇上买百草枯喝了几口。

"的确，我女儿性格内向，不爱说话，自从上了初二以后，我就发现女儿十分叛逆，不喜欢听我们的话。老师还跟我说，女儿不想上课，老是待在宿舍，问其原因，是脸上长痘痘，太难看，见不了人。"陈女士说，女儿平时学习成绩一般，上传微信上的相片，都是美化过的。小瑜的主管医生说，小姑娘服了百草枯10小时后才到医院抢救，诊断为急性百草枯中毒。百草枯是一种除草剂，对人体的毒害性极强，致死率90%以上，目前并没有针对百草枯的特效解毒药。据当地医院的医生分析，小瑜可能喝了15～20毫升百草枯。

百草枯是一种高效除草剂，对人畜有较强的毒性，一旦百草枯急性中毒，可造成严重的消化道症状，甚至引起全身脏器功能损伤。吞服百草枯后会立即发病，口腔和咽喉会有烧灼感，口腔和咽喉因被腐蚀造成溃疡；随之就发生恶心、呕吐、胃疼；再后来就胸闷，呼吸时伴有泡沫。严重病人可因肺水肿及急性肾衰竭而死亡；不太严重的病人则表现有肝、肾功能受损的体征，可能发生焦虑、共济失调、抽筋。即使病人在第一周末可能表现出一些好转征象，但最终也有很大可能出现肺纤维化体征，并逐渐有进行性的呼吸不足与缺氧性肺衰竭。

小瑜是一个刚进入青春期的女孩，但她的所思所想，在青少年里并非个案。小瑜做出如此举动，说明她的心理问题已经到了比较严重的地步。也许是因为某些成长经历导致她对外貌过分看重。青春痘只是暂时的，可以通过很多种方法来治疗、祛除；如果小姑娘能够向家长或者老师咨询求助，甚至只是向伙伴们分享自己心里的想法，也许就不会出现这样的结果。

青春期的女孩子都是爱美的，小姑娘过激的行为也与青春期有关系，应该结合父母的关心程度、她的性格、与同学的相处情况等来分析。通常走上自杀道路的青少年，是因为内在有负面能量而没办法宣泄。他们的失落情绪没有引起父母关注，比如爱美过度，却被别人嘲笑。当这样的负能量不能释放时，就容易走上极端。孩子的青春发育期有其特点，此时的孩子有一种"成人感"和强烈的独立欲望，不愿受到家长的任何约束，但由于社会经验不足、心理不成熟、认知有偏差，却又不得不依靠家长。因此，处在青春期的孩子心理状态非常不稳定，在学习、情感、人际交往、父母老师期望的多重压力下，很容易出现心理问题。事实上，这个时期孩子表现出的叛逆，其实是一种渴望被关注的外在表现，如果此时孩子再面对学业压力和周围人的不理解等，往往会通过一些极端的手段来释放心中的压抑。

事件反思

一、百草枯中毒分为哪几个等级

1. 轻度中毒

百草枯摄入量 <20 mg/kg，除胃肠道刺激症状外，无其他明显器官损害，肺功能可有暂时性减退。

2. 中、重度中毒

百草枯摄入量在 20 ~ 40 mg/kg，除胃肠道症状外，伴有多系统损害的表现，数天至数周后出现肺纤维化，多数于 2 ~ 3 周内死亡。

3. 暴发中毒

百草枯摄入量 >40 mg/kg，有严重的消化道症状，口咽部腐蚀溃烂，伴多脏器功能衰竭，数小时至数日内死亡。

二、百草枯中毒如何急救

1. 目前对于百草枯没有特效的救治方法，因此一旦中毒后死亡率极高。

2. 立即脱离中毒现场，脱去被百草枯污染的衣物，用大量流动的温清水或肥皂水彻底清洗被污染的皮肤黏膜。误入眼中的百草枯立即用清水或生理盐水冲洗 15 分钟以上，局部应用抗生素滴眼液，必要时请眼科大夫会诊。

3. 经口服中毒者应立即催吐或反复彻底洗胃或导泻。可使用吸附剂，如 30% 漂白土、活性炭。这样做能利用黏土对产品的吸附特性，从而使之钝化。原则为：早期、快速、足量、反复给药，直至患者粪便由绿色变为漂白土色为止。灌服导泻时采用小剂量多次灌服的方法，每次灌服量不宜超过 400 ml，用 60 ml 注射器向胃内注入，防止患者呕吐。每次灌入后需在胃内保留约 1 小时后再抽出。

4. 积极补液。使用呋塞米等药物加速毒物排泄，原则为越早越好。使用呋塞米时注意观察尿量。

5. 及早进行血液净化。临床研究表明，血浆置换（PE）加床旁血滤（CRRT）治疗百草枯中毒效果最佳。

6. 抗炎，阻止肺纤维化形成。

7. 其他对症治疗：呼吸困难时及早进行呼吸机辅助通气，但除非严重缺氧，否则不建议氧疗，以免氧气增加百草枯毒性；加强支持营养治疗，消化道腐蚀性损伤严重，胃肠道功能衰竭时应禁食，可给予深静脉高营养；防止继发感染。

三、青春期心理特点有哪些

1. 性意识骤然增长。由于生理上出现性发育加速，使得青少年对性知识特别感兴趣，对异性有强烈的交往欲望，性的好奇感和神秘感与日俱增。

2. 智力水平迅猛提高。思考问题的精确性和概括性发展迅速，由早期的以形象思维为主逐步向抽象逻辑思维过渡。

3. 自我意识强而不稳。独立欲望增强，对事物能做出自己的判断和见解，但对自我的认识和评价过高或过低，常被一些矛盾困扰，如独立欲望与缺乏独立能力的矛盾，自己心中的"成人感"与成人眼中的"孩子气"之间的矛盾等。

4. 情感世界充满风暴。常常表现出幼稚的感情冲动和短暂的不安定状态，孤独、忧伤、激动、喜悦、愤怒微妙地交织在一起，形成一个强烈、动摇和不协调的情感世界。

5. 兴趣爱好日益广泛。求知欲与好奇心强烈，富有理想，热爱生活，积极向上，乐于参加各种创造性活动，对于竞争性、冒险性和趣味性的活动更是乐不知疲。

6. 人际交往欲望强烈。一方面强烈希望结交志趣相同，年龄相仿，能够相互理解、分享生活感受的知心朋友，另一方面，对自己周围的人尽量保持良好的关系，尤其是对自己所属的集体，有强烈的归属感和依赖性，宁肯自己受点委屈，也要保持生活圈的平衡与协调。

四、青春期常见的心理问题有哪些

1. 抑郁：总觉得苦闷、无精打采、提不起劲头。

2. 焦虑：总感到莫名其妙的紧张，坐立不安，心情烦躁，不踏实。

3. 人际关系敏感：总感觉别人对自己不好，不理解、不同情自己；与异性在一起时感到不自在。

4. 情绪不稳定：心情时好时坏，学习劲头时高时低，对同伴、家长和老师一会儿亲近，一会儿疏远。

5. 心理不平衡：如果同学成绩比自己好、比自己有钱或穿得好就不舒服，总觉得别人对自己不公平。

6. 不适应集体生活：对学校的各种科目都不喜欢，对学校生活不适应，学习困难。

7. 强迫症状：总在想一些没有必要的事情，如总想考不好该怎么办、说错了话该怎么办；总担心自己服装不整洁而频繁照镜子等。

8. 对抗倾向：常发脾气、摔东西、大喊大叫、爱抬杠，有理不让人，没理搅三分，控制不住自己。

9. 厌学：对学习失去兴趣，厌烦到学校上课，没有明确的学习目标，不会提前做计划。

10. 自闭症：将自己封闭起来，不愿意与社会交往、接触，最后越来越难以适应社会。

五、面对青春期的孩子家长应该怎么做

1. 尊重孩子：家长不要老是盯着孩子的弱点，不要拿孩子的短处同别的孩子的优点比较。在与孩子接触时，家长应尽可能多找孩子的优点，并多鼓励，减少孩子对家长的抗拒心理。

2. 换位思考：家长也是从青春叛逆期走过来的，只是没有现在的孩子表现得明显，所以面对孩子令人不解的行为，不妨换位思考，想想孩子为什么会这样。有了共鸣后就会理解孩子，从而找出问题的症结。

3. 忌从学习入题：同孩子交流，家长不要老以学习成绩入题，这样只会让孩子有压力，怀疑家长交流的动机。交流时，家长可以从家事入手，将孩子的情绪稳定下来后，再谈正事。

4. 稳定情绪：家长带着情绪去教育孩子，肯定是不理智的，会导致孩子愈加抗拒。所以，家长在急躁、心烦、不冷静的时候，不要教育孩子。待冷静后，再去同孩子交流。

5. 允许孩子犯错：这个阶段正是孩子形成主见的关键时期，小错肯定难免，所以，家长应该允许孩子犯一点错、吃点亏，不要过分束缚孩子的手脚。同时，家长是孩子最好的榜样，叛逆期的孩子模仿能力强，家长的良好言行能给孩子潜移默化的影响。

六、面对青春期的孩子教师应该怎么做

1. 教师要懂得学生的心理活动和心理变化的特征。中小学生心理活动从简单、具体不断向复杂、概括发展；从无意向有意发展；从笼统向分化发展；从零乱、易变向系统、稳定发展。中小学生心理正处在一个由不成熟到成熟，由不完善到完善的"发育"过程中，这种发展性，是我们增强中小学学生教育可塑性信念的一个最坚实的基点。对学生而言，聪明与"笨拙"，都是暂时的；好与"坏"，也是相对的。

学生在青春期的心理变化突出表现在两个方面：一是由于神经调节和激素调节，身体迅速生长，新陈代谢旺盛，爱动不爱静，易感情用事，易冲动，自我意识的发展和强烈的自尊心促使他们不愿服输，总想展示自己；另一方面是开始对性知识发生兴趣，对两性关系已有朦胧意识，但又不十分清楚，对异性产生好感，出现性意识的萌动。由于青少年身体的成熟早于思想的成熟，往往会在一些问题上出现困惑或不健康的想法。若得不到正确引导，他们可能通过不正当途径来探讨有关两性知识，而受到毒害。

2. 开展必要的性知识教育。青春期是以性成熟为主要内容的生理成长过程，对青春期少年的心理及社会方面有着重大的影响，所以开展性知识教育对于青春期的学生是非常有必要的。

3. 培养学生爱的情感，正确认识和区别友谊与恋爱。青春期学生早恋是一种非常普遍的问题，如何正确地引导青春期学生早恋是青春期心理健康教育的主要内容。

4. 培养学生心理承受挫折能力。青春期学生的心智发展还不是很成熟，对于挫折的抵抗力也不如成年人，所以引导青春期学生如何自我调整挫折也是心理健康的一个重要课题。

三　18 岁史学奇才生命止于抑郁

事件回顾

2015 年 12 月，17 岁的林某某，"忙里偷闲"搞创作，创作了一部 40 万字的宋朝历史读本《忧乐为天下：范仲淹与庆历新政》，被媒体报道并受到广泛

好评。该书以叙述和论述的手法表现出了北宋时期的历史发展变迁。此前，他还曾出版《当道家统治中国：道家思想的政治实践与汉帝国的迅速崛起》一书。他被著名历史学家、宋史大家李裕民教授盛赞，"他的水平，一般的博士也达不到，带博士也带不到他现在这个水准"。可是，他却有了这样的担忧："大家会多疑地认为其中有作假，或者想当然地料定别人会'伤仲永'。"

2016年2月23日，深夜23时45分。陕西西安一小区，咚的一声闷响打破寂静，随后传来一中年妇女急促的呼喊，两分钟后，呼喊转为撕心裂肺的哭喊。

已出版两本史学专著，18岁的高三学生林某某，以坠楼的方式告别了黑夜和这个世界。

半年前，他患上抑郁症。父母带着他前往第四军医大学看过，并开了药，一直在服用。

坠楼当晚，林某某做好作业，吃了药，并给朋友发去最后一封电子邮件，写道："未来对我太没有吸引力了。仅就世俗的生活而言，我能想象到我努力所得到的一切，也早早认清了我永远不能超越的界限……"他生前所发的两条微信信息仿佛暗示了他曾因抑郁症副作用和对自身价值的困惑倍感煎熬。

2015年12月4日，林某某的一条微信信息显示的内容是：说明书上写药的副作用是增重，结果我吃了后的副作用是每天全身又疼又困……2016年1月26日晚他发的一条微信：越发不明白自己这么拼是为什么，如果说是为自己，那只能说是为拼而拼。

事件分析

抑郁症又称抑郁障碍，以显著而持久的心境低落为主要临床特征，是心境障碍的主要类型。临床可见与其处境不相称的心境低落，情绪的消沉可以从闷闷不乐到悲痛欲绝、自卑抑郁，甚至悲观厌世，可有自杀企图或行为；甚至发生木僵；部分病例有明显的焦虑和运动性激越；严重者可出现幻觉、妄想等精神病性症状。

一般而言，抑郁症的病因主要包括生物因素和心理因素。生物因素主要指人体大脑内一些重要的神经递质，如5-羟色胺、去甲肾上腺素、多巴胺等的减少，导致了人体神经内分泌的异常，从而引发了抑郁症。除了生物因素外，心理因素也是导致抑郁症的重要因素之一。老师的期许、父母的希望、同学们私下的竞争，都可能会给学生带来沉重的心理压力。当学生无法将这些压力转化为动力时，就会很容易产生一系列心理健康问题。虽然林某某天资聪颖，在别人眼中似乎都认为，学习对他而言是一件轻而易举的事，没什么可烦恼。殊不知，这样的他或许承受着比常人大几倍的压力——老师的厚望，希望他能再写出好的作品；父母的期盼，孩子日后出人头地，光宗耀祖；同学朋友学习的楷模，他一直都是最厉害的，我都要向他学习；外界的不看好，认为他一定会如"伤仲永"般。林某某的学识远超同龄人，因而能与之交谈的不多，他的情绪无法通过倾诉而宣泄，也是他罹患抑郁症的原因之一。

在中医看来，抑郁症属郁证范畴。郁证成因主要为七情所伤，情志不遂，或郁怒伤肝，导致肝气郁结而为病。肝喜条达而主疏泄，长期肝郁不解，情怀不畅，肝失疏泄，可引起五脏气血失调。《素问·举痛论》说："思则心有所存，神有所归，正气留而不行，故气结矣。"情志不畅是导致郁证的主要原因。

事件反思

一、抑郁症的危害有哪些

1. 破坏心理健康稳定性。重度抑郁症的患者常常整日无精打采，对一切事物都不感兴趣，幸福、快乐仿佛已经从他们的字典中彻底抹去，反之沉重的抑郁情绪和自卑感占据了内心。另一方面，重度抑郁症往往还会伴随烦躁、暴躁、易激惹、焦虑等情绪问题，甚至还会出现轻微的幻想和恐惧症状，给患者的心理健康带来巨大的负面影响。

2. 干扰社会功能。病情严重的抑郁症患者往往思维联想缓慢，并且语速慢，语音低，语量少，应答迟钝，这使患者的人际交往困难重重。另一方面，重度抑郁症的危害还有行动缓慢，甚至卧床不动，呈现抑郁性木僵状态，几乎完全丧失自理能力。

3. 影响躯体健康。重度抑郁症患者往往面容憔悴苍老，目光迟滞，体质下降，汗液和唾液分泌减少，便秘，性欲减退，有严重的睡眠障碍，女性患者常闭经。不仅如此，重度抑郁症的患者还会常感到反复或持续出现的头痛、头晕、胸闷、气短、全身无力、心悸、胃纳失常、体重减轻等躯体问题，这些躯体疾病无疑更增加了患者的精神痛苦，进而使得抑郁症状加重。

4. 带来死亡阴影。尽快很多抑郁症患者自杀前写下的遗书中，都称死亡是一件幸福的事。然而事实却是严重抑郁症控制了人的大脑，折磨人的精神，才逼得患者走投无路，选择极端的死亡来解脱。而且重度抑郁症的危害也存在扩大性死亡的现象，即患者自认为出于善意和怜悯，先杀死亲人再自杀，这种情况在产后抑郁症母亲杀婴案件中屡见不鲜。

二、抑郁症的高发人群有哪些

1. 发生婚外恋的人。因为他们通常瞒着配偶和家人，心理上很容易进入疲惫期，而一旦被发现，家庭出现矛盾却又不能处理，这时就很难支撑起自己。

2. 中年人。由于已经取得一定的社会地位，责任比较大，因此患抑郁症的比例最高，主要集中在 35 岁至 50 岁之间。

3. 孕妇或初为人母的女性。这是因为很多女性还没有做好当妈妈的心理准备。通常这样的抑郁症状不会持续很长时间，因为只要在治疗中让她们体会到做妈妈的喜悦，就很容易治愈。

4. 教师。因为从事这类职业的人大多比较认真负责，而教师的工作又非常琐碎，如果心理调节不当，很容易被抑郁侵袭。

5. 癌症患者。长时间患病，尤其是癌症患者最容易得抑郁症。患上癌症后容易造成性格孤僻，进而患上抑郁症，而抑郁症会降低免疫力，从而使病情更加恶化。

三、抑郁症患者的日常家庭治疗方式有哪些

1. 别给自己制定难以达到的目标，正确认识到自己的现状；不要担任过多的职务；不要对许多事情大包大揽。

2. 要将大的繁杂的工作分成若干部分，根据事情的轻重缓急，多做些力所能及的事。

3. 多跟别人接触和交往，不要独来独往。这是抑郁症自我治疗的最重要的方法。

4. 多参加活动，做一些比较轻微的体育锻炼，看看电影，听听音乐。多参加社会活动，如演讲、参观、访问等。

5. 自我治疗时不要急躁，对自己的病情不要过于着急。

6. 患者在没有和对自己病情十分了解的人商量之前，不要做出比较重大的决定，比如调换工作、结婚或离婚等。

7. 写出自己的感受，然后分析它、认识它，看看哪些是比较消极的，是属于抑郁症的表现，最终摆脱它。

四、当身边的人患上抑郁症后，我们应该怎么办

1. 抑郁症患者单靠吐苦水是不够的，多数抑郁需要药物治疗。最好让当事人知道，该去看心理医生了。

2. 对其保持关注和支持。抑郁的人通常对什么事情都不感兴趣，因此难以主动寻求帮助。这时，需要身边的亲友对他们主动保持关注，鼓励和陪伴他们战胜抑郁。

3. 给其更多的关心和陪伴。可以陪他们一起去医院，或是认真聆听他们

的心声。朋友的关心，会更容易发现他们流露出来的一些绝望和悲观的信号，这样可以在很大程度上减少自杀等负面事件的发生。

4. 经常打电话问候或上门拜访。因为不想"打扰"别人，身陷抑郁的人会经常感到孤独。因此，可以主动邀请他们参加朋友的聚会、活动，或者上门拜访、邀请他们来自己家。

5. 表扬其每一点进步。抑郁的人有时很容易纠缠于小问题，"这有必要吗？为什么我非要起床？"进而出现逃避和消极情绪。此时，可以通过一些正强化的方法加以改善，比如，记下和表扬他们每一点小的成就和进步，哪怕只是今天去超市买了一次东西、和邻居打了个招呼等。

6. 建议其看一些应对抑郁方面的书籍。比如《轻松告别抑郁症》《专家解答抑郁症》《信念力》等书籍，都能起到一定的帮助作用。平常多关心你的亲友。在抑郁的"危险阶段"，如青春期、分娩期等，或者亲朋好友生活上遭遇变故时，比如离婚、失业、有亲人逝世等，要尽可能多地陪伴他们，及时捕捉他们的情绪变化，防患于未然。

五、抑郁症的食疗方法有哪些

1. 养心安神粥

做法：莲子、龙眼肉、百合各 20 克，大米 150 克。上述中药与大米洗净后加水适量同煮成粥状即可。

服用方法：每晚 1 次。有养心安神之效，可治疗抑郁症、失眠等。此粥味美香甜，不仅可作为抑郁症的食疗方法之用，平时心情沉闷，偶有失眠也可食用。

2. 远志枣仁粥

做法：远志、炒枣仁、枸杞子各 15 克，大米 150 克。将上述中药与大米淘净加水适量共同煮成粥，即可食用。

服用方法：每日 1 次，睡前 1 小时服用。这款抑郁症食疗粥品具有解郁、安神之效。

3. 首乌桑葚粥

做法：首乌 20 克，合欢、女贞子、桑葚子各 15 克，小米 150 克。将上述四味药加水煎煮，去渣取药汁 300 毫升再与小米粥同煮 5 分钟后即可。

服用方法：每日 2 次。此为有滋补肝肾之效，不仅可用于抑郁症，对失眠、健忘、烦躁也有很好的改善作用。

六、抑郁自评量表

应根据过去一周内自身的情况作答，并按照表中分值计算出总分。总分乘以 1.25 后为最后得分。最后得分在 50 分以下为正常，50～59 分提示轻度抑郁，60～69 分提示中度抑郁，70 分以下提示重度抑郁。

请注意，该量表仅仅用于抑郁症的自评提示，并不能作为诊断依据。如果读者自测分数较高，并不一定就患上了抑郁症，可前往专业医生处咨询。

最近一周以来，你是否感到：	没有	有时	经常	总是
1. 我觉得闷闷不乐，情绪低沉	1	2	3	4
2. 我觉得一天中早晨最好	4	3	2	1
3. 我一阵阵哭出来或觉得想哭	1	2	3	4
4. 我晚上睡眠不好	1	2	3	4
5. 我吃得跟平常一样多	4	3	2	1
6. 我与异性密切接触时和以往一样感到愉快	4	3	2	1
7. 我发觉我的体重在下降	1	2	3	4
8. 我有便秘的苦恼	1	2	3	4
9. 我心跳比平常快	1	2	3	4
10. 我无缘无故地感到疲乏	1	2	3	4
11. 我的头脑跟平常一样清楚	4	3	2	1
12. 我觉得经常做的事情并没有困难	4	3	2	1
13. 我觉得不安而平静不下来	1	2	3	4
14. 我对将来抱有希望	4	3	2	1
15. 我比平常容易生气激动	1	2	3	4
16. 我觉得做出决定是容易的	4	3	2	1
17. 我觉得自己是个有用的人，有人需要我	4	3	2	1
18. 我的生活过得很有意思	4	3	2	1
19. 我认为如果我死了，别人会生活得好些	1	2	3	4
20. 平常感兴趣的事我仍然照样感兴趣	4	3	2	1

四 男孩高考后得躁狂症

事件回顾

小王今年刚参加完高考，因为平时成绩不错，感觉高考发挥得也蛮好，所以高考一结束，他整个人都嗨起来了。

每天小王都很忙，不是和同学吃饭，就是跟朋友唱歌，要么就是一起出去打游戏，每天忙个不停。

在家里待着的时候，小王也是闲不住，在家里晃悠来晃悠去，时不时就帮妈妈打扫卫生，看谁有空了就拉着谁聊天，聊天的时候，小王更是喋喋不休，怎么都聊不完。

时间一长，家人发现了问题，小王睡觉的时间越来越少，甚至比高考前睡得还要少。这样的状态持续了一个礼拜，小王的眼睛满是血丝，黑眼圈浓重，嗓子嘶哑，可他兴奋的劲还是没过去，这让家人担心起来。

联想到孩子这段时间的亢奋状态，家人带着他找到了某医院心身障碍科的吴医生。

接诊的吴医生介绍说，其实在高考后，已经有不少家长带着情绪异常的孩子来咨询了，不是像小王这样的兴奋过度，就是有抑郁倾向。这些都可以算是"高考后遗症"。

"其实小王的情况已经是轻微躁狂症了。"吴医生告诉记者，"小王每天都处于兴奋过度的状态，睡眠不足，后果就是行为失控，给身体造成很大负荷。"

吴医生说，小王需要入院治疗，通过摄入镇定药物等保证他的睡眠时间，进而缓解他的兴奋状态。

吴医生说，像小王这样的情况，虽然属于轻度躁狂症，但也很严重了。类似的病情其实跟各人的体质有关，再加上各种外部条件的刺激，就有可能诱发身体的协调能力下降甚至丧失。

"到我这里来的时候，小王身体状态已经很疲劳了，但还是说个没完，处在高度的精神亢奋状态。"吴医生说，"如果家人能够及时发现，督促他好好休息，身体调节过来了，也许就不会发展到这一步。"

而和小王的"亢奋"状态恰恰相反，更多的学生在高考后则是不愿意出门、不愿意参加社交，有点"抑郁"症状。

"这类情况主要是那些平时成绩比较好，但对高考自我感觉并不好，或者估分相对偏低的学生。"吴医生说，对于这类情况，家长需要对孩子进行疏导，让他们分散注意力。

吴医生表示，高考后的这段时间，被称作考生的心理"真空期"，紧张的考试刚结束，就要经历估分、查分、报志愿和等待录取结果等重要环节，考生心理压力可想而知，但一些家长在考后对孩子的关注度却不如考前。

在各种因素作用下，高考后考生极易发生心理问题。吴医生提醒考生和家长，在这一时期要注意调整心态，理智看待高考结果。家长在高考后对孩子的心理状态要持续关注，积极应对可能产生的心理问题。

事件分析

躁狂症是躁狂抑郁症的一种发作形式，以情感高涨、思维奔逸，以及言语、动作增多为典型症状。主要的临床表现：（1）心境高涨。病人表现轻松、愉快、兴高采烈、洋洋自得的神态，好像人间从无烦恼事，心境往往生动、鲜明，与内心体验和周围环境相协调，具有感染力，病人常自称是"乐天派"。但情绪反应可能不稳定，易激惹，可因细小琐事或意见遭驳斥、要求未满足而暴跳如雷，出现破坏或攻击行为，有些病人躁狂期也可出现短暂心情不佳。（2）思维奔逸。联想过程明显加快，概念接踵而至，说话声大量多，滔滔不绝，因注意力分散，话题常随境转移，可出现观念飘忽、音联意联现象，病人常有"脑子开了窍""变聪明了""舌头跟思想赛跑"的体验。（3）自我评价过高。在心境高涨背景上，自我感觉良好，感到身体从未如此健康、精力从未如此充沛，才思敏捷，一目十行，往往过高评价自己的才智、地位，自命不凡，可出现夸大观念。（4）精神运动性兴奋。躁狂病人兴趣广，喜热闹，交往多，主动与人亲近，与不相识的人也一见如故，与人逗乐，爱管闲事，打抱不平，凡事缺乏深思熟虑，兴之所至，狂购乱买，每月工资几天一扫而光，病人虽终日多说，多动，甚至声嘶力竭，却毫无倦意，精力显得异常旺盛。（5）食欲、性欲一般是增强的，睡眠需求减少。

躁狂症一般有遗传病史，性格内向、孤僻、敏感，环境适应能力差，以及受到过精神刺激的人容易患上躁狂症。针对这些病因，要控制或者预防躁狂症有一些针对性的办法，有遗传史的人必须具有预防意识，警惕病情发作，及时治疗；从小培养开朗、豁达、容纳的性格，可有效预防躁狂症的发生；努力为自己营造一个良好的人际关系环境，遇到问题辩证看待，"每一朵乌云都镶有金边"，事物总有美好的一面。躁狂症预后一般较好，间隙期精神状态基本正常，近年发现约15%～20%的病人处于慢性、轻性精神病状态，社会功能似未能恢复到病前水平，预后可能与遗传、人格特点、躯体疾病、社会支持、治疗充分与否等因素有关。

躁狂抑郁症是一种以情感的异常高涨或低落为特征的精神障碍性疾病，其病因尚不明确，兼有躁狂状态和抑郁状态两种主要表现，可在同一病人间歇交替反复发作，也可以一种状态为主反复发作，具有周期性和可缓解性，间歇期病人精神活动完全正常，一般不表现人格缺损。

绝大多数的躁狂抑郁症患者需要住院治疗，严重者需强制住院治疗。将患者与其他人隔离，使之安静，保证进食量，注意水、电解质平衡。应用抗精神病药氯丙嗪、氟哌啶醇、氯氮平有助于快速控制兴奋。锂盐对躁狂发作有较好的治疗效果并能预防复发。

前文中小王平时学习很好，高考发挥得也不错，所以当高考结束后，没有了先前巨大的考试压力和沉重的课业负担，小王心态发生巨大变化，这种剧烈的情绪变化，很容易发展为疾病。而小王的父母一开始并未在意，也没有给小王进行心理上的疏导，持续了很多天后才发现异常，这时小王的情况已比较严重。当小王的父母把小王送到医院时，小王已经是躁狂症了，而且对小王的身体造成了严重的损害。

事件反思

一、如何预防躁狂症

1.适当运动：正所谓"生命在于运动"。多运动不仅对大家的身体有所帮助，对于心理健康也大有裨益。多运动可起到预防狂躁症的作用，各种增氧健身活动可以减轻甚至消除症状。

2.减轻压力：减轻压力主要是指减轻心理压力，当感觉压力时更容易以身体症状以及情绪变化来对正常的激素变化做出反应。而接受系统的放松和入静训练的妇女，可使其经前烦躁症状大大减轻。

3.接触自然：紧张的生活使我们忘却了大自然的存在，每天我们大多数时间都在楼房里、车子里，几乎感受不到一丝自然的清爽。因此，早饭和晚饭后可以去公园或者绿色比较多的地方走走，这样有助于人体精神的放松，对狂躁症有很好的防范作用。

4.增强体质：躁狂症的发作与很多因素有关，而体质的下降则是其中之一。如果有各种因素导致身心疲惫不堪时，很容易引发躁狂症状。所以在日常生活中一定要积极锻炼身体，提高机体抵抗力，保证科学的生活方式。一旦发现自己或家人有躁狂症状时，要及时找专科医生诊治。

5.尽量避免遗传因素：一般具有精神疾病史的患者子女比普通人群的子女患病率要高很多。所以，有家族史的夫妇如果想要孩子，一定要咨询相关的生育专家，听从专家的指导和建议。有躁狂症病史的患者，一定将病治好了再考虑要孩子。

6.注重性格培养：一般性格内向、孤僻、敏感，环境适应能力差，以及受到过精神刺激的人，更容易患上躁狂症。因此，从小培养开朗、豁达、包容的性格，能有效预防躁狂症的发生。

7.克服不良情绪：狂躁症患者尤其是病程长、反复发作的，应克服急躁和消极情绪，树立和增强战胜疾病的信心和勇气，心胸开阔，情绪乐观，锻炼身体，劳逸结合，接受系统的正规治疗。还应以良好稳定的心态、健康的心理去克服外界不利因素。

二、躁狂症的饮食应注意什么

1. 饮食合理。饮食中应包含蔬菜、水果、坚果、豆类；全麦等谷类是很好的选择；勿食用过多的面包；每周吃两次肉类食物。

2. 补充营养素。

镁：研究指出，镁能代替锂作为治疗躁郁症的药物，用以治疗该病症状连续变换的情况。它无毒副作用。

L－牛磺酸：缺乏牛磺酸将导致人体过度好动、焦虑、大脑功能力差。

L－酪胺酸：是治疗躁狂症的重要物质，能稳定情绪变化。

不饱和脂肪酸：是改善脑部血液循环及稳定血压的重要物质。

维生素 C：是强效的免疫促进剂，并有助抗过敏。

锌：保护脑细胞。

3. 患者应避免咖啡、可乐、茶、巧克力、酒精等含兴奋元素的饮料或食物。同时也要避免糖制品、乳制品和添加化学成分及色素的食物。

三、躁狂症的食疗方法有哪些

1. 猪肉苦瓜丝

组成：苦瓜 300 克，瘦猪肉 150 克。

用法：苦瓜切丝，加清水急火烧沸，弃苦味汤。瘦猪肉切片，油煸后，入苦瓜丝同炒，加调味食用。

功效：泻肝降火。

主治：躁狂抑郁症，表现为情绪高涨、烦躁性急、易打人毁物、面红目赤者。

2. 百合捞莲子

组成：水发百合 100 克，莲子 50 克，水发黄花菜数根，冰糖适量。

用法：将发好的百合和黄花菜用水洗净，莲子去皮、去芯洗净，同放入大汤碗内，汤碗内放入适量清水，上笼用武火蒸熟，放入冰糖再蒸片刻即成。

功效：清心除烦，安神宁志。

主治：躁狂抑郁症，表现为情志抑郁、神态痴呆、不思饮食、多梦易惊者。

3. 杞叶炒猪心

组成：猪心 1 个，枸杞叶 150～200 克。

用法：猪心洗净切丁，用花生油按常法与枸杞叶炒熟佐餐。

功效：补气血，益心肾。

主治：躁狂抑郁症，表现为性情烦躁、精神不宁、多言善惊、睡眠欠佳者。

4. 二味猪脑汤

组成：猪脑 1 个，怀山药 50 克，枸杞 15 克。

用法：上三味洗净后同放入锅中，加适量清水、食盐、葱、姜，煨熟即成。

功效：补脾肾，安神志。

主治：躁狂抑郁症，表现为情绪低落、表情淡漠、失眠头昏、肢体困乏者。

5. 莲芯大枣汤

组成：莲子芯 3 克，大枣 10 枚。

用法：莲子芯研末与大枣共同煎汤，每日 1 次，饭后服。

功效：益气补血，宁心安神。

主治：躁狂抑郁症，表现为情绪焦虑、烦躁不安、打人骂人、脾气暴躁者。

6. 菖蒲炖猪心

组成：石菖蒲 10 克，猪心 1 个。

用法：洗净后加水适量，放炖盅内隔水炖熟，加精盐调味，饮汤食猪心。

功效：补心安神，化痰开窍。

主治：躁狂抑郁症，表现为精神抑郁、神情淡漠、喃喃自语、痰多苔腻者。

四、父母如何关注培养高中生的心理健康

1. 要学会做合格的家长。

家长要不断学习，学习家教的有关知识，研究青少年心理生理发育，研究怎样合理安排孩子的饮食和作息时间等各种与孩子有关的问题，全面提高家长自身素质。

2. 做好后勤工作。

高中阶段的孩子学习任务重，要保证充分的营养，尤其是早饭一定要吃好，因为孩子睡了一夜起来，胃处于一个完全的排空状态，上午学习时间又长，需消耗大量的能量，因此，如果只为了充饥吃点馒头之类的，等孩子到十来点钟时就会觉得很饿，大脑处于缺血状态，直接影响第三、四节课的学习效果。经研究证明，蛋白质类食物在胃中停留的时间大约四小时左右，淀粉类食物在胃中停留时间仅两个多小时。所以，早饭要吃点鸡蛋、牛奶、豆浆之类的高蛋白食物。

孩子的衣服要整洁大方，切不可追时髦、比名牌，那样会让孩子分散过多精力，还会刺激孩子的攀比欲望，过分讲究打扮，也会让孩子更容易发生早恋之类的问题。

睡眠：高中阶段孩子学习任务重，要有一个很好的休息环境，保证孩子有充足的睡眠，睡好觉是学习好的一个重要保证。

3. 身教重于言教，要创造积极向上的和谐的家庭氛围。

家长要成为学习型家长，家长的学习行为会对孩子起到潜移默化的作用。有中小学生的家庭，最好不要经常在家里打牌、玩麻将等，要给孩子一个相对安静的学习环境。夫妻之间有分歧最好不要当着孩子吵闹，可以找孩子不在家的时候，坐下来慢慢协商解决，尤其是在教育观念上的分歧，更不能当着孩子争论。

4. 家长要有正确的教育观念。

（1）要有责任心，明确为什么学习，让孩子知道小时候要对家庭、父母、老师和自己负责，将来要为集体、社会、国家负责。

（2）有浓厚的学习兴趣。在兴趣中培养爱好。对于一个爱学习的人来说，学习对于他是一种乐趣而不是负担。未来社会是一个学习型的社会，不爱学习的人在未来社会中是不可能有大的作为的。

（3）培养孩子良好的意志品质。包括自觉性、果断性、坚韧性、自制力等。

5. 家长要做孩子的知心朋友。

（1）要注意保护孩子的自尊心，帮助孩子树立自信心，教育孩子学会理解人、关心人，这样孩子才会有良好的人际关系。

（2）关注孩子的心理发展，有些问题要在平时的闲聊中，把家长的观念潜移默化地传输给孩子，而不要等到发现问题了，采取粗暴武断的教育方式。

（3）不要当着外人指责孩子，更不能翻陈年旧账，尤其是不要当同学面指责孩子。对于孩子的考试成绩，应该认识到有波动是正常的，不能总是抱怨名次怎么低了之类的问题，而是在考试后帮助孩子分析问题出在哪里。另外，父母家人之间的互相关心、互相理解，邻里之间的互相帮助、和睦相处，都会对孩子有良好的教育作用。

（4）家长要经常和老师交流，这样可以及时发现孩子存在的问题，把问题消灭在萌芽状态。

（5）不要溺爱孩子，家长心疼孩子，孩子更会自己娇惯自己，在生活上可多关心孩子，但在学习上不能心慈手软。

五　淑女情绪中暑变"泼妇"

事件回顾

身体敌不过暑热而倒下，内心也随着气温的升高而变得不平静，这就会变成情绪中暑。

杭州市某医院门诊办公室主任朱主任近日一早上班就接待了一对奇葩母女。

"我一定要跟 XXX 结婚，就是非他不嫁了。"

"我坚决不同意，如果你非跟他结婚不可的话，我就跟你断绝母女关系。"

两人就这样你一言我一语吵着进了诊室。

朱主任劝她们平静下来，并分别听取了双方各自的说法，实际上也就是件非常简单的事情。

这位妈妈是个非常强势的人，什么事情都要她来做主。现在女儿长大了，找了个男朋友，并且已到了谈婚论嫁的程度，可妈妈却看不上这个男孩子，死活不同意这门婚事。为了防止女儿跟男朋友偷偷登记，她甚至还藏起了家里的户口本。

其实，这个问题已经困扰这对母女有近半年的时间，之前两人最多是说两句。但最近这两天，两个人都好像吃了火药一样，一说到这事就没完没了，吵得脸红脖子粗，已经到了不顾场地、不顾形象的地步，简直就成了"泼妇"。而听家人说，以前这两人可是标准的淑女。

"之所以会从淑女变成'泼妇'，最直接的原因就是情绪中暑。"朱主任说。

什么是情绪中暑？杭州市某医院情感障碍科主任谭主任给出的定义是这样的：当气温超过 35 ℃、日照超过 12 小时、空气湿度高于 80% 时，气象条件对人体下丘脑的情绪调节中枢影响明显增强，人容易情绪失控，从而与人发生摩擦或争执，这种现象就叫情绪中暑。也就是说，情绪中暑与气温高、日照时间长、空气湿度大等因素有关。

事实上，对于这一点大家都应该很有感触，每到夏天的时候，情绪就会变得急躁，身边的人也经常会因为很小的事情而发生口角。当然，这类都只是轻微的情绪中暑，一般等那股劲儿过去也就没事了。但有些严重的情绪中暑可发展为抑郁症或焦虑症，具体表现为焦虑、失眠、易激惹、易激怒、性冲动（行为）增加等，那就需要寻求医生的帮助了。

炎炎夏日，像这对母女这样的人还有很多，这本是可以理解的，但是如果不加控制，任其发展下去，这种情绪就会发展成一种疾病了。这对母女的经历值得大家借鉴，并给所有人提个醒。

事件分析

情绪中暑又叫夏季情感障碍综合征。人的情绪与外界环境有密切联系，当遇到持续高温天气和外界大环境变化时，人体这一小环境受到影响也会发生变化。一般来说，低温环境有利于人的精神稳定，一旦温度上升的变化幅度增大，人的精神、情绪就会产生波动，不仅给人带来身体上的不适应，还会对人的心理和情绪产生负面影响，以致出现情绪烦躁、爱发脾气、记忆力下降等现象。

正常人中，约有 16% 的人在夏季会发生"情绪中暑"，尤其当气温超过 35 ℃、日照超过 12 小时、湿度高于 80% 时，气象条件对人体下丘脑的情绪调节中枢的影响就明显增强，生理中暑和"情绪中暑"的比例都会急剧上升。除此之外，引起情绪中暑的还有"内因"，是因为人体对环境的适应性差。因此，在炎热的高温环境中，应尽可能地增加休息时间，并注意饮食调整，增加营养，重视夏季的养生之道。

情绪中暑的主要症状有：一是情绪烦躁，常会因微不足道的小事，对家人或同事发火，而自己则觉得心烦意乱，不能静下心来思考问题，经常丢三落四。二是心境低落，对什么事情都不感兴趣了，觉得日子过得没劲，对同事和家人缺乏热情，此种情况清晨稍好，下午变坏，晚上更甚。三是行为古怪，常会固执地重复一些生活动作。

"情绪中暑"主要靠自我调节。比如调整起居时间，及时补充水分和维生素，多吃开胃食品，避免吃过凉的食物等，都有利于调节自己的情绪。要防治"情绪中暑"，心理调节非常重要。俗话说"心静自然凉"，越是天热，遇事越要心平气和。在心烦意乱时可以听一段空灵的轻音乐，注意培植浪漫情绪，想象绿林、蓝天、大海等令人清爽的景象，让自己的意念遨游于冰山雪峰或寒冷刺骨的呼啸北风中，畅思遐想"千里冰封，万里雪飘"的诗情画意，以忘却热浪袭击，降低心理热度。只要少想烦心的事，多想愉快的事，保持幽默愉快的心情，就可以忘却夏日的炎热。

中暑的治疗原则是将过高的体温迅速降低。降温的具体方法有两种：（1）物理降温：将患者安置在常温（25℃）的安静病室中。在头部、腋下和腹股沟等处放置冰袋，用冷水、冰水或酒精擦身，同时用风扇向患者吹风。必要时可将患者全身除头部外浸在 4℃ 的水浴中，给患者四肢降温，以防止周围血液循环的瘀滞。在物理降温初期，由于表皮受冷的刺激可引起皮肤血管收缩和肌肉震颤，反而影响散热甚至促进机体产热，使体温上升。因此，目前多数主张用药物及物理联合降温方法。（2）药物降温：目前采用的降温药物主要是氯丙嗪，其作用有以下几方面：控制下丘脑部体温调节中枢；扩张周围血管，加速散热，松弛肌肉，减少肌肉震颤，防止身体产热过多；降低细胞的氧消耗，使身体更好地耐受缺氧，对抗组织胺的作用，预防休克。阿司匹林等药物可与氯丙嗪协同使用。在上述各种降温过程中，必须加强护理，密切注意体温、血压和心脏情况。待肛温降至38℃左右时，应立即停止降温，以免发生体温过低而虚脱的危险。

事件反思

一、如何预防"情绪中暑"

1. 要"静心"养生。俗话说"心静自然凉"。越是天热，我们越要心静，尽量保持淡泊宁静的心境。不要生闷气，遇到不顺心的事，要学会情绪转移，感到心烦意乱时可以想象森林、蓝天等，平复一下心情。

2. 要保证睡眠。睡眠不足，心情会变得急躁。经常作息颠倒或长期熬夜的人，通常情绪也不稳定。因为夜间11时至凌晨1时是脏腑气血回流的时间，此时，血回流到肝脏准备储存精气（能量），如果不睡，能量无法被贮藏，就会使肝阳盛阴虚，阴阳失和。

3. 要调节好饮食。日常应尽量减少进食油腻食品，多吃一些清淡的食物，不仅能防暑，还能增进食欲。注意多饮水，以调节体温，改善血液循环。多进食"清火"的食物和饮料，如新鲜蔬菜、水果以及绿茶等。

4. 要注意养气。日常生活中，行、住、坐、卧都要保持不急不缓的动作，让呼吸均匀有序。呼吸均匀有序，气自然就会和顺。气顺了，转化的能量就足够，身心也能舒展放松，心自然就平静了。

二、中暑后有何饮食禁忌

1. 忌大量饮水

中暑的人应该采取少量、多次饮水的方法，每次以不超过300毫升为宜。切忌狂饮不止。因为大量饮水不但会冲淡胃液，进而影响消化功能，还会引起反射性排汗亢进，结果会造成体内的水分和盐分大量流失，严重者可引发热痉挛。

2. 忌大量食用生冷瓜果

中暑的人大多属于脾胃虚弱，如果大量吃进生冷瓜果等寒性食物，会损伤脾胃阳气，使脾胃运动无力，寒湿内滞，严重者则会出现腹泻、腹痛等症状。

3. 忌吃大量油腻食物

中暑后应该少吃油腻食物，以适应夏季胃肠的消化功能。如果吃了大量的油腻食物，会加重胃肠的负担，使大量血液滞留于胃肠道，输送到大脑的血液相对减少，人体就会感到疲惫加重，更容易引起消化不良。

4.忌单纯进补

人们中暑后,暑气未消,虽有虚证,却不能单纯进补。如果认为身体虚弱急需进补就大错特错了。因为进补过早的话,则会使暑热不易消退,或者是本来已经逐渐消退的暑热再卷土重来,那时就更得不偿失了。

三、预防中暑的饮食方法

1.西瓜汁:将西瓜瓤 500 克,去籽,放入榨汁机中打成汁状,加入 500 毫升凉开水及适量白糖和少许盐,在冰箱中略冷却后饮用。本品具有清热消暑、生津止渴的作用。

2.西瓜翠衣饮:西瓜鲜外皮(称西瓜翠衣)200 克,洗净切碎,加水适量煎煮 15 分钟,待凉后去渣取汁,加白糖适量,代茶饮。本品具有清暑热、利小便的作用。

3.酸梅汤:乌梅 50 克,桂花 5 克,水 1000~1500 毫升。将乌梅浸泡半小时,煎煮 15 分钟后放入桂花,再煮沸 1~3 分钟后过滤取汁,加入白糖适量和食盐少许,待冷后代茶饮。本品有清暑开胃、生津止渴的作用。

4.绿豆汤:绿豆 100 克,大米 20 克(加入少量大米,能够去除绿豆的苦涩味),水 3000 毫升。将绿豆、大米及水放入高压锅中煮沸 20 分钟,待凉后饮用。本品有消暑热、止烦渴的作用。(或用绿豆 100 克,大米 200 克,煮为绿豆粥,有健脾消暑止渴的作用。)

5.双花茶:金银花(又名双花)10 克,绿茶 3~5 克,开水浸泡,代茶饮。有清热解毒、消暑止渴的作用,可防治痢疾、痄毒等。

6.菊花茶:白菊花 10 克,开水浸泡,加冰糖适量,代茶饮,有清热明目、消暑止渴的作用,特别适合于高血压患者在夏季饮用。

7.薄荷凉茶:鲜薄荷叶 10 克,绿茶 3~5 克,开水浸泡,加白糖适量,待凉后饮用。有清凉止渴、祛风利咽的作用,适用于夏季外感风热较轻者。

8.荷叶凉茶:鲜荷叶 20 克,开水浸泡,加冰糖少许,凉后饮用。有消暑止渴、降脂减肥的作用,适合于肥胖者夏季饮用。

此外,在日常生活的饮食中,多吃些西瓜、黄瓜、西红柿、桃、杏等蔬菜水果,也有预防中暑的作用。

四、日常预防中暑的小方法

1.在室内保持自然通风,外出带上淡绿茶水或淡盐水。盐水调制法:1 升水,放入盐 1/2 茶匙,调和,每 15 分钟喝半杯,一天喝 3~4 次。

2.外出坐车时,冰袋冷敷降温。可到医院购买医用冰袋,或者自制冰袋:准备一些湿的绒布把冰块包裹起来,再用一个干净塑料袋套上放入冰箱。出门擦擦脸和胳膊，会感到凉快。

3. 回家多用温水洗澡，如果感觉身体发热发烫，可用一些藿香正气水、风油精等药品擦拭，蒸发吸热。

4. 凉水冲手腕，每隔几个小时把手腕放在自来水龙头下冲 5 秒，可以降低血液温度。

炎热季节我们不提倡过多的户外活动，尽量在家里。在家里也不希望开很大的空调。特别强调要有规律的饮食，建议喝一些淡盐水。冲茶也行，茶里也放点盐。专家建议，市民一定要多喝水，减少户外活动，保持饮食规律，不要长时间使用空调，要保持室内通风。

五、中暑的急救措施有哪些

1. 轻者要迅速到阴凉通风处仰卧休息，解开衣扣，腰带，敞开上衣。可服"十滴水""仁丹"等防治中暑的药品。

2. 如果患者的体温持续上升，有条件的可以在澡盆中用温水浸泡下半身，并用湿毛巾擦浴上半身。

3. 如果患者出现意识不清或痉挛，应取昏迷体位，并在通知急救中心的同时，注意保证呼吸道畅通。

六 吵架 10 分钟的"惨痛代价"

事件回顾

家住南昌的曾老先生 72 岁，退休在家，性格直爽，爱憎分明，脾气易急躁。老先生有 30 多年的高血压，但他平时喜欢健身，即使是在冬天也坚持外出锻炼身体，因此老先生身体素质很好。

2015 年 12 月份一个寒冷的周末，曾老先生像往常一样外出锻炼，碰到了同住一小区的张先生。张先生出门扔垃圾，两人在擦肩而过时，张先生手中的垃圾不小心碰到了曾老先生，其衣服被垃圾袋上的污物弄脏，曾老先生很是不满，双方因此吵了起来。矛盾越来越大，双方由小吵到大吵，争吵了 10 分钟后，曾老先生突然出现了剧烈的恶心呕吐，紧接着扑倒在了地上，不省人事。家人知道后迅速拨打了 120，将曾老先生送到了医院急救中心。经过在重症监护室的一番抢救，曾老先生被从死亡线上拉了回来。

醒来后曾老先生出现了半身偏瘫、口㖞、言语不利，同时还伴有头晕的症状。医生诊断曾老先生为脑出血，解释说老先生的 30 多年的高血压、吵架以及寒冷天气是发病的关键因素。曾老先生前后花掉了 4 万元诊疗费，其后遗症还需要一个长期的恢复过程。

事件分析

　　回顾整个事件发生的过程，医生的话是对曾老先生脑出血发生的最好概括。那么，30多年的高血压、吵架及寒冷天气是怎样引起脑出血的呢？

　　我们不妨来逐条分析一下，首先，老先生30多年的高血压是最关键的发病因素，从解剖结构上来讲，脑内动脉壁薄弱，中层肌细胞少，且缺少外弹力层，长期高血压可导致脑内小动脉纤维素样坏死或脂质透明变性，当血压骤然升高时，血液自血管壁渗出或因血管直接破裂流出，进入脑组织形成血肿，这就是脑出血。同时，脑内小动脉随年龄增长变得弯曲呈螺旋状，血管硬化，弹性下降，受高压血液冲击易发生破裂出血。曾老先生72岁的高龄也印证了这一点。接下来是吵架，吵架可谓整个事件的诱因。说到吵架就不得不提曾老先生的性格。老先生性格直爽、易急躁，就是因为这样的性格才导致两人会因为这样一件小事而吵架。从生理上讲，吵架引起情绪激动时，大脑皮质和丘脑下部兴奋性增高，交感神经兴奋，体内肾上腺素、血管紧张素等分泌增多，使血管收缩甚至痉挛，引起血压升高，可诱发脑出血。最后是寒冷天气，这个事件发生在冬天，天气寒冷会让血管表层弹性降低，血管收缩，加剧血压升高，再加上老先生本就有的高血压，那么发生脑出血就顺理成章了。

　　脑出血属于中医"中风"的范畴，有中经络与中脏腑之别。轻者中经络，表现为半身不遂，口眼㖞斜，不伴神志障碍；重者中脏腑，络损血溢，瘀阻脑络，而致猝然昏倒，不省人事。其基本病机总属阴阳失调，气血逆乱。病理基础为肝肾阴虚，病理因素为风、火、痰、气、瘀；肝肾阴虚为致病之本，风、火、痰、气、瘀为发病之标，两者互为因果。肝肾之阴下虚，则肝阳易上亢，复加情志刺激、饮食不当或感受外邪，气血上冲于脑，神窍闭阻，故猝然昏倒，不省人事。在发病之初，邪气炽盛，风阳痰火亢盛，气血上菀，血脉瘀阻，气血不能濡养机体，则会出现半身不遂、口眼㖞斜、言语不利等。总之，中风多是在内伤积损的基础上，复因劳逸失度、情志不遂，饮食失宜等触发，引起脏腑阴阳失调，血随气逆，肝阳暴涨，内风旋动，夹痰夹火，蒙蔽神窍，从而发病。在此事件中，曾老先生72岁，年老体衰，肝肾阴虚，肝阳偏亢，再加上30多年的高血压，本就肝火旺盛，复因性格急躁易怒，此次吵架引起肝气不舒，气郁化火，则肝阳暴亢，阴虚阳亢，气血上冲于脑，神窍闭阻，遂致突发本病。

事件反思

一、曾老先生的脑出血是怎么发生的以及有何启示

曾老先生的经历是惨痛的，也是发人深省的。对曾老先生来说，此次脑出血的发生完全是可以避免的，因此，恢复过来的曾老先生应该认真反思一下。首先，老先生有30多年的高血压，高血压本身及其引发的靶器官损害，是危害老年人健康的重要疾病，因此，控制血压平稳显得尤为重要。对于老年人来说，降压不是目的，控制血压在合适范围并不伴有不适症状才是最理想的状态，因此，在日常生活中应该做到以下几点：

1. 严格按照医嘱按时规律服药，制定适合自己的降压方案并坚决执行。

2. 遵循"三多三少"的原则，即多维生素、多无机盐、多纤维素，少盐、少脂肪、少热量。这样可以减少体内脂肪的生成和贮存，减少粥样斑块的形成。

3. 戒烟、少饮酒。烟中的尼古丁会能刺激心脏使心率加快，交感肾上腺素能活性增强，因而使儿茶酚胺分泌增多、血管收缩、血压升高；同时，吸烟对血脂代谢也有不利影响，能加快动脉粥样硬化的进程，容易形成急进型恶性高血压；此外，吸烟可减弱患者对降压药物的敏感性，减弱抗高血压治疗的疗效。吸烟百害无一利，戒烟是毋庸置疑的。另外，饮酒要适度，人们可以喝点红葡萄酒，因为红葡萄酒中的白黎芦醇有益于心血管。但嗜酒，尤其是经常饮白酒，量又较大肯定是有害的。酒精能引起交感神经兴奋，使心脏排出量增加，引起血管收缩物质释放增多，这些都会加剧血压升高。因此，日常生活中可以适度饮酒，但绝不能贪杯。

4. 形成良好的作息习惯，加强体育锻炼。充足的睡眠，加上连续的锻炼对于任何疾病都是"一剂"良药，适用于任何人。睡眠和锻炼的重要性是毋庸置疑的，因此，一定要规律作息，坚持锻炼。

其次，说到这个事件的发生不得不提一件事——吵架。吵架可谓曾老先生脑出血的诱因。老先生性格直爽，是典型的"直脾气"，遇事稍有不顺就发脾气，就是因为这样的性格才会与人发生口角，最终因吵架而导致脑出血。我们在前面已经提到了吵架是如何引发脑出血的，不再赘述。我们在此应该做的是反思一下曾老先生这样的性格，像曾老先生这样脾气的人都应该学着控制自己的情绪，遇事沉稳冷静，学会换位思考，多替别人考虑，平时保持心情舒畅，乐观面对生活中遇到的每一件事，得饶人处且饶人。

最后值得注意的是，这个事件发生在冬天，这给我们广大老年人提了个醒，冬天天气寒冷，老年人外出时一定要注意保暖，同时，对于有高血压、冠

心病等疾病的老年人来说，外出时要带上急救药物，以防危险发生。

二、发生脑出血时，患者家属可以做什么

普通人在遇到家人晕倒等类似事情时，往往会很慌张，觉得束手无策，认为自己没有任何帮助。但其实，在遇到此类事情时，我们普通大众也是可以充分发挥我们的能量的。

首先，遇到此类事情时不要慌张，要保持冷静，第一时间拨打120。

其次，要使患者保持安静，完全卧床，在发病的急性期内切勿随意搬动，不要进行非急需的检查，以免加剧脑内出血。

此外，要密切观察患者身体情况，为患者宽衣解带，保持呼吸道通畅，避免缺氧；清除咽喉部的分泌物，以免吸入呼吸道；去除假牙，以免压迫和堵塞呼吸道。

另外，家属可在头部置冰袋冷敷，减少颅内代谢，减轻脑水肿。这是减轻病情，减少并发症的非常有效的措施。

最后，家属要密切观察患者病情变化，到医院后将患者发病情况详细告诉医生，以利于医生及时了解病情。

以上方法，简单有效，家属了解后就可以做到，能对救治病人起到非常大的帮助。

七　温顺男子突然暴躁多疑

事件回顾

抽烟酗酒不仅损心伤肝，还伤大脑。才59岁的罗某某就吃了这个大亏，平常脾气温和的他最近性情大变，不仅暴躁，还总疑神疑鬼。到医院一查，竟是患上了一种老年痴呆症。

罗某某家住武昌，是邻居公认的"老好人"，说话轻言细语，对儿孙更是爱护至极。但近一个月来，他脾气突然变暴躁了，经常和别人吵两句就要动手。前天，罗某某想抽烟，但找不着打火机，就怀疑4岁的孙儿把自己的打火机藏起来了，不管孙儿怎么解释罗某某都不信，硬要他交出打火机，还把孙儿打了一顿。

"其实打火机是他自己塞枕头底下了。"罗某某的儿子说，"父亲最近行为确实很奇怪，忘性变大了不说，脾气也变大了。"之前家人都以为罗某某是撞邪了，还搞了块红布在家挂着，前天见他连平时疼爱的孙儿都打，罗某某的儿子赶紧把他送到市第三医院就诊。

经该院神经内科医生方主任检查，罗某某是得了阿尔茨海默病，属于血管性痴呆，一般七八十岁的老人才会得。再一问生活习惯，罗某某从十年前就开始抽烟酗酒，每天必定两包烟、斤把酒。"抽烟、酗酒会损伤脑部神经，这就是患者发病早的原因。"方主任说，"阿尔茨海默病目前不能根治，好在罗某某尚处发病初期，及时治疗可以延缓病情。"他提醒，一旦发现家中老人"记不住事""算不清数""认不得路""说不清话"这"四不"症状，就要到医院就诊。

事件分析

老年痴呆是一组病因未明的原发性退行性脑变性疾病。多起病于老年期，潜隐起病，病程缓慢且不可逆，临床上以智能损害为主。病理改变主要为皮质弥漫性萎缩，沟回增宽，脑室扩大，神经元大量减少，并可见老年斑（SP）、神经元纤维结（NFT）等病变，胆碱乙酰化酶及乙酰胆碱含量显著减少。起病在65岁以前者旧称老年病前期痴呆，或早老性痴呆，多有同病家族史，病情发展较快，颞叶及顶叶病变较显著，常有失语和失用症状。

1907年，德国医生阿罗伊斯·阿尔茨海默（1864—1915）首先对其进行描述。只有当阿尔茨海默病患者死亡之后才能诊断出他们患有此病，因为只有对大脑中神经细胞的损失情况和衰退情况（脑组织的减少情况或者萎缩情况）进行检查后才能对这种病做出诊断。我们可以在阿尔茨海默病患者的大脑中发现衰老的色斑（神经细胞丧失或者蜡状的沉淀物，学名为淀粉状蛋白）。它们通常位于靠近大脑中被认为是控制记忆和更高的认知过程（比如自我感知、解决问题和推理能力）的区域。

在所有受到痴呆症影响的人中，有近50%的人患有阿尔茨海默症。当痴呆症患者的年龄超过85岁时，这个比例将增长到70%。阿尔茨海默病是渐进性的、衰退性的。虽然这种病在任何年龄都能出现，但是通常在60～70岁之间出现。当人们被诊断出患有该病时，通常还能活5～10年，然而新的研究显示这种病的存活率正在不断下降，目前，患上该病之后大约还能存活3.3年。

事件反思

一、老年痴呆症的病因有哪些

该病可能是一组异质性疾病，在多种因素（包括生物和社会心理因素）的作用下才发病。从目前研究来看，该病的可能因素和假说多达30余种，如家族史、女性、头部外伤、低教育水平、甲状腺疾病、母育龄过高或过低、病毒感染等。下列因素与老年痴呆症的发病有关：

1. 家族史

绝大部分的流行病学研究都提示，有老年痴呆症家族史是该病发病的危险因素。患者的家属成员中患同样疾病者概率高于一般人群，此外还发现先天愚型患病的危险性增加。进一步的遗传学研究证实，该病可能是常染色体显性基因所致。最近通过基因定位研究，发现脑内淀粉样蛋白的病理基因位于第 21 对染色体，可见痴呆与遗传有关是比较肯定的。

2. 一些躯体疾病

如甲状腺疾病、免疫系统疾病、癫痫等，都曾被作为该病的危险因素研究。有甲状腺功能减退史者，患该病的相对危险度高。该病发病前有癫痫发作史较多。不少研究发现，有抑郁症史，特别是老年期抑郁症史是该病的危险因素。最近的一项病例对照研究认为，除抑郁症外，其他功能性精神障碍如精神分裂症和偏执性精神病也与老年痴呆症发病有关。曾经作为该病危险因素研究的化学物质有重金属盐、有机溶剂、杀虫剂、药品等。其中铝的作用一直令人关注，因为动物实验显示铝盐对学习和记忆有影响；流行病学研究提示痴呆的患病率与饮水中铝的含量有关。可能是由于铝或硅等神经毒素在体内的蓄积，加速了脑细胞的衰老过程。

3. 头部外伤

头部外伤指伴有意识障碍的头部外伤。它作为该病危险因素已有较多报道。临床和流行病学研究提示，严重脑外伤可能是该病的病因之一。

4. 其他

免疫系统的进行性衰竭、机体解毒功能削弱及慢性病毒感染等，以及丧偶、独居、经济困难、生活颠簸等社会心理因素也可成为发病诱因。

二、老年痴呆症前兆有哪些

1. 记忆障碍

记忆障碍出现于早期，尤其是近记忆障碍，几十小时甚至数分钟前发生的事情都无法回忆。患者日常生活表现为"丢三落四""说完就忘"，反复提问相同的问题或反复述说相同的事情。

2. 语言障碍

找词困难往往是老年痴呆症中最早出现的语言障碍，主要表现在说话时找不到合适的词语，由于缺乏实质词汇而表现为空话连篇；或由于找词困难而用过多的解释来表达，终成唠唠叨叨。

3. 视觉空间定向障碍

在老年痴呆症早期即可有视空间定向障碍，其症状包括不能准确地判断物品的位置。有些痴呆患者在疾病的早期就可能在熟悉的环境中迷路。

4. 书写困难

因书写困难而导致写出的内容词不达意，如写信不能写清含义，这常常是引起家属注意的首发症状，特别是一些文化修养较好的老人。研究认为，书写错误与远记忆障碍有关。

5. 失认和失用

失认是指病人不能辨认物体，尽管此时对物体的触觉或视觉要素都能辨认；失用是指虽有正常的活动能力与主观愿望，但不能执行已经学会的有目的的行动。检查老年性痴呆患者的失用和失认很困难，有时难以将其失用和失认与由于失语、视空间定向障碍和遗忘所造成的后果区别开。

6. 计算障碍

计算障碍常在老年痴呆症中期出现，但在早期即可能有所表现，如购物时不会算账或算错账。计算障碍出现的原因有很多种，可能是由于视空间障碍（不能正确列算式），或因失语不理解算术作业要求，也可能是原发性计算不能。

7. 判断力差，注意力分散

老年痴呆症患者均可在早期出现判断力差，概括能力丧失，注意力分散等。

8. 精神障碍

精神障碍在早期可表现为患者以自我为中心、狂躁、幻觉妄想、抑郁、性格改变、谵妄等，情绪不易控制。

9. 性格改变

性格改变在一部分患者中非常显著，多变得极为敏感多疑或非常恐惧，或变得越来越暴躁、固执。

10. 行为改变，运动障碍

老年痴呆症患者的运动在早期常表现正常，疾病中期患者行为可见幼稚笨拙，常进行无效劳动、无目的劳动。

三、老年痴呆症的症状有哪些

1. 早期症状表现：轻度语言功能受损；日常生活中出现明显的一级减退，特别是对近期事件记忆的丧失；事件观念产生混淆；在熟悉的地方迷失方向；做事缺乏主动性及失去动机；出现忧郁或攻击行为；对日常活动及生活中的爱好丧失兴趣。

2. 中期症状表现：变得更加健忘，特别常常忘记最近发生的事及熟悉的人名；不能继续独立生活；不能独自从事煮饭、打扫卫生或购物等活动；开始变得非常依赖；个人自理能力下降，需要他人的协助，如上厕所、洗衣服及穿衣等；说话越来越困难；出现无目的的游荡和其他异常行为；在居所及驻地这样熟悉的地方也会走失，出现幻觉。

3. 晚期症状表现：不能独立进食；不能辨认家人、朋友及熟悉的物品；明显的语言理解和表达困难；在居所内找不到路，行走困难；大小便失禁；在公共场合出现不适当的行为；行动开始需要轮椅或卧床不起。

四、如何预防老年痴呆

1. 要减少糖、盐、油的摄入量。日本科学家在临床研究中发现，人若在青、中年时期经常摄入大量的糖、盐、油，到老年后就易患老年痴呆症。因此，人们——尤其是老年人，平时应以清淡的食物为主，尽量少吃含糖、盐、油多的食物。

2. 要少饮或不饮烈性酒。科学研究证实，经常饮酒的人罹患老年痴呆症的概率要比从不饮酒的人高 5 ~ 10 倍。这是因为酒精不但能使大脑细胞的密度降低，还能使大脑细胞快速萎缩。因此，人们应尽量避免饮酒，尤其应避免饮用烈性酒。

3. 要常吃富含胆碱的食物。美国科学家研究发现，乙酰胆碱的缺乏是人们患老年痴呆症的主要原因之一。因为乙酰胆碱有增强记忆力的作用。而乙酰胆碱都是由胆碱合成的。因此，人们应多吃一些富含胆碱的食物，如豆制品、蛋类、花生、核桃、鱼类、肉类、燕麦、小米等。

4. 要常吃富含维生素 B_{12} 的食物。最近，科学家通过研究发现，人常吃富含维生素 B_{12} 的食物有预防老年痴呆症的作用。富含维生素 B_{12} 的食物主要包括动物的内脏、海带、红腐乳、臭豆腐、大白菜和萝卜等。

5. 吃饭要吃七分饱。临床研究发现，每餐都吃得很饱的人极易患老年痴呆症。因此专家建议，老年人每餐都应只吃七分饱，这样不但能起到预防老年痴呆症的作用，还能很好地保护消化系统。

6. 要勤动脑。人的思维功能也是"用进废退"的，大脑接受的信息越多，脑细胞就越发达、越有生命力。因此，老年人应经常进行一些脑力活动，如看书、下棋等。

7. 不要吸烟。最近，德国科学家通过调查发现，吸烟 10 年以上的人患老年痴呆症的概率要远远大于从不吸烟的人。这是因为吸烟会引起脑供血不足，使脑细胞发生萎缩。因此，吸烟的老年人应积极戒烟，以避免因此患上老年痴呆症。

8.要积极参加体育活动。进行体育活动会使人的血液循环加快,从而使经过大脑的血流量增加,使脑细胞得到充足的养分和氧气。因此,老年人可通过经常参加体育活动来预防老年痴呆症。

9.吃食物时要多咀嚼。生理学家发现,当人咀嚼食物时,其大脑的血流量会增加 20% 左右,而大脑血流量的增加对大脑细胞有养护作用。因此,老年人在吃食物时要多咀嚼,在不吃食物时也可进行空咀嚼,用此法可预防老年痴呆症。

10.要积极地防治便秘。相关的调查资料显示,便秘是引发老年痴呆症的重要原因之一。因为经常便秘的人,其肠道会产生氨、硫化氢、组织胺、硫醇和吲哚等多种有毒物质,这些有毒物质会随着血液循环进入大脑,从而诱发老年痴呆症。因此,老年人应积极地防治便秘,以预防老年痴呆症的发生。

11.要经常活动手指。临床研究发现,人活动手指可以给脑细胞以直接的刺激,对延缓脑细胞的衰老有很大的好处。因此,老年人可通过打算盘、在手中转动健身球、练习双手空抓、练书法、弹奏乐器等方式来运动手指,从而可预防老年痴呆症的发生。

八 大四女生因考研压力大得乳腺增生

事件回顾

玲玲(化名)是名大四在校生,最近因考研压力,总感觉胸部隐隐作痛,特别是月经前后,尤其厉害。洗澡时,她按照医学杂志上介绍的乳房自检法检查了一下,发现在一侧的乳房里有一个硬硬的包块。慌了手脚的玲玲去了医院,医生对她进行了检查,发现玲玲乳房上的包块边界不清,质地不硬,而且用手推可以活动,且活动度很好。此外,医生还给玲玲做了乳腺 B 超,B 超结果显示:双侧乳腺腺体层次不清,结构紊乱。结合钼靶 X 线显示出的几个正在生长的小的增生组织,最终医生确诊玲玲为乳腺增生。

知道病情后,玲玲十分伤心,回想自己的得病过程,玲玲认为跟自己不健康的生活方式密不可分。玲玲今年大四,为了进一步深造,她选择了考研,随着考研压力越来越大,玲玲睡眠质量也越来越差,有时会经常失眠。平时玲玲饮食也不规律,尤其喜欢吃油炸食品和肉类,经常光顾肯德基、麦当劳这些地方,很少吃蔬菜水果。而且玲玲非常喜欢喝咖啡,经常熬夜时喝咖啡提神。为了有更多的时间复习功课,玲玲很少出去运动。日积月累,这样不健康的生活方式对玲玲的身体造成了极大危害,导致了玲玲内分泌紊乱,最终各种因素综合作用导致玲玲患乳腺增生。

玲玲的情况不是个例，现在有越来越多的年轻女性面临和玲玲相同的处境，有越来越多的人得乳腺增生，乳腺增生已成为危害年轻女性健康的重要疾病。现代社会生活节奏越来越快快，考研、职场的压力越来越大，加之不健康的生活方式，使得越来越多的年轻女性出现内分泌紊乱的情况，尤其是年轻女性体内激素水平本来就高且容易波动，更加剧了乳腺增生的发生。所以，为了健康，我们应该保持良好的生活方式，多多关注乳腺健康，不要出现疾病了再懊悔。

事件分析

乳腺增生症是指乳腺上皮和纤维组织增生，乳腺组织导管和乳小叶在结构上的退行性病变及进行性结缔组织的生长。其真正的发病原因还不明确，目前现代医学研究表明其与患者年龄、职业、精神状态、饮食习惯、月经情况、婚育情况，以及不合理的孕哺史等相关，而初潮年龄早、高龄初产、多次人工流产、累积哺乳时间短及情绪不稳定等都是乳腺增生症发生的危险因素。

女性乳房是体内多种内分泌激素的靶器官，乳房的生长发育，及其伴随月经周期各个阶段出现的周期性变化和乳汁分泌等一系列生理活动，是受大脑皮层、下丘脑和各种内分泌腺调控的，是在下丘脑－垂体－卵巢轴及其他内分泌激素的调节控制下进行的；本病的发生发展与卵巢内分泌状态密切相关，乳腺组织与子宫内膜一样，受卵巢内分泌周期性调节，并产生相应的周期性变化。当卵巢内分泌失调，雌激素分泌过多而黄体酮相对减少时，不仅刺激乳腺实质增生，而且使末梢导管不规则出芽、上皮增生，引起小管扩张和囊肿形成，也因失去黄体酮对雌激素的抑制性影响而导致间质结缔组织过度增生与胶原化及淋巴细胞浸润。

周期性的激素分泌失调或乳腺组织对激素的敏感性增高是本病发病的主要原因。情绪因素、饮食结构不合理、不良作息习惯、长期服用激素类药物等引起内分泌激素失调，最终导致乳腺增生。此病例中玲玲考研的巨大压力，以及她饮食作息的不规律，严重影响了她的内分泌水平，最终出现了乳腺增生。

乳腺增生症在中医学中属"乳癖"范畴。乳癖之名始见于华佗《中藏经》。中医认为本病的病因病机，如《外科正宗》云："乳癖乃乳中结核，形如丸卵，或重坠作痛，或不痛，皮色不变，其核随喜怒消长，多由思虑伤脾，恼怒伤肝，郁结而成。"女子乳头属肝，乳房属胃，脾胃相表里，肝喜条达，若忧思郁怒，则肝失疏泄，脾脏受损，导致气滞痰凝血瘀，则出现乳房结块疼痛。传统中医学认为正常乳房的生长、发育和分泌功能，与脏腑、经络、气血等的生理功能密切相关。它秉承先天之精气，受五脏六腑十二经脉气血津液之所养，在女子随精气的盛衰而出现不同时期的盈亏变化，且生理功能又与月经、胎孕、产育之间相互联系。因此乳房虽属局部器官，但通过十二经脉和奇经八脉的纵横联系与内在脏腑形成了一个有机的整体，并通过精、气、血、津液的作用来完成其功能活动。乳腺增生病病机复杂，症状轻重不一，虚实互见，在临床上本病可分为气滞痰凝型与冲任失调型。从中医角度看，玲玲因考研压力较大，长期压抑，肝气不舒，肝气郁结，气滞则会导致血瘀，再加上玲玲嗜食油腻，体内痰湿壅盛，痰气互结，气滞痰凝血瘀，最终导致乳腺增生。

乳腺增生症病机总属气滞痰凝，冲任失调，治宜行气化痰，调补冲任，止痛与消块并举，根据具体情况进行辨证论治。对于长期服药而肿块不消反而增大，且质地较硬、边缘不清，疑有恶变者，应手术切除。对于肝郁痰凝证，宜疏肝解郁，化痰散结，方用逍遥蒌贝散；冲任失调证，宜调摄冲任，方用二仙汤合四物汤。此外，还可以采用外治法。中药局部外敷于乳房肿块外，多为辅助疗法，如用阳和解凝膏掺黑退消或桂麝散盖贴；或以生白附子或鲜蟾蜍皮外敷，或用大黄粉以醋调敷。若对外用药过敏者，应忌用之。

事件反思

一、如何预防乳腺增生症

1. 保持心情舒畅，稳定情绪，调整好生活节奏。乳腺增生对人体的伤害莫过于心理的伤害，缺乏对此病的正确认识以及不良的心理因素，如过度紧张、刺激、忧虑、悲伤等均会加重内分泌失调，使乳腺增生症状加重，因此，应解除各种不良的心理刺激，避免和减少精神、心理紧张因素。要保持乐观、积极向上的心态，少生气，保持情绪的稳定，积极参加社交活动，建立良好的生活方式，调整好生活节奏。

2. 改变饮食习惯，遵循"低脂高纤维"的饮食原则。要防止肥胖，少吃油炸食品、动物脂肪、甜食及过多进补食品、保健品，从而避免雌激素过多造成的乳腺增生。要多吃蔬菜水果，多吃粗粮及豆类，这样可以增加人体代谢途径，减少体内脂肪的摄入和堆积，从而减少乳房受到的不良刺激。

3. 保持性生活的规律、和谐，避免暴力挤压乳房，和谐的性生活可以调节内分泌，刺激雌激素的分泌，增加对乳房的保护力度和修复力度，从而消除不利于乳腺健康的因素。

4.积极锻炼,多运动,提高机体免疫力。多做胸部运动,例如俯卧撑、游泳及各种球类运动,注意保持挺胸和收腹。游泳对乳房大有益处,因为水中运动和水对乳房的按摩,都会使胸肌均匀发达,使乳房健美而富有弹性,但需注意任何运动都应避免外力撞击乳房。

5.要适时婚育,提倡母乳喂养。国家虽提倡晚婚晚育,但不宜过晚,女性最好28岁结婚,30岁前生育,因为过晚生育不利于优生优育;同时,还要做好避孕工作,避免人流。妊娠、哺乳是预防乳腺增生的有效方法,妊娠、哺乳期间孕激素分泌充足,能有效保护、修复乳腺,而且哺乳能使乳腺充分发育,并在断奶后良好退化,不易出现增生。因此,任何女性都应实施婚育,并坚持母乳喂养。

6.养成规律的睡眠习惯,保证充足的睡眠时间,保持良好的睡姿,佩戴合适胸衣。规律充足的睡眠不仅有利于平衡内分泌,更给体内各种激素提供了均衡发挥健康功效的良好环境,从而有利于乳腺的正常生长;睡觉的姿势以仰卧位最佳,这样可以避免挤压乳房;胸衣的材料以全棉最好,大小要合体,过大则起不到保护乳房的作用,过小则会使乳房血运受阻,影响乳房健康。

7.学习和掌握乳房自我检查方法,养成每月1次的乳房自查习惯。自查最佳时间应选择在月经过后或两次月经中间,此时乳房比较松软,无胀痛,容易发现异常;已绝经的妇女可选择每月固定的时间进行乳房自查。自查中如发现异常或与以往不同体征时应及时到医院就诊。积极参加乳腺癌筛查或每年1次乳腺体检。同时,还要定期复查,以随时监测疾病发展情况。

8.出现不适症状,要及时到医院就诊,切勿讳疾忌医,及早明确诊断,根据病情制定合理的治疗方案。

二、乳腺增生症的食疗方法

1.海带含有大量的碘,碘可以刺激垂体前叶黄体生成素,促进卵巢滤泡黄体化,从而使雌激素水平降低,恢复卵巢的正常机能,纠正内分泌失调,消除乳腺增生的隐患。

2.酸奶能减少脂肪的吸收,每天喝一瓶酸奶的妇女,患乳腺癌的危险性明显降低。

3.红薯中含有抗癌的物质去氢表雄酮,可以抑制乳腺癌细胞的滋长。

4.玉米、食用菌类、海藻类、大蒜、西红柿、橘类和浆果类水果等也有上述类似作用。

5.鱼类含有一种能够有效抑制癌细胞生长和增殖的不饱和脂肪酸,多吃鱼类能起到预防乳腺癌的作用。

三、自查乳腺的方法

一般乳腺自查应每月一次,月经正常的妇女,月经来潮后第 9 ~ 11 天是乳腺检查的最佳时间,此时雌激素对乳腺的影响最小,乳腺处于相对静止状态,容易发现病变。对于已经停经的妇女,可选择每月固定时间进行检查。乳腺自我检查的方法很简单,一般可在起床、睡觉、更衣、洗澡时进行。

1. 对镜自照法

面对镜子,两手叉腰,观察乳腺的外形。然后,再将双臂高举过头,仔细观察两侧乳腺的形状及轮廓有无变化,乳腺皮肤有无红肿、皮疹、浅静脉怒张、皮肤褶皱、橘皮样改变等异常,观察乳头是否在同一水平线上,是否有抬高、回缩、凹陷,从乳头里有无分泌物溢出,乳晕颜色是否改变。最后,放下两臂,双手叉腰,两肘努力向后,使胸部肌肉紧绷,观察两侧乳房是否等高、对称。

2. 平卧触摸法

平躺,右臂高举过头,并在右肩下垫一小枕头,使右侧乳腺变平。将左手四指并拢,用指端掌面检查乳腺各部位是否有肿块或其他改变。

用右手三指(食指、中指、无名指)指腹缓慢、稳定、仔细地触摸乳房,在左乳房做顺或逆向前逐渐移动检查,从乳房外围起至少三圈,直至乳头。也可采用上下或放射状方向检查,但应注意不要遗漏任何部位。同时,一并检查腋下淋巴结有无肿大。

最后,用拇指和食指轻挤压乳头,观察有无乳头排液。如发现有混浊的、微黄色或血性溢液,应立即就医。

3. 淋浴检查法

淋浴时,因皮肤湿润更容易发现乳腺问题。方法是用一手指指端掌面慢慢滑动,仔细检查乳腺各个部位及腋窝是否有肿块。

女性朋友在乳腺自查时,如发现异常,应及时就医,从而达到早期发现、早期诊断、早期治疗的目的。

如果自我检查中发现下列现象,建议到医院就诊:

(1)乳房的大小、形状发生改变。

(2)乳头的形状、位置(如乳头内陷)变化。

(3)乳头有血液或其他液体溢出。

(4)乳房皮肤有凹陷、糜烂。

(5)乳房内有肿块或任何硬的组织。

(6)任何疼痛或不适。

九　多位名人因精神压力大患淋巴瘤离世

事件回顾

2009 年 6 月 5 号中央电视台著名播音员罗某因病去世的消息，引起了人们的广泛关注。罗某是在 2008 年 7 月被查出有淋巴瘤，同年 9 月被确诊，并暂停工作入院接受治疗，期间接受了造血干细胞移植手术和化疗。2009 年 6 月 5 日早晨因病去世，终年 48 岁。

除了罗某，还有著名企业家霍某某、漫画家熊某、演员李某等多位名人因患淋巴瘤离世。人们对他们的遭遇纷纷表示惋惜。也因此不少人谈淋巴瘤色变。

淋巴瘤并非只钟情于名人，据统计，全世界每 9 分钟就有 1 名淋巴瘤新发病例。它已跻身我国恶性肿瘤前十名，在血液系统恶性肿瘤里排名第二。

事件分析

淋巴瘤起源于淋巴结和淋巴组织，其发生大多与免疫应答过程中淋巴细胞增殖分化产生的某种免疫细胞恶变有关，临床以无痛性、进行性淋巴结肿大为主要表现，是免疫系统的恶性肿瘤，故也有称之为淋巴癌。按组织病理学改变，淋巴瘤可分为霍奇金淋巴瘤（HL）和非霍奇金淋巴瘤（NHL）。淋巴瘤可发生于任何年龄，但发病年龄高峰在 31～40 岁，其中非霍奇金淋巴瘤高峰略往前移，男女之比为 2∶1 或 3∶1。

本病发病原因尚不明确，一般认为，感染及免疫因素起重要作用，理化因素、环境因素及遗传因素等也不可忽视，近几年来，病毒学说颇受重视。淋巴瘤的恶性程度较高，但经过近半个世纪的研究攻克，早期霍奇金淋巴瘤现 80% 以上已能治愈，非霍奇金淋巴瘤患者的长期生存率也能达到 50% 以上，惰性淋巴瘤患者生存时间可以达到 8～10 年。

恶性淋巴瘤属于中医学的"石疽""恶核""失荣""痰核""疵痈"等范畴，与外邪侵袭、七情内伤、正气内虚有关。淋巴瘤以正气内虚、脏腑功能失调为本，外感四时不正之气、六淫之邪为标，其病机为脏腑功能失调，痰浊瘀血凝滞。中医对淋巴瘤的辨证治疗结合其病程，早期以祛邪抗癌为主；中期以扶正固本与祛邪抗癌相结合；晚期以扶正调补为主，辅以祛邪抗癌。中医辨证临床常见的证型有：（1）阴寒凝滞型，证见颈部淋巴结肿大，不痛不痒，皮色如常，坚硬如石，伴有神疲乏力，形寒肢冷，胃纳不佳，舌淡红，舌苔厚腻，脉沉细。（2）肝气郁结型，证见颈部、腋下及腹股沟部淋巴结肿大，皮色如常，推之不移，不痛不痒，伴有情绪急躁，胸闷不舒，两胁发胀，体弱乏力，舌苔薄或有瘀点，脉沉弦。

事件反思

一、多位名人为什么会发生如此悲剧

近几年淋巴瘤的发病率越来越高，淋巴瘤虽已引起人们的重视，但人们对它的认识并没有突破性的进展。虽然病毒感染、免疫抑制、细菌感染、环境因素和某些基因易感因素都与其发病有关，但其病因尚不明确。在这其中，免疫和感染因素最多见，罹患免疫功能低下的病症诸如艾滋病、器官移植、类风湿性关节炎等，受到了人类嗜T细胞病毒（HTLV）、人类免疫缺陷病毒（HIV）、爱泼斯坦－巴尔二氏病毒（EB）等的侵害，长期接触诸如染发剂等化学致癌物质，受到了放射线照射和霍奇金病治疗后感染，以及长期的饮食结构和生活习惯的过度酸化，都可能会使癌细胞趁虚而入导致淋巴癌。正常情况下免疫系统可以自然抵御某些病原菌的侵袭，但在患病、接触一些理化因素或机体长期过度疲劳、长期精神高度紧张的情况下，机体的免疫平衡会被打破，或者免疫功能受到抑制，体内不断有细胞在发生恶性转化，免疫功能起不到重要的免疫监督作用，不能及时清除体内的"肿瘤样细胞"，成为淋巴瘤患者得病的主要诱因。在此案例中，罗某等名人因工作或生活精神压力过大，再加上一些不良的生活习惯，导致抗体的抵抗力下降，淋巴瘤也就容易发生了。

二、罗某等人的事件给我们什么启示，平时应该如何预防

我们要清晰地认识到淋巴瘤的发病与长期的精神紧张、压力过大、过度劳累、长期吸烟有着密不可分的联系，同时，环境因素也起着不可忽视的作用。因此，为了预防淋巴瘤的发生，我们普通人在日常生活中应做到：

1. 保持情绪稳定、心情舒畅，避免长期过度紧张、压力过大。保持良好的心态，劳逸结合，不仅仅是一种生活方式，更是预防疾病的一剂良方。现代社会节奏越来越快，学会放松是一门必修课，身体健康才是最大的财富，切勿舍本逐末。

2. 注意休息，保证充足的睡眠。睡眠的重要性不言而喻，睡眠不仅是对身体各系统的恢复，更是一种有力的保护。充足的睡眠，可以让机体的免疫系统处于一种"随时备战"的状态，从而提高对疾病的抵抗力。

3. 养成良好的生活习惯，杜绝不良嗜好。本事件中罗某有几十年的吸烟史，是他患淋巴瘤的因素之一。拒绝不良嗜好，是对自己健康的负责，也是对

家人和社会的负责。

三、淋巴瘤患者的食疗方法有哪些

1.病人化疗中和化疗后往往出现蛋白质消耗增加、机体呈现负氮情况，这时应供给充足的蛋白质，维持机体氮平衡。日常饮食中多摄取优质蛋白质的食物，如鸡蛋、牛奶、酸奶、鱼虾、家禽、豆制品等，一日三餐交替食用。鸡蛋、牛奶富含蛋白质，是主要的蛋白质供应来源；酸奶具有补充蛋白质、助消化的作用。另外，要适当进食主食如米、面及杂粮等，以补充热量。

2.多进食含维生素 C 丰富的新鲜蔬菜和水果，如油菜、小白菜、西红柿、山楂、红枣、柠檬、白萝卜、猕猴桃等。实验证明，多食含维生素 C 的蔬菜和水果，能预防癌症。

3.多吃含维生素 A 丰富的食物，如蛋黄、动物肝（猪，羊，鸡等）、胡萝卜、莴笋叶、油菜、白薯等。维生素 A 的主要功能是维持上皮组织正常结构，刺激机体免疫系统，调动机体抗癌的积极性，抵御致病物质侵入机体。

4.多选用增加免疫机能的食物，如薏苡仁、香菇、蘑菇、山药、大枣、桂圆、枸杞子、莲子、黑木耳、银耳等。这些食物能提高淋巴细胞、巨噬细胞的抗癌活力，具有间接抗癌作用。

5.选择具有抗肿瘤作用的食物，如夏枯草、红薯、荠菜、玉米、黄花菜、甲鱼、山慈菇、猕猴桃等，这些食物中含有一定的抗癌成分。

6.避免进食不易消化及刺激性的食物。避免进食如油煎、炸食品以及辛辣食物，宜采用蒸、煮、烩、炖的烹饪方法，以利消化吸收。另外要忌烟忌酒。

淋巴瘤病人多用大剂量联合方案治疗，药物反应较大，除一般病人常用食品之外，多服益气养血、补骨生髓之品。如苹果、罗汉果、红枣、鹅血、牛奶、鸡蛋、山药、黑芝麻等。

第二章 意外危险篇

一 孕妈妈 KTV 嗨歌出意外

故事回顾

生活中,各种朋友聚会必不可少,KTV 嗨歌也是常有的事,但对处于孕期的准妈妈来说,最好不要参加,因为 KTV 的环境可能会对健康产生不良影响,甚至可能引起早产或流产。

2013 年 11 月,武汉一名怀有 7 个半月身孕的准妈妈参加同学聚会,在 KTV 唱歌时过于兴奋,连唱了 5 个小时,最终导致胎膜早破,引起早产。

2014 年 2 月,东北一位怀孕 6 个月的孕妇在 KTV 唱歌时动了胎气,家人虽第一时间将其送到了医院,但最终还是发生了流产,胎儿没有保住。

怀孕 7 个月的歌手罗某为了宝宝的安危忍痛退出了《我是歌手 2》的比赛。

事件分析

生活中在 KTV 唱歌十分常见,但人们从未意识到它对人们健康的伤害。其实,KTV 对人们的损害是无处不在的,尤其是对孕妇,其损害有时候是致命的。事件中两个孕妇一个流产,一个早产,均是因为在 KTV 里唱歌造成的。在 KTV 里唱歌对孕妇的损害主要有以下几个方面:

1.孕期 K 歌易致胎膜早破

羊水早破的诱发原因很多,最常见的引发羊水早破的五类原因,其中羊膜发炎,羊膜上的压力不均衡;羊水多,宫腔压力大;胎位不正;宫颈机能不全等都是主要原因。由于唱歌需要运气、收腹,尤其是唱到高音时,需要运气,或者突然吼出来,就可能会造成腹压过大,腹压过大又有可能导致宫腔压力过大,就有可能会导致羊膜破裂。如果怀孕前中期提前破水,很有可能会流产。

2.孕早期 K 歌或诱发先兆流产

怀孕头三个月大声歌唱,会使肺活量增加、全身血液循环加快,很容易"动胎气",诱发先兆流产。

3.孕期 K 歌更容易伤嗓子

女性在怀孕期间,因为激素的作用,鼻黏膜会增厚,声带也会轻度水肿,所以,这段时间,如果要唱歌一定要适度,否则,容易出现各种嗓音问题,比如疲劳性喉炎、声带小结、声带息肉等。

4. KTV 环境不适合孕妇

KTV 包厢里空气污染较重,首先是密闭的环境,空气不新鲜,如果朋友在里面吸烟,环境会更糟糕。对于准妈妈来说,处于烟雾环境会使自身抵抗力下降,更易感冒、头痛,甚至患癌症。另外,每天吸烟 10 支以上的孕妇,其流产率比不吸烟的孕妇高 1 倍,早产发生率是不吸烟的 2 倍,且妊娠后期更易发生大出血,危及母亲和孩子的生命。另外,有研究表明,母亲妊娠期所处环境空气污染程度对出生孩子的智力水平有影响。

5.高分贝的音量影响胎儿的听觉发育

KTV 里面高分贝的喇叭燥声会对胎儿的听力发育有影响,研究表明,如果孕妈妈经常处在高分贝噪音下,严重的噪音会影响胎儿听觉器官的发育。

6.高分贝噪音影响胎儿智力发育

由于胎儿的内耳耳蜗正处于成长阶段,极易遭受低频率噪声的损害,外环境中的低频率声音可传入子宫,并影响胎儿。胎儿内耳受到噪音的刺激,能使脑的部分区域受损,并严重影响智力的发育。

事件反思

一、孕妈怎么睡觉才能有安胎之效

怀孕初期,很多准妈妈会感到疲劳,容易犯困,所以,睡觉就成了占整个孕期时间最多的事情。

1.保证充足的睡眠时间

为了给胎儿创造一个良好的环境,一定要保证充足的睡眠时间。孕妇的睡眠时间应比正常人长一些,每晚最少 8 ~ 9 小时,每日午间也最好保证 1 ~ 2 小时的睡眠时间,但不宜过长。孕妇熟睡对安胎非常重要,因为睡眠时脑部的脑下垂体会分泌出生长激素,它是胎儿成长不可或缺的物质。

2.孕妇睡姿要正确

孕妇的睡姿对胎宝宝的发育也大有影响,睡姿正确,宝宝能健康发育;若睡姿不对，也很容易招来流产隐患。有些孕妈就有一些不健康的习惯睡姿，如喜欢趴着或搂抱一些东西睡觉，这样易压迫到腹部，导致胎儿畸形，更严重的还可能会导致流产。所以，最好从备孕的时候就养成良好的睡眠习惯，让最健康的睡姿成为习惯。

二、孕妇的生活环境是怎样的

1. 远离噪音

生活中噪音是无处不在的，虽然平常人不觉得什么，但孕妈可不能掉以轻心，因为噪音有导致流产的风险。如果经常被噪音所扰，孕妈的内分泌腺体的功能就会发生紊乱，比如使脑垂体分泌的催产激素过剩，引起子宫强烈收缩，从而导致流产、早产。另外，噪音也会对胎儿的体重、智商、听力等产生许多不良影响，所以孕妈尽量不要去施工工地、热闹的 KTV 等大噪音的场所。

2. 尽量避免被辐射

孕期特别是孕初期，孕妈如果常常被辐射，胎儿很可能发育畸形，所以，孕妈最好远离电磁辐射环境。日常生活中，孕妈也要尽可能少接触微波炉、电视机和电脑、手机等会产生电磁辐射的物品，如不要把手机挂在胸前，不要整天对着电脑，不要用微波炉热饭等。另外，睡觉时，也不要把电子小闹钟、MP3 等微量辐射产品放在床头；天冷时，尽量使用热水袋而不要用电热毯。电热毯也有辐射。

三、孕妇在工作上应注意什么

1. 不要熬夜加班

熬夜会扰乱孕妈正常的生理规律，使体内的激素分泌发生紊乱，加之工作疲劳，势必会影响胚胎在子宫内的生长发育，甚至引发流产。其实这跟孕妈要保持充足的睡眠是一样的道理。可能有孕妈会天真地以为，先熬夜加班，第二天再把觉补回来就行了，实际上，熬夜后再怎么补都是徒劳的。

2. 不要频繁出差

现在有许多事业型的孕妇，即便怀孕了，也在很勤奋地工作。但是，孕妇还是要尽量拒绝长期或频繁地出差。首先，出差难免舟车劳顿，孕妈大着个肚子就更不方便了，路途颠簸的话就更加容易疲劳。其次，出差时忙于工作，饮食营养可能也不符合孕妇平常的习惯。

3. 学会释放工作压力

有些孕妈工作压力大，长期超负荷工作，大脑处于极度紧张的状态，这样，胎儿也很难健康发育，过于紧张、压力过大也同样会影响激素分泌，可能诱发先兆流产。

四、孕妇在情绪上应注意什么

1. 保持心情舒畅

所谓母子连心是很有道理的。如果孕妈的心情太过焦虑、忧心，情绪低落，闷闷不乐等，也会影响到胎儿，易导致发育迟缓或是出现其他问题。若孕妈心情舒畅，每天过得开开心心的，胎儿也会过得很开心，所以，孕期一定要让自己快乐。

2. 情绪波动不要过大，不要大喜大悲

如果孕妈情绪波动大，使机体处于一种应激状态，不但破坏了原来的稳定，还会使体内神经免疫及内分泌发生紊乱，特别是孕激素的紊乱，会使正常妊娠发生改变。孕激素是保证胚胎发育的重要激素，与下丘脑有密切关系，而人的情绪变化与下丘脑有关，所以，当情绪处于长期紧张状态时，体内孕激素水平降低，也不利于胚胎发育。况且子宫处于高敏感状态，很小的刺激就会促使子宫收缩，从而诱发流产。

五、孕妇应如何运动

"安胎"并不是说一定要卧床静养，一般来说，只要孕妈没有明显的先兆流产迹象，是可以适当做些运动的，但要要注意运动量和运动强度。

1. 孕妈可以做的运动：孕妇瑜伽、散步和游泳

孕妈可以练一下孕妇瑜伽，其动作幅度、难度都是根据孕期特点拟定的，一般也不会太难完成。当然，如果有些动作你无法做到，也不需要勉强自己。闲暇时间，孕妈可以散散步，跟朋友边走边聊天。夏季，孕妈还可以适当地游游泳，游泳也有助于安胎。游泳能够调节孕妈的神经系统功能，促进血液循环，使孕妈会更加适应分娩，减少因紧张而引起的许多不适的情绪，缓和腰背疼痛、痔疮和下肢浮肿等孕期综合征。

2. 孕期运动要量力而为

虽说瑜伽、游泳等都有助于安胎，不过孕妈在运动的时候也要量力而为，不可太勉强。不要挑战高难度，也不要运动的时间过长，不然很容易疲劳，弄巧成拙，反而影响胎儿发育。

六、孕妇在饮食上应注意什么

"吃"也是人生大事，不过怀孕了可不比以前，有些东西能吃，有些东西得忌口，如果你是"吃货"孕妈，可要多多注意了。因为如果吃错了东西，可能也会有流产的风险。

1. 孕妈适当吃这些，有利于养胎安胎

（1）富含维生素 E 的食物与坚果，比如葵花子。葵花子里富含维生素 E，

能够促进脑垂体前叶促性腺激素的分泌，增强卵巢机能，加强黄体酮的作用。孕妇如果缺乏维生素 E，容易引起胎动不安或流产后不容易再孕。

（2）鱼类。鱼类含有丰富的蛋白质、卵磷脂、钾、钙、锌等营养物质，这些是胎儿发育的必要物质，能起到安胎作用。

（3）维生素 C 可预防先兆子痫。孕妈可以多吃一些富含维生素 C 的果蔬，每天的摄取量最好不低于 85 毫克。

2. 这些食物容易流产，孕妈千万别吃

（1）水产品中的蟹爪、甲鱼（又称鳖）等，性质寒凉，具有较强的通血络、散瘀块作用，食用后对早期妊娠会造成一定程度的出血，有明显的堕胎之弊，甚至发生流产。

（2）薏苡仁、马齿苋，性寒凉而滑腻，对子宫有明显的兴奋作用，使子宫收缩增多、强度增大，易造成流产。

（3）杏子，味酸性大热，且有滑胎作用；杏仁，含有剧毒物质氢氰酸，能使胎儿窒息死亡。

（4）黑木耳，具有活血化瘀之功，不利于胚胎的稳固和生长，故忌食。

二　女子患五十肩被拉成神经拉伤

事件回顾

四五十岁的人，不少会有这样的经历：某一天，突然发现自己手不利索了，先是肩膀痛，慢慢地手臂抬不起来，女同志梳头不方便，男同志系皮带都有些吃力。过来人会说，喏，这是"五十肩"，人老啦。

"五十肩"也叫"冻结肩"，跟感冒一样，是个自限性疾病。国外一家媒体发布过一份"打死都不想得的 10 种恐怖疾病"，冻结肩赫然在列，可见它有多折磨人。疼痛的情况下做松解，肌腱会出现抵抗，肩关节肌肉薄，如果力道把握不到位，很容易出现肌腱损伤。

55 岁的李阿姨，得了"五十肩"，最近两个月右胳膊又酸又痛，抬不起来。老公看不过去，抓着她胳膊，想帮忙抬起来，不得了，居然把神经弄伤了。

李阿姨的肩膀痛得更厉害了。骨伤科、推拿科，转了两个月，疼痛都没缓解，最后医生建议她去看疼痛科。

她找了浙江某医院副主任医师裘医生检查她的肩膀，发现右肩三角肌已经出现肌肉萎缩，估计神经有损伤。

果然，肌电图检测发现，电流传导减慢，说明神经有损伤，引起了肌肉萎缩。

肩膀痛，由很多原因引起，李阿姨的情况属于"五十肩"，也就是大家熟知的肩周炎，因为多发于50岁左右的人群，所以也被称为"五十肩"。

裘医生介绍，肩周炎在普通人群中的发病率在3%～5%，而在糖尿病患者中会高达20%，这可能跟内分泌紊乱有关。更年期女性在绝经后，因为雌激素水平变化，患病风险也会增加。

医学上，这种肩膀痛也被称为"冻结肩"，或者"粘连性关节囊炎"。这两个叫法也很形象：肌肉、肌腱等各种组织粘连在一起，原本灵活的关节，就像冻住了一样，动不了了。

裘医生告诉记者，去年他就碰到这样一位患者，肩膀痛，到诊所做推拿，结果肌腱断了，后来不得不做了手术，把断了的肌腱接回去。裘医生提醒，肩膀痛分很多种，通常与老年退行性变、劳损、外伤、基础代谢疾病有关，有些肩痛可以通过自我锻炼缓解，有些则不宜多动，不正规的治疗可能带来更大的伤害。

事件分析

肩周炎又称肩关节周围炎，俗称凝肩、五十肩，是一种以肩部逐渐产生疼痛，夜间为甚，逐渐加重，肩关节活动功能受限而且日益加重，达到某种程度后逐渐缓解，直至最后完全复原为主要表现的肩关节囊及其周围韧带、肌腱和滑囊的慢性特异性炎症。肩周炎是以肩关节疼痛和活动不便为主要症状的常见病症。本病的好发年龄在50岁左右，女性发病率略高于男性，多见于体力劳动者。如得不到有效的治疗，有可能严重影响肩关节的功能活动。肩关节可有广泛压痛，并向颈部及肘部放射，还可出现不同程度的三角肌萎缩。

目前确切的病因尚不清楚，有人认为是一种自身免疫性疾病，也有人认为与全身性代谢障碍有关。肩部外伤、脑中风、偏瘫等肩部缺少活动的患者，日久也常发生冻结肩。本病多滑囊病变，病变累及盂肱关节囊、肩峰下或三角肌下、肱二头肌长头肌腱滑囊等处。早期病变为滑囊充血、水肿和渗出。后期为滑膜腔粘连闭锁、纤维样变。初期疼痛影响了肩部活动，在以上受累组织间的纤维化和瘢痕的发展又进一步限制了肩部活动。

一般可分为急性期、慢性期和恢复（缓解）期3个阶段。冻结肩起病急，疼痛剧烈，肩部肌肉保护性痉挛，致肩关节活动受限。急性期一般持续2～3周之后进入慢性期。但多数患者无明显急性期，而是起病缓慢。慢性期疼痛比急性期轻，但挛缩加重，肩关节呈冻结状态，致使穿衣、梳头甚至便后擦手纸等动作均感困难,经过数月至 1 年后,逐渐进入恢复期,炎症、粘连等病变逐渐吸收,疼痛逐渐减退,活动功能逐渐恢复,病程一般要持续 1~2 年。

事件反思

一、出现肩周炎的原因有哪些

1. 肩部原因

(1)本病大多发生在 40 岁以上中老年人,软组织退行性病变,对各种外力的承受能力减弱。

(2)长期过度活动、姿势不良等所产生的慢性致伤力。

(3)上肢外伤后肩部固定过久,肩周组织继发萎缩、粘连。

(4)肩部急性挫伤、牵拉伤后因治疗不当等。

2. 肩外因素

颈椎病,心、肺、胆道疾病发生的肩部牵涉痛,因原发病长期不愈,使肩部肌肉持续性痉挛、缺血而形成炎性病灶,都可转变为真正的肩周炎。

二、肩周炎的临床表现有哪些

1. 肩部疼痛。起初肩部呈阵发性疼痛,多数为慢性发作,以后疼痛逐渐加剧,或钝痛,或刀割样痛,且呈持续性,气候变化或劳累后常使疼痛加重,疼痛可向颈项及上肢(特别是肘部)扩散,当肩部偶然受到碰撞或牵拉时,常可引起撕裂样剧痛,肩痛昼轻夜重为本病一大特点,若因受寒而致痛者,则对气候变化特别敏感。

2. 肩关节活动受限。肩关节向各方向活动均可受限,以外展、上举、内旋、外旋更为明显,随着病情进展,由于长期废用引起关节囊及肩周软组织的粘连,肌力逐渐下降,加上喙肱韧带固定于缩短的内旋位等因素,使肩关节各方向的主动和被动活动均受限,特别是梳头、穿衣、洗脸、叉腰等动作均难以完成,严重时肘关节功能也可受影响,屈肘时手不能摸到同侧肩部,尤其在手臂后伸时不能完成屈肘动作。

3. 怕冷。患者肩怕冷,不少患者终年用棉垫包肩,即使在暑天,肩部也不敢吹风。

4. 压痛。多数患者在肩关节周围可触到明显的压痛点,压痛点多在肱二头肌长头肌腱沟处、肩峰下滑囊、喙突、冈上肌附着点等处。

5. 肌肉痉挛与萎缩。三角肌、冈上肌等肩周围肌肉早期可出现痉挛、晚期可发生失用性肌萎缩,出现肩峰突起,上举不便,后伸不能等典型症状,此时疼痛症状反而减轻。

三、肩周炎的治疗方法有哪些

目前，对肩周炎主要是保守治疗，口服消炎镇痛药，物理治疗，痛点局部封闭，按摩推拿、自我按摩等综合疗法。同时进行关节功能练习，包括主动与被动外展、旋转、伸屈及环转运动。当肩痛明显减轻而关节仍然僵硬时，可在全麻下手法松解，以恢复关节活动范围。

自我按摩的步骤及方法为：

1. 用健侧的拇指或手掌自上而下按揉患侧肩关节的前部及外侧，时间1～2分钟，在局部痛点处可以用拇指点按片刻。

2. 用健侧手的第2～4指的指腹按揉肩关节后部的各个部位，时间1～2分钟，按揉过程中发现有局部痛点亦可用手指点按片刻。

3. 用健侧拇指及其余手指的联合动作揉捏患侧上肢的上臂肌肉，由下至上揉捏至肩部，时间1～2分钟。

4. 还可在患肩外展等功能位置的情况下，用上述方法进行按摩，一边按摩一边进行肩关节各方向的活动。

5. 最后用手掌自上而下地掌揉1～2分钟，对于肩后部按摩不到的部位，可用拍打法进行治疗。

自我按摩可每日进行1次，坚持1～2个月，会有较好的效果。

四、日常如何预防肩周炎

1. 应保持正确的坐卧站姿势。如：站立时要挺拔胸背、沉降肩臂，下颌内收，后方观看，躯干左右对称；坐着时要挺拔胸背，下颌内收，椅背后倾7°～10°，膝关节的位置比股关节水平稍高一些，觉得舒适自然；卧时，枕头高低适中，符合颈部的生理曲线，通常仰卧、侧卧等各个状态均可，但俯卧姿势尽量避免，侧卧时尤其要注意避免下位肩膀的过度受压。可选择厚薄相宜的软枕垫在耳侧，维持颈肩部的相对位置。

2. 避免长时间的伏案工作。伏案工作者常低首耸肩，长时间这一姿势将使颈部及肩部肌肉的负担增大，导致肩周肌肉群劳损。近来，随着电脑的普及和网络的发达，越来越多的人坐在屏幕前敲打键盘，使腕源性肩周炎的发生大大增加。这类人首先应选择高矮适中的椅子和电脑台，另外在工作30～45分钟后，最好起立做5～15分钟的康复运动，舒展腰肢，转动头颈，舒松肩关节。

3. 洗澡不宜用过凉的浴水。洗澡水温热是最重要的，在温热的浴水中慢慢浸泡，可以松弛紧张的肌肉，祛除一天的疲劳。热烫的水不提倡，因为过热的水会过度刺激肌肉皮肤，加重痉挛，一般以40℃为宜。

4. 应避免关节受凉。外出时注意肩部保暖，因为房间内外温差将较大，会影响肩部的血流。有条件者，可在暖房里裸露肩膀，患部贴敷温湿毛巾，加速局部血液循环，松弛紧张僵硬的肩周肌群。

5. 此外，每日坚持做一些诸如保健体操、散步、慢跑等体育运动，可使肌肉中的血流通畅，能保持关节良好的柔韧性和功能状态，从而达到预防肩周炎的目的。

五、肩周炎有哪些治疗误区

1. 依赖止痛药。有统计发现，在曾发生过急性肩痛的被访者中，多数人选择自己贴药膏、用跌打酒，或者随意服用止痛药。殊不知，止痛药或膏药只起到局部暂时缓解或控制疼痛的作用，引起疼痛的本源仍旧不能得到恰当处置，治标不治本，反而会引发慢性肩痛。

2. 按摩等于医治。肩痛时，不少人习惯借助按摩来舒缓疼痛。专业的按摩确实能起到一定的缓解作用，但并不能除根。需要提醒的是，不适当的手法只会弄巧成拙，容易加重病情，乃至造成损伤。

3. 努力锻炼就能治好。活动疗法十分重要，但不能过度锻炼，否则可能人为造成肌肉拉伤，形成新的粘连，在综合医治的基础上适度锻炼即可。事实上，只有病情较轻的肩周炎可能无须医治即可自行缓解，然而有医生的干预也可减轻症状、缩短病程。

4. 见好就收。许多患者只要疼痛稍有缓解，就会立刻停止物理康复医治或者药物医治。假如不遵照医嘱，凭感觉行事，病灶处的炎症或损伤可能只恢复了部分，很容易在短期内反复发作。

5. 小毛病犯不着去医院。多数肩关节疾病可以通过各种保守医治或康复练习来缓解或者治愈，但仍有部分肩部疼痛的患者需要在医师的引导下进行系统的医治。

六、年轻人如何正确预防肩周炎

1. 单手压肩法。以右肩为例，两足似弓步，右脚在前，离桌尺余，左脚在后伸直；右手收于桌上，左手掌按右肩，利用身体向下向后摆动。

2. 两手抱头法。两足站立与肩同宽，两手紧抱绕后脑；两肘拉开，与身体平行；两肘收拢，似挟头部，周而复始。

3. 扩胸分肩法。两足站立，与肩同宽，两手放于胸前，两肘与肩平直，手背在上，掌心朝下。扩开胸怀，分开双肩、吸气；回复时呼气。

4. 捏拿手臂法。取坐位，以左手捏拿右手手臂，从肩到手腕，再由手腕到肩，反复捏拿 5~10 遍，换手。

5. 头压手掌法。晚上睡前和早上起床前，仰睡在床，伸直双腿，手掌放在头下面，掌心向上，手背朝下，用头紧紧压住手掌中心（哪边痛就压哪边的手掌），每次 20 分钟。开始几天，手臂不能弯度过大，手掌也很难伸到位，可先采用侧睡头压手掌的办法。

6. 旋摩肩周法。取坐位，以左手手掌贴于右肩，旋摩肩周 50～100 次，使之产生温热感，换手。

7. 按揉穴位法。按揉肩井，取坐位，以左手中指按揉右肩肩井穴 1～2 分钟，换手。按揉曲池，取坐位，以左手拇指指尖按揉右臂上的曲池穴 1～2 分钟，换手。按揉合谷，取坐位，以左手拇指指尖按揉右手合谷穴 1～2 分钟再换手。

三　2 岁宝宝午睡得面瘫

事件回顾

烈日炎炎的夏天，空调是许多家庭的必备品。可你知道吗？空调吹多了也不好。

在慈溪一家医院的等候室，坐满了各种面相奇异的市民。该院的王院长介绍说："他们全得了面瘫，我们这两天就接诊了好几个病例。"

前天下午大约 1 点，一个妈妈急匆匆地抱着孩子来医院，说是孩子嘴巴歪了。

医生一问情况，就知道是空调吹出来的毛病。

午休前，妈妈和宝宝在客厅吃饭，当时没开电扇，也没打空调。

想想宝宝要午睡，妈妈就提早在婴儿房开了空调，为了让温度降下来，当时打到了 21℃。谁知道，午睡一小时后，她就听到婴儿房传来了宝宝的哭声。

走进去一看，孩子歪着小嘴，哭得很伤心。一开始她以为孩子在闹情绪，还打了几下宝宝的小屁屁，但孩子越哭越大声，是不是饿了？她赶紧往孩子嘴里塞了个奶瓶，谁知道，奶水竟从孩子的嘴里漏了出来。

这下，宝妈才知道出了事，抱着孩子冲向医院。

经医生诊断，确认宝宝得了面瘫，又称面部神经炎或特发性面神经麻痹，多是一侧面神经非特异性炎症引起的面部肌肉完全性瘫痪。

王院长告诉记者，不要说普通市民，最近连一些医务人员也因为吹空调"中招"了。原因也差不多，都是长时间在空调下工作造成的。

治疗面瘫 30 多年的王院长说，最近来的病人，都集中在 60 岁以下，最小的仅有 2 周岁，大部分都是年轻人。

往年面瘫高发在冬季，今年夏天怎么这么多呢？

王院长分析，可能和天气因素有关。冬季室内外温差大，室内人体的汗毛孔处于开放状态，一旦到了室外，突然受冷刺激后，易造成面部血液循环流通不畅，引起面神经水肿，导致面瘫。

今年夏天突然爆发，可能是因为天气闷热，市民在家猛开空调，加上工作生活压力大，身体经常处于亚健康状态，导致面瘫的发生率比往年高了不少。

王院长说，面瘫发生比较突然，一般没有征兆。如何判断自己得了面瘫，一般就看能不能皱额头，额部皱纹有没有消失，喝水或漱口时水会不会从口角流出来，能不能闭眼等。另外，多数患者面瘫一侧的耳垂后部有不同程度的疼痛和压痛。

如果有以上相应的症状，建议市民及时到医院就医。王医生说，大多数患者只要及时正确治疗，注意休息，可在 3～6 个月内完全治愈。另外，冷风直吹，除了会引起面瘫外，还可能会使高血压病人血管强烈收缩，引发中风而造成偏瘫。

事件分析

面瘫，即面神经麻痹，也称面神经炎、贝尔氏麻痹、亨特综合征，俗称"歪嘴巴""歪歪嘴""吊线风""吊斜风""歪嘴风"等，是以面部表情肌群运动功能障碍为主要特征的一种常见病，一般症状是口眼㖞斜。它是一种常见病、多发病，不受年龄和性别限制。患者面部往往连最基本的抬眉、闭眼、鼓腮、努嘴等动作都无法完成。

面瘫的临床表现十分特殊：多数病人往往于清晨洗脸、漱口时突然发现一侧面颊动作不灵、嘴巴㖞斜。病侧面部表情肌完全瘫痪者，前额皱纹消失，眼裂扩大，鼻唇沟平坦，口角下垂，露齿时口角向健侧偏歪，病侧不能做皱额、蹙眉、闭目、鼓气和噘嘴等动作。鼓腮和吹口哨时，因患侧口唇不能闭合而漏气。进食时，食物残渣常滞留于病侧的齿颊间隙内，并常有口水自该侧淌下。由于泪点随下睑内翻，泪液不能按正常引流而外溢。

根据神经受损部位的不同，面瘫应分为周围性面瘫（周围性面神经麻痹）和中枢性面瘫（中枢性面神经麻痹），二者的具体临床表现也有所不同。周围性面瘫是指面神经运动纤维发生病变所引起的面瘫。病变可位于面神经核以下的部位，如桥脑下部、面神经管、中耳或腮腺等。其病变侧全部表情肌瘫痪。表现为眼睑不能闭合、不能皱眉、鼓腮漏气等，可有听觉改变、舌前

2/3 味觉减退以及唾液分泌障碍等特点，其中最常见者为面神经炎（即贝尔麻痹）。

中枢性面瘫是指病损位于面神经核以上至大脑皮层中枢之间，即当一侧皮质脑干束受损时引起的面瘫。由于面神经核上部的细胞接受两侧皮质脑干束的纤维，其轴突组成面神经运动纤维，支配同侧眼裂以上的表情肌，而面神经核下部的细胞只接受对侧皮质脑干束的纤维，其轴突组成面神经的运动纤维，支配同侧眼裂以下的表情肌，因此中枢性面瘫时表现为病变对侧眼裂以下的颜面表情肌瘫痪，常伴有与面瘫同侧的肢体瘫痪、无味觉和唾液分泌障碍等临床特点。

面瘫的病因有很多，主要包括：①感染性病变。多是由潜伏在面神经感觉神经节内休眠状态的带状疱疹被激活引起。②心理因素。它是引发面神经麻痹的重要因素之一。面神经麻痹发生前，有相当一部分病人存在身体疲劳、睡眠不足、精神紧张及身体不适等情况。③由于外伤、手术、面神经炎、占位性疾病诱发。④耳源性疾病。⑤肿瘤。⑥中毒，如酒精中毒、长期接触有毒物质。⑦代谢障碍，如糖尿病、维生素缺乏。⑧血管机能不全。⑨先天性面神经核发育不全。⑩贝尔氏麻痹。

目前治疗面瘫的方法很多，但在临床上使用最多效果比较好的却不多。目前有效的治疗方法有贴膏药、针灸、口服中药、口服及注射西药等。针灸治疗是以手法为主，治疗过程中不加用药物或电针。法则：祛风通络。处方：合谷，太冲，牵正，地仓透颊车，颊车透地仓，风池，下关，迎香，承浆或颊承浆。每次选三或四穴。加减法：眼睑不能下合、露睛流泪者，加攒竹，鱼腰，丝竹空，阳白透鱼腰；耳后痛者，加翳风；味觉减退者，加廉泉。手法：平补平泻，抽针法。操作：合谷、太冲、风池针用泻法，下关、牵正、迎香采用平补平泻法，阳白向下平刺透鱼腰，地仓向颊车平刺，颊车向地仓斜刺，并采用抽针法，使面肌向后抽动，留针 20 分钟。余穴均用平补平泻法。

事件反思

一、面瘫后有哪些注意事项

1. 治疗期间，禁烟、酒、浓茶、咖啡，忌生冷油腻、辛辣刺激性食物和不易消化、热性补药性食物。如羊肉、狗肉、带鱼、大蒜、大葱、海鲜、麻辣火锅等。

2. 多食新鲜蔬菜瓜果和粗粮。如黄豆制品、南瓜、玉米、洋葱、山楂、海带、大枣、苦瓜、丝瓜、冬瓜、黄瓜、甜瓜、香蕉等。

3. 每晚睡前用热水泡脚并加足底按摩。

4. 减少光源刺激，如电视、电脑、紫外线等。

5. 功能性锻炼，如抬眉、双眼紧闭、鼓气、张大嘴、努嘴、示齿、耸鼻等。

6. 用毛巾热敷，每晚 3~4 次，勿用冷水洗脸，遇风、雨、寒冷时注意头部保暖。

7. 适当运动，加强身体锻炼，常听轻快音乐，保持心情平和愉快，保证充足睡眠。

8. 每天坚持穴位按摩。

二、如何预防面瘫

1. 注意保暖，远离风寒

应防止面部，特别是耳后部受风寒的直接袭击。乘车时不要使耳后长时间受冷风吹袭或迎风大笑。很多年轻患者是由于长期在寒风中骑摩托车或在坐车、工作时开窗，经常面部直吹冷风造成的。另外年老体弱、病后、过劳、酒后及患有高血压、关节炎、神经痛等疾病的人，更应多加注意，尽可能不要迎风走，避免长时间吹电风扇。

2. 合理膳食

风寒袭络型宜热饮食和吃易消化食物，忌生冷饮食。风热袭络型宜食清淡易消化食物，如萝卜、绿豆汤；忌辛辣油腻厚味食物，如羊肉、牛肉、虾。肝胆湿热型饮食选清热利湿之品，如薏苡仁莲子粥、玉米须煎水饮，忌食海鲜、辛辣食物。肝阳上亢型选滋阴平阳的食物，如芹菜、海带。忌食辛辣食物，少食甜食、饮料、油炸食品。瘀血阻络型，饮食宜清淡，多进清补活血祛瘀之物，鼓励多饮水。

3. 注意休息，减少光源刺激

面瘫预防和治疗期间都应注意休息，保证睡眠充足，避免各种精神刺激和过度劳累，以利于疾病的康复。少看电视、电脑，因为光源刺激可影响瘫痪肌肉的恢复。

4. 适宜运动，增强体质，避免病毒感染

多进行面肌功能锻炼，如抬眉、双目紧闭、鼓腮、努嘴等。每天用热水泡脚并加以按摩，每天睡前热敷面部。在早晨或傍晚较凉爽时根据自身情况选择适宜的体育项目，如散步、做体操、跳舞、打太极拳等。长期坚持，会使体质逐步得到提高，对风寒的易感性和抗御能力也会大大增强。

三、面瘫的食疗方法

中医认为面瘫多因脉络空虚，风寒之邪侵袭，或风热、风痰、瘀血阻滞经脉，气血失和，引起筋肌弛缓不收。因此，可以采用食疗的方法辅助面瘫的治疗和恢复。

1. 防风粥

防风 10~15 克，葱白 2 根，粳米 30~60 克，前两味水煎取汁，去渣，粳米煮粥，待粥将熟时加入药汁，煮成稀粥，温服。本方可祛风解表散寒，适用于风寒袭络引起的面瘫。

2. 薄荷糖

薄荷粉 30 克，白糖 500 克，将白糖放入锅内，加水少许，文火炼稠，后加入薄荷粉，调匀，再继续炼至不粘手时即成。本方具有疏风清热，辛凉解表的功效，对于突然口眼㖞斜、眼睑闭合不全，咽干微渴等症有效。

3. 川芎白芷水炖鱼头

川芎 3~9 克，白芷 3~9 克，鳙鱼头 500 克，葱、胡椒、姜、盐适量。武火烧沸，再以文火炖半小时，分早、晚食鱼喝汤。本方功能祛风散寒，活血通络，适用于外感风邪引起的面瘫。

4. 姜糖苏叶饮

紫苏叶 3~6 克，生姜 3 克，红糖 15 克，以沸水浸泡 5~10 分钟。本方具有疏风散寒，温中解表的功效，适用于外感风邪引起的诸症。

5. 大枣粥

大枣 30 克，粳米 100 克，冰糖适量，煮至熟烂成粥。本方功能补气养血，适用于气虚弱之口眼㖞斜、气短乏力者。

6. 参杞莲蓉汤

白人参、枸杞子、葡萄干各 2 克，莲子肉、山药各 2 克，肉苁蓉、火麻仁各12 克，橘红 3 克，大枣、胡桃肉各 2 枚，煎汤取药汁服，口服 2~3 次。本方能补中益气，兼有滋养肝肾之阴的功效。

7. 生地蝎子汤

以生地黄 20 克、枸杞子 10 克、全蝎 3~5 只、天麻 10 克、猪肉 100 克及陈皮、生姜适量煲汤。其中全蝎为治风要药和著名的昆虫食品，与各药食料相配，能滋养阴血，祛风通络，适合面瘫中期和恢复期病人，尤其是素来肝肾阴虚，伴头晕耳鸣肢麻，外风、内风兼见者饮用。孕妇慎用。

8. 参芪乌鸡汤

党参 15 克，黄芪 15 克，田七 10 克，除皮脂竹丝鸡 1/4 只，生姜 2 片，煲汤饮食。本汤可以补虚扶正，祛痰纠偏，适宜恢复期气血较弱的患者使用。

四、面瘫吃哪些食物对身体好

1. 补充钙对治疗面神经疾病有帮助。钙不仅对骨骼和智力有益，还能促进肌肉及神经功能恢复。由于面神经疾病患者主要是面神经传导障碍而导致的肌肉萎缩，所以补钙很重要。排骨、深绿色蔬菜、蛋黄、海带、芝麻、水果、胡萝卜、西瓜、奶制品等都富含钙质。

2. 维生素 B 族元素对治疗面神经疾病也有帮助，如 B_1、B_2、B_{12} 等。维生素 B 族富含于下列食品中：香菜、番茄、冬瓜、黄瓜、木瓜、苹果、菠萝、梨、桃、西瓜、杏、柿子、葡萄等。维生素 B 族元素有助于神经传导物质合成，所以应该适当进补。

五、面瘫最好不要吃哪些食物

面神经麻痹病人不宜吃辛辣油腻食物。辛辣食物如辣椒、花椒、大葱、大蒜等，这类食物辛温燥热，易化火伤阴，而有些面神经麻痹病人是由中耳炎或脑膜炎等疾病引起的，辛辣食物或吸烟喝酒会加重中耳炎等原发病，从而加重继发的"面神经麻痹"病情。油腻食物如肥肉，油煎、油炸食品，年糕，糍粑等，这些食物质性黏腻，不易消化，容易助湿生痰，阻滞经络，而本病有些是因风寒侵袭，阻滞经络所致，油腻食物不利于疏散风寒，以至于面神经麻痹久治不愈，故不宜食用。

六、面瘫自我按摩方法

本病在治疗时进行自我按摩可提高疗效，缩短病程，现将具体操作方法介绍如下：

1. 准备。一般取卧床位枕好，若坐位则头靠墙壁。患者思想集中，排除杂念，按摩前先做热敷或中药煎汤（桂枝 9 克，防风 9 克，苏叶 9 克）浸湿毛巾热敷，谨防药液误入眼内。

2. 轮刮眼睑。以两手食指及中指的螺纹面为术端，分别从眼内眦向外均衡刮上下眼睑各 50 次，然后轻揉眼皮 20～30 转。

3. 指擦鼻翼。以两手食指螺纹面为术端，分别从鼻根两侧向下擦至鼻翼两旁迎香穴 50 次，在该穴处轻按揉 1～2 分钟（迎香穴在鼻翼旁开 0.5 厘米），指端按压由轻渐重，可治口角㖞斜、鼻塞之症。

4. 点捻四白穴。该穴在眶下孔凹陷处，瞳孔直下，以食指为术端捻四白穴，边捻边渐施压力，持续 1～2 分钟。

5. 掌揉颊车、地仓穴。以同侧手之大鱼际紧贴病侧颊车穴（咀嚼肌），边揉边移至地仓穴（口角旁开 0.5 厘米），往返 50 次。

治疗时注意面部保暖，莫受冷风吹，忌冷水洗脸，不食刺激性食物，每天按摩 1~2 次，对治愈面瘫大有裨益。

四 初中生课堂受吓"中毒"晕倒

事件回顾

初一课堂上，老师在放一部纪录片，画面突然出现了一条蟒蛇，把学生小敏吓了一跳。小敏从小最怕的动物就是蛇，但课堂上又不能大声叫出来，于是皱着眉头大口大口喘气。过了一会儿，她就开始觉得头晕、四肢麻木、手脚冰凉。她想拿杯子喝口水，却发现自己的手指像鸡爪一样并拢，僵硬得无法张开，而且嘴巴也开始发麻讲不出话来，然后就晕倒在地……

小敏的老师见状立刻将小敏送到了医院，并通知了小敏的父母。被送到南京市某医儿童急诊室后，陶护士长赶紧为小敏开通了绿色通道，挂水，吸氧……很快小敏恢复了知觉。陶护士长告诉小敏的父母，孩子身体没有大碍，是呼吸性碱中毒。

据介绍，人们一般认为呼吸产生的二氧化碳是代谢废物。实际上，二氧化碳虽然不参与体内生理过程，不是人体新陈代谢所需要的气体，却也必不可少。肺通气过度，从肺泡、血液和组织中排出过多的二氧化碳，导致肺泡、动脉血和组织中二氧化碳分压降低至正常水平以下，血液酸碱平衡遭到破坏，血液 pH 值升高（变为碱性），从而发生呼吸性碱中毒。

陶护士长解释，呼吸性碱中毒发病的时候非常吓人，患者会感觉四肢发麻有针刺感，呼吸微弱并伴有胸闷、胸痛、头昏、恐惧，甚至四肢抽搐、晕厥等症状。但是，只要用双手弯曲，轻轻罩住口鼻处，既可以聚拢呼出的二氧化碳，减少二氧化碳的排出，又不影响氧气的吸入。当然，一旦遇到无法处理的现象，或者像小敏这样晕倒了，就必须及时送医院。

呼吸性碱中毒在生活中十分常见，小孩子长时间哭泣，长时间大口喘气，呼出气体多而吸入气体少时，就会发生呼吸性碱中毒。但是，人们对呼吸性碱中毒的认识却十分少，呼吸性碱中毒病情十分凶险，严重的甚至会危及生命。日常生活中，人们要增强意识，遇到紧急情况一定要及时送到医院，避免延误病情，发生不良后果。

事件分析

呼吸性碱中毒是指由于肺通气过度使血浆 H_2CO_3（碳酸）浓度或 $PaCO_2$（动脉血二氧化碳分压）原发性减少，而导致 pH 值升高。根据发病情况也分为急性和慢性两大类。急性者 $PaCO_2$ 每下降 10 mmHg（1.3 kPa），HCO_3^- 下降约 2 mmol/L；慢性时 HCO_3^- 下降为 4～5 mmol/L。临床上，呼吸性碱中毒的诊断并不难，根据病史、体征及血气分析，可以得出急性或慢性呼吸性碱中毒的诊断。血气分析是最常见的辅助检查，有利于呼吸性碱中毒的诊断。电解质钠、钾、钙、氯、镁检测，肝、肾功能检查等也有利于协助诊断。

呼吸性碱中毒临床主要表现为：（1）手、足、面部特别是口周麻木并有针刺样感觉。（2）胸闷、胸痛、头昏、恐惧，甚至四肢抽搐。（3）呼吸浅而慢。（4）呼吸性碱中毒发生 6 h 以内者，肾脏尚显示出明显代偿功能时，称为急性呼吸性碱中毒。动脉血 PCO_2（二氧化碳分压）降低，AB（实际碳酸盐）< SB（标准碳酸盐），而 BBb（血液缓冲碱）及 BEb（血液碱剩余）则无明显改变。如 PCO_2 在 4.3 kPa（32 mmHg）以上，则血液 pH 值可能在正常范围内，如 PCO_2 在 4.3 kPa 以下，则血液 pH 值高于 7.43。呼吸性碱中毒发生 6～18 h 后，肾脏已显出代偿功能时，称为持续性呼吸性碱中毒，或称为慢性呼吸性碱中毒。此时动脉血 PCO_2 虽然仍低，但多半已得到完全代偿，pH 值多处于正常范围，AB < SB，BBb、BEb 明显减少。

呼吸性碱中毒的病因有很多，常见的有：（1）精神性过度通气。（2）代谢性过程异常。如甲状腺功能亢进及发热等时，通气明显增加，超过了应排出的 CO_2 量，可导致呼吸性碱中毒。（3）乏氧性缺氧。乏氧性缺氧时的通气过度是对乏氧的代偿，但同时可以造成 CO_2 排出过多而发生呼吸性碱中毒。（4）人工呼吸过度。（5）代谢性酸中毒突然被纠正。例如使用 $NaHCO_3$ 纠正代谢性酸中毒，细胞外液 $[HCO_3^-]$ 浓度迅速升至正常，但通过血脑浆屏障很慢，此时脑内仍为代谢性酸中毒，故过度通气仍持续存在。（6）水杨酸中毒等。这些原因均可引起严重的呼吸性碱中毒，病情十分凶险。

本事件中，小敏的情况属于典型的呼吸性碱中毒，其发病原因是精神性过度通气。小敏因为害怕蛇，所以当看到关于蛇的视频时，精神高度紧张，但又不敢大声喊叫，长时间的张嘴喘气，使得呼出的二氧化碳过多，体内二氧化碳分压下降，pH 值上升，最终导致了碱中毒。

事件反思

一、呼吸性碱中毒的治疗应采取什么措施

1. 积极治疗其原发病，在治疗原发病的过程中呼吸性碱中毒能逐渐恢复。

2. 对过度通气的病人可给予吸入含 5% CO_2 的氧气。

3. 对癔症及神经质病人或精神紧张易激动者，可用较大的纸袋，罩于鼻、口上，进行再呼吸，以增加动脉血 PCO_2，刺激呼吸中枢，导入正常呼吸。

4. 胸、腹部手术后咳痰时，因怕痛不敢深吸气，致使呼气长于吸气，从而发生呼吸性碱中毒时，亦可采用纸袋再呼吸法，或采取暂时强迫闭气的方法可将呼吸导入正常。

5. 手足搐搦者可静脉适量补给钙剂，缓注 10% 葡萄糖酸钙。

二、如何预防呼吸性碱中毒

呼吸性碱中毒是由于患者快速呼吸，将体内酸性的二氧化碳过度呼出，使机体内环境呈现碱性，引起呼吸性碱中毒所致。多见于以自我为中心、好强任性、具有很强的暗示性和显示性、情绪不稳的青少年，特别是学习、工作紧张者最容易出现。最多见的临床表现是激动。

尽管总血钙未变，可碱血症能导致蛋白与离子钙结合增加，严重碱血症还可以引起离子钙下降，激发抽搐（低钙血症的表现之一）。有时口干舌燥或控制不住地憨笑；耳鸣、眼花、肢体刺痛或麻木、肌肉僵硬、手足痉挛等均可发生，并可在任何时候、任何地方发作，持续时间长短不一。

化学上规定凡物质在溶液中释放出氢离子（符号是 H^+）者为酸，凡接受氢离子者为碱，所以酸是 H^+ 的供给者，碱是 H^+ 的接受者。酸碱度用 pH 表示，正常健康人的酸碱度范围是在 7.35~7.45 之间，微偏碱性，为碱性体质。如果 pH 值在 7.35 以下，那就是酸性体质，是身体处于健康和疾病之间的亚健康状态。

人们可以自我测试体内是否酸碱平衡，或是否是酸性体质。（1）皮肤没有弹性，暗淡无光泽；（2）脸上容易长痘、粉刺；（3）容易疲劳、嗜睡，稍活动就累；（4）情绪不稳定，容易发怒；（5）牙龈经常出血，外伤容易瘀青，伤口愈合慢；（6）感冒频繁；（7）胃肠、肝、肾功能不好；（8）常有便秘；（9）爱吃甜食，口中有异味；（10）四肢冰冷，汗脚。以上情况有 5 种以上存在，就可以判定是酸性体质。

预防呼吸性碱中毒最好的措施是积极处理原发疾病。用纸袋罩住口鼻，增加呼吸道无效腔，减少 CO_2 的呼出，以提高血液 PCO_2。也可给病人吸入含 5% CO_2 的氧气。如系呼吸机使用不当所造成的通气过度，应调整呼吸机。静脉注射葡萄糖酸钙可消除手足抽搐。

预防呼吸性碱中毒最好不要吃碱性食物，包括：

（1）强碱性食品：葡萄、茶叶、葡萄酒、海带、柿子、黄瓜、胡萝卜等。

（2）中碱性食品：大豆、番茄、香蕉、草莓、蛋白、梅干、菠菜等。

（3）弱碱性食品：红豆、苹果、甘蓝菜、豆腐、卷心菜、油菜、梨、马铃薯等。

五　两女儿被流浪狗咬后狂犬病发作

事件回顾

胡女士家住南京，平时在外上班，一周回家一次，丈夫在外地。16岁的大女儿和9岁的小女儿平时寄宿学校，周末回家。10月初家里来了一只流浪狗，当时觉得可怜就收留了它。流浪狗是一只黄色的土狗，当时并没有表现出异常。

"它经常和原来家里的狗打架。"胡女士说，家里有一条亲戚寄养的宠物狗，10月9日晚上，小女儿看到两只狗打架，上前拉扯时被狗咬伤了手。第二天早上，听到两只狗又在打架，小倩上前拉，大拇指位置被划了一下。

胡女士说，听小倩说只是划伤，就让她用土办法，用淘米水洗了一下。小女儿的手伤得严重些，10月12日带着她去医院打了疫苗。

胡女士说，12月1日，小倩给她打电话说身体不适，呼吸急促。"我以为她可能是感冒了。"胡女士次日带着小倩去了当地医院，医生也是按照感冒来治疗。

胡女士说，当天晚上，小倩突然变得狂躁，情绪激动。医生一再询问后，胡女士才想起前段时间女儿被狗咬的事，"当时没在意，就没让她打狂犬疫苗。"

在医生建议下，女儿被送至长沙市传染病医院治疗。

"听到医生说可能是狂犬病，我自己都崩溃了。"胡女士说，小倩平时很懂事，学习成绩也好，"我不知道该怎么办，现在腿都软了。"

12月6日中午，长沙市传染病医院主任医师易长庚表示，小倩被临床诊断为狂犬病。目前狂犬病的死亡率百分之百，现在主要是对症支持治疗。

"她眼圈发黑，对人指手画脚的。"胡女士说，女儿有些神志不清，还和她说很爱妈妈，不想离开，"她自己拔下针头，说要自杀。"

胡女士说，她知道女儿心里都明白，只是身体不受控制，说话也说不清。如今，只能等医院治疗。

胡女士很自责，自家本来就有一只狗，没想到这只狗会咬人。"我们对狂犬病不了解，当时也没在意。"

事件分析

狂犬病是由狂犬病毒引起的人畜共患的传染病。人狂犬病主要通过患狂犬病动物咬伤、抓伤或从黏膜感染引起，在特定条件下亦可通过呼吸道气溶胶传染。狂犬病毒存在于患病动物的脑内，经唾液排出，通过咬伤传播，狂犬病是迄今为止人类病死率最高的急性传染病，一旦发病，病死率高达 100%。

哺乳动物大都能感染狂犬病毒，病毒从感染动物的唾液排出，通过咬伤后进入到血液传染，鸟类不传染，人也不会传染给人。中国传染狂犬病的动物主要是狗，人狂犬病基本上是因为被唾液中含病毒的狂犬病动物咬伤而感染。病毒不能穿过非破损皮肤，如果皮肤受到抓伤或擦伤，被狂犬病动物舔一下都是很危险的。唾液中含病毒的犬等动物用舌舔人的黏膜、口腔、肛门和外生殖器黏膜和皮肤也可造成感染。实验动物可经食入含病毒的食物受染，也可经肛门受染。另外，狂犬病毒也可经气溶胶传播，因此，医护人员、密切接触者、实验室工作人员在接触狂犬病患者或进行狂犬病毒有关实验时，均应进行呼吸道隔离。

人被带狂犬病毒的犬或其他动物咬伤后，视咬伤的部位及伤口的深浅、大小而潜伏期有所不同。咬伤部位在颈部以上且伤口又重者，潜伏期可短至数日，咬伤四肢远端伤口轻者，潜伏期较长，可至 1 年，目前世界卫生组织仅记载有一例长达 6 年。人狂犬病临床类型主要有两种：一种是狂躁型，常出现兴奋症状，尤其是恐水，80% 的狂犬病属于此型；另一种为麻痹型或称哑型狂犬病，无明显兴奋症状，一般不出现恐水，不足 20% 的患者为此型。

事件反思

一、狂犬病临床表现分为哪几期

1. 前驱期或侵袭期。在兴奋状态出现之前，大多数患者有低热、食欲不振、恶心、头痛、倦怠、周身不适等，酷似"感冒"；继而出现恐惧不安，对声、光、风、痛等较敏感，并有喉咙紧缩感。较有诊断意义的早期症状是伤口及其附近感觉异常，有麻、痒、痛及蚁走感等，此乃病毒繁殖时刺激神经元所致，持续 2~4 日。

2. 兴奋期。患者逐渐进入高度兴奋状态，突出表现为极度恐惧、恐水、怕风、发作性咽肌痉挛、呼吸困难、排尿排便困难及多汗流涎等。

3. 麻痹期。痉挛停止，患者逐渐安静，但出现迟缓性瘫痪，尤以肢体软瘫为多见。眼肌、颜面肌肉及咀嚼肌也可受累，表现为斜视、眼球运动失调、下颌下坠、口不能闭、面部缺少表情等。

狂犬病的整个病程一般不超过 6 日，偶见超过 10 日者。此外，尚有以瘫痪为主要表现的"麻痹型"或"静型"，也称哑狂犬病，该型患者无兴奋期及恐水现象，而以高热、头痛、呕吐、咬伤处疼痛开始，继而出现肢体软弱、腹胀、共济失调、肌肉瘫痪、大小便失禁等。该型病程长达 10 日，最终因呼吸肌麻痹与延髓性麻痹而死亡。吸血蝙蝠咬伤所致的狂犬病常属此型。

二、什么情况下需要注射狂犬疫苗

1. 接触或喂养动物时，破损的皮肤被舔或动物的唾液接触了身体的黏膜的，需要注射狂犬疫苗。

2. 无出血，但是有抓痕、抓伤等皮肤破损的，也尽量去接种。

3. 有出血、单个或多个咬伤或抓伤的伤口的，这个时候，根据情况可能需要同时注射抗狂犬病血清或免疫球蛋白。

三、接种狂犬病疫苗时应注意什么

1. 接种狂犬疫苗的程序是"5 个 1"。也就是在第 0 天（当天），3 天，7 天，14 天和 28 天分别接种一剂；重要的是，在 1 周内完成初始 3 剂疫苗的注射。

2. 儿童用量与成年人相同，不过儿童应在大腿前外侧区肌内注射，成人在上臂三角肌肌内注射。

3. 如果有一处或多处伤口及出血者，在按照以上程序注射疫苗的同时，还需注射抗狂犬病免疫血清或狂犬病免疫球蛋白。

4. 还需要提醒大家的是，注射抗狂犬病免疫血清或狂犬病免疫球蛋白与疫苗不可用同一注射器，不可以在同一侧肢体注射。

5. 接种狂犬疫苗之后，可能会在局部出现轻微短暂的红肿、疼痛或发痒，个别人会有短暂的发热、头痛、眩晕及胃肠症状等。以上情况可自行缓解，但如果发生皮疹等过敏反应时，应立即就医。

四、打了狂犬疫苗以后，还要注意哪些事项

1. 用药期间禁止应用激素类药物，禁酒、浓茶及辛辣等刺激性食物。

2. 避免过度疲劳、着凉、感冒等，以减轻反应。

3. 接种疫苗后至少要在医疗机构观察 15～20 分钟后，无异常方可离开。

4. 此外，许多人认为只有被狗咬以后才需要注射狂犬疫苗，其实不然。被老鼠、猫、蝙蝠、牛、猴子等陆地哺乳动物和野生动物等咬伤、抓伤，导致皮肤破损；或人体黏膜被这些动物舔过，都要在 24 小时内立即接种狂犬疫苗。如果被咬伤后 48 小时或更长时间才开始免疫，首剂则需要加倍注射疫苗。老年人、先天性或获得性免疫缺陷的人也需要首剂加倍注射疫苗。

五、如何避免被狗咬伤

1. 避免与狗的眼神对视。养过狗的人可能都知道，正视狗的眼睛会让狗紧张，容易激怒它。

2. 和狗打交道时要避免做突然性动作，即使是出于善意，也会使狗感觉受到威胁，从而发起攻击。如果要和小狗亲近，最好先蹲下，和它保持平等位置，使它相对放松。

3. 当路上的小狗朝你狂叫示威时，即使你心里害怕，也不要急于后退或逃跑，一退一逃，狗一定会来追你，这是它的本能，会引起狗进一步攻击的欲望。人跑不过动物，反而更容易遭到攻击。

4. 通过观察狗的尾巴，可以了解狗的喜怒哀乐。例如：摇尾巴表示狗高兴与兴奋；尾巴下垂做慢节奏的摇摆则表示它"不确定"；夹紧尾巴就表示它很紧张或者有些害怕。

5. 了解狗的一些习性，比如：狗的头、颈、背等部位喜欢被人用手轻拍、抚摸，但臀部、尾部忌摸，否则容易遭其攻击。

6. 假如已经被狗扑倒在地，那一定要护住自己的头部和喉咙，这是我们最致命的地方。

六、如何预防狂犬病

1. 加强动物管理，控制传染源。积极开展养狗及其他野生动物的危害性宣传；加强犬只的管理，家犬应进行登记并进行疫苗接种，建立档案；野犬应尽量捕杀；狂犬或患狂犬病的野兽应立即击毙焚毁或深埋，严禁剥皮吃肉。

2. 对兽医、动物管理人员、野外工作者及可能接触狂犬病毒的医务人员应作预防接种。

3. 充分做好伤口处理。凡被可疑动物咬伤抓伤者，就地及时（最好是在咬伤后几分钟内）对伤口进行清洗消毒：可用20%肥皂水或0.1%新洁尔灭或清水反复冲洗至少20分钟，较深伤口冲洗时，用注射器伸入伤口深部进行灌注清洗，做到全面彻底；再用75%乙醇消毒，继之用浓碘酊涂擦。局部伤口处理愈早愈好，即使延迟1~2天甚至3~4天也不应忽视局部处理，此时如果伤口已结痂，也应将结痂去掉后按上法处理。伤口不宜包扎、缝口，开放性伤口应尽可能暴露。如果伤口必须包扎缝合（如侵入大血管），则应保证伤口已彻底清洗消毒并使用人狂犬病免疫球蛋白。必要时使用抗生素或精制破伤风抗毒素。严重咬伤者伤口周围及底部需要使用人狂犬病免疫球蛋白。如果经济条件允许，或严重咬伤，建议联合使用干扰素，以增强保护效果。

4. 及时进行预防接种。被狼、狐、狗、猫等动物咬伤、抓伤者以及在流行区被貌似健康的狗猫咬、抓伤者应作全程、足量人用狂犬病疫苗预防接种；在多处同时咬伤及严重咬伤的患者，在及时彻底清创后，要于受伤部位使用人狂犬病免疫球蛋白。

5. 最后呼吁全社会共同参与狂犬病的防治，做好家犬的圈养，一旦被狗猫等动物咬伤、抓伤，及时处理伤口，并到当地预防接种门诊接种人用狂犬病疫苗。

六　小伙光脚蹚水回家脚气变丹毒

事件回顾

连续的强暴雨袭击江城，众多市民不得不挽起裤腿蹚水回家。26 岁的赵某，是个"球鞋控"，非常喜欢购买篮球鞋，特别是球星的限量版球鞋。

7 月 1 日，天降暴雨，下班后的赵某发现回家的一段路严重渍水，最深处的水已经淹到了小腿肚子。看见许多人都卷起了裤腿蹚水往前走，赵某低下头看了看自己的脚上的篮球鞋，犹豫了半天。原来，这双鞋是他才买不久的某位篮球巨星的限量版球鞋，花了大几千块钱。最后，为了不弄脏篮球鞋，赵某将它们脱了下来，用鞋带系在一起后挂在脖子上，再脱下袜子，卷起裤腿，光脚蹚水回家。

当晚，赵某的左脚脚趾瘙痒难耐，有的地方还破了皮，他猜测是蹚水时被水里的异物擦破了。赵某想到曾在网上看过，活力碘可以消毒，就在瘙痒和破损处涂了很多。

没想到前晚，赵某脚趾的瘙痒变为疼痛，破损处开始溃烂、流脓，左小腿也疼了起来。7 月 3 日上午，赵某看到出太阳了，这才到武汉市某医院就诊。

经皮肤科副主任医师高主任检查，赵某得了脚气，右小腿因为皮肤淋巴管发炎而引发丹毒，导致疼痛，随后为他开了些口服抗生素和外用药物。

赵某刚离开，一位 30 多岁的女患者坐到高主任面前，说自己双脚脚趾瘙痒疼痛，经检查还是足癣合并细菌感染。仔细询问后，发现这位女患者也是蹚了水回家。

针对武汉的阴雨潮湿天气，高主任提醒大家，暴雨产生的渍水很脏，水里有许多病菌，人体皮肤长时间浸泡，容易引起脚气（足癣）。如遇涉水的情况，不要光脚涉水，以免被水里的异物弄破皮肤造成感染。回家后要及时用流水和肥皂清洗接触渍水的地方，擦干后再换上干净的鞋、裤，以免病菌滋生。如果出现瘙痒、破损等症状，切勿自行涂抹药膏，以免加重感染，最好到医院的皮肤专科就诊。

事件分析

　　丹毒是一种累及真皮浅层淋巴管的感染，主要致病菌为 A 组 β 溶血性链球菌。诱发因素为手术伤口或鼻孔、外耳道、耳垂下方、肛门、阴茎和趾间的裂隙。皮肤的任何炎症，尤其是有皲裂或溃疡的炎症为致病菌提供了侵入的途径。轻度擦伤或搔抓、头部以外损伤、不清洁的脐带结扎、预防接种和慢性小腿溃疡均可能导致此病。致病菌可潜伏于淋巴管内，引起复发。

　　潜伏期 2 ~ 5 天。前驱症状有突然发热、寒战、不适和恶心。数小时到 1 天后出现红斑，并进行性扩大，界限清楚。患处皮温高、紧张，并出现硬结和非凹陷性水肿，受累部位有触痛、灼痛，常见近卫淋巴结肿大，伴或不伴淋巴结炎，也可出现脓疱、水疱或小面积的出血性坏死。该病好发于小腿、颜面部。

　　丹毒的复发可引起持续性局部淋巴水肿，最后结果是永久性肥厚性纤维化，称为慢性链球菌性淋巴水肿。乳癌患者腋部淋巴结清扫术后由于淋巴淤滞，也易反复患丹毒。

　　梅雨季节高温潮湿，细菌易于生长繁殖，是丹毒的高发季节。在这个季节，脚有伤口、湿疹、脚癣等疾患的人群都要注意，尽量不要光脚蹚水，特别是一些糖尿病患者，本来抵抗力就弱，再加上脚部血液循环差、常伴有神经病变，稍不注意就会发生"脚气"。而"脚气"会使脚部皮肤出现小裂口，一旦在下雨天蹚水，就容易使细菌入侵诱发丹毒。特别提醒：在雨天出行要加倍注意，即便是健康人群，蹚水后依然要及时用清水将腿和脚部冲洗干净防止感染。

事件反思

一、丹毒应与哪些疾病相鉴别

　　1. 接触性皮炎：有明显的刺激物及过敏性物质接触史，皮损发生在接触部位，境界清楚，瘙痒明显，病人无全身症状。

　　2. 蜂窝织炎：为细菌侵入皮下组织引起的急性炎症，炎症浸润较深，可有深部化脓、红肿，境界不清，炎症中央红肿最著，破溃后可排出脓液及坏死组织。

　　3. 血管性水肿：发病及消退均较快，局部潮红不明显，无明显性水肿，自觉症状较轻，无全身症状。

　　4. 癣菌疹：发于小腿部的癣菌疹，常呈红斑样，水肿不明显，足癣症状减轻或治愈后症状即随之消失。

5. 类丹毒：有接触家畜、鱼类等受伤史，损害多发生于手部，为紫红色，不化脓，不易发生水疱，往往没有明显的全身症状，猪丹毒杆菌培养及接种试验阳性。

二、丹毒的西医治疗方法有哪些

1. 全身治疗。原则为除去诱发因素，积极治疗原发病灶，全身症状严重者应给予必要的支持疗法。

2. 抗生素治疗。首选青霉素，可静脉或肌肉注射，体温恢复正常后仍要坚持治疗2周左右。磺胺类药物或其他抗生素也可应用。

3. 局部治疗。原则为消炎。局部可选用各种抗生素软膏、丹毒软膏、20%鱼石脂软膏或纯鱼石脂贴敷。患部周围可涂2%碘酊或用0.1%依沙吖啶（利凡诺）溶液湿敷。

对于慢性复发性足癣及因下肢静脉曲张而发丹毒者，用氦氖激光、紫外线及浅层X线照射治疗也有效，另外，用链球菌抗毒素局部注射可预防复发。

三、中医如何治疗丹毒

中医学认为，丹毒的病因以火毒为主，可由风湿热诸邪化火而致。其中发于颜面者，又称抱头火丹或大头瘟；发于下肢者，称为流火；发生于新生儿或小儿的丹毒，称赤游丹或游火。辨证论治可分为四型。

1. 风热火炽证

见于头面、耳项、臂膊等处，灼红，重则双目合缝，不能睁开。伴见口渴引饮，大便干结，舌红，苔薄黄，脉滑数。治以散风清热解毒为主，方以化斑解毒汤加减。

2. 肝经郁火证

发于胸腹、腰背、胁肋、脐周等处，红肿，向四周扩展，舌红，苔薄黄，脉弦数。治以清肝利湿解热为法，方以柴胡清肝汤加减。

3. 湿热火盛证

常发于下肢腿股、足背等处，红肿灼热，向上蔓延，腹股沟淋巴结肿大，行走困难。伴见纳少，渴不欲饮，舌红，苔黄腻，脉滑数。治以清热利湿解毒为法，方以利水渗湿汤加减。

4. 毒热入营证

重证者范围较大，可见神昏谵语，躁动不安，恶心呕吐等诸逆症。治以凉血解毒，清心开窍，方用清温败毒饮加减。水煎服，日1剂。神昏谵语者，加用安宫牛黄丸、至宝丹、紫雪丹或牛黄清心丸，选用一种。

局部可用清热解毒之中药外敷。初期用仙人掌、马齿苋、芙蓉叶、绿豆等，任选一种，捣烂外敷，干则换之。中后期红肿稍退，可改用金黄膏或如意金黄散，蜜水调敷。

对反复发作的丹毒，可服药预防：生薏苡仁 30 g，每日煎服 1 次。

治疗期间应注意休息，多饮温开水；并与健康人隔离，避免接触；忌食辛辣、荤腥、油腻之品，多吃蔬菜、水果。

四、如何预防丹毒的复发

丹毒复发有两个基本条件。一是皮肤有破口，细菌可经破口侵入引发感染。因而要预防下肢皮肤外伤、烧伤、冻伤、足皲裂等；还要积极治疗下肢皮肤损害性疾病，如皮肤病、足癣、慢性溃疡、血管炎、糖尿病坏死等。二是局部皮肤抵抗力下降。引起抵抗力下降的常见病有，大隐静脉曲张、血栓性静脉炎、丝虫病橡皮肿、皮肤慢性营养不良等，可并发局部皮肤淤血、缺氧、循环不良，致抗病能力下降，成为丹毒复发的内因。祛除病因，改善局部缺氧、缺血，增强抗病能力，才能防丹毒复发。

另外，切忌过度疲劳，长久站立；夏季不要蹚雨水；当丹毒部位皮肤出现疼、痒不适时，不可用力挤、捏；患部可用中药或食醋加热浴洗，增强局部血循环。吃药预防复发无济于事，长期服用抗生素还会产生耐药性和副作用。一旦出现复发征兆时，需立即用药。即使是鼻炎和足癣也应积极治疗，并且不要养成用指甲狠挖鼻孔的习惯。当机体免疫功能下降或患有肾性水肿时，更应注意保持皮肤的清洁和完好无损。

五、丹毒的食疗方法有哪些

1. 鲜芦根汁

组成：鲜芦根 2 000 克。

用法：鲜芦根洗净，榨汁，分次当茶饮，每次 100 毫升，每日 3～5 次。

功效：清热解毒利湿。

主治：丹毒初起，色鲜红，伴畏寒，发热头痛，口干，舌红者。

2. 马齿苋菊花粥

组成：鲜马齿苋 60 克，菊花 15 克，粳米 100 克。

用法：鲜马齿苋洗净切碎，粳米淘洗干净一同入锅，加水 1 000 毫升，文火煮成粥。取霜降前菊花烘干研成粉。粥将成时调入菊花末，稍煮即成，每日 3 次，连服数天。

功效：清热解毒，泻肝利湿。

主治：丹毒急性期，病变部位较局限者。

3. 拌马兰头

组成：马兰头 500 克。

用法：马兰头洗净，入沸水中烫数分钟，取出略挤，切碎，加入香干末、糖、盐、味精、麻油，拌和食用，其水代茶饮，每日 3 次。

功效：清热解毒利湿。

主治：丹毒急慢性期均可食用。

4. 赤小豆薏仁汤

组成：赤小豆 100 克，薏苡仁 100 克。

用法：赤小豆、薏苡仁浸泡半天，加水 500 毫升，文火煮烂，分次服用，每日 3 次。

功效：利水消肿

主治：丹毒下肢肿胀明显，或伴水泡。

5. 茯苓红花粥

组成：茯苓 30 克，薏苡仁 30 克，红花 5 克。

用法：茯苓、红花熬汁去渣，加入薏苡仁、大米若干，用文火煮成粥，每日早晚服用。

功效：健脾利水，活血化瘀。

主治：慢性丹毒，皮疹色暗红，舌紫苔薄。

6. 丝瓜银花饮

组成：老丝瓜 500 克，银花藤 100 克。

用法：上药洗净，加水 1 000 克，熬汁去渣代茶饮，每次 200 毫升，每日 3～5 次。

功效：活血通络。

主治：慢性丹毒。

七　大宝"中招"传给二宝

事件回顾

每年夏秋季，跟手足口病一样，也是具有传染性的疱疹性咽峡炎的高发期。近期，各大医院儿科都收治过不少疱疹性咽峡炎患儿，有的因为父母大意，姐姐传给弟弟，表姐传给表妹……儿科专家提醒：暑假到了，家长们要警惕疱疹性咽喉炎的发生，若一个孩子"中招"，其余孩子很容易相继感染开来，故一旦发现孩子"中招"，最好及早隔离治疗。

广州一位刚生了二孩的妈妈说:"宝宝一开始表现就是高烧,后来我给他用了退烧药,但压不住,反复发烧,拒绝进食,然后我才觉得这次宝宝感冒不对劲。"这个妈妈家里两个分别为四岁多和五个月大的孩子先后患上了疱疹性咽峡炎。发高烧、没精神、不肯吃东西,这些症状看起来跟普通感冒发烧出现的症状差不多,因为开始没引起警惕不重视,导致两个孩子互相感染,而且妈妈也把疱疹性咽峡炎当成一般的感冒发烧来处理,从而拖长了病程。

广东省某医院儿科主任医师张主任指出,孩子是否患了疱疹性咽喉炎可以从几个方面来加以辨别:患上疱疹性咽峡炎的孩子大多有急剧发热,高烧难退,咽喉疼痛,拒食等症状。家长需要留意,如果孩子连平时喜欢吃的酸酸甜甜的开胃食物都不肯吃,害怕喝热水或热奶,就有可能是患了疱疹性咽峡炎。口腔咽喉部黏膜长了疱疹发生溃疡,进食时容易引起疼痛,会导致孩子不肯进食,不肯吞咽。

张主任指出,在孩子张嘴时,家长细心观察,肉眼可看见咽喉部黏膜有数个白色疱疹与溃疡,多散发于口腔后侧的软腭、悬雍垂或扁桃体上。

疱疹性咽峡炎和手足口病一样,大多是由肠道病毒中的柯萨奇A组病毒所引起,此外,埃可病毒与肠道病毒EV71也可引起此病,多发生在一岁到七岁的儿童。儿童一起玩耍时容易互相传染,疱疹性咽峡炎是一种自限性疾病,此病从发烧,长疱疹,再到破溃结痂大概5~7天。大部分患儿正常情况下可以自愈,但家长不能掉以轻心。

对此,张主任解释:"疱疹性咽峡炎是由肠病毒感染引起的急性传染疾病,病情若发展严重时,孩子会出现频繁呕吐、呼吸急促、咳嗽加剧、口唇苍白、手脚冰凉、惊厥、嗜睡甚至昏迷等症状。严重者还可出现如脑炎、肺炎、心肌炎等并发症,这种情况家长要马上送患儿到医院救治,否则容易有生命危险。"

有不少家长看到孩子高烧不退,会私自给孩子服用抗生素希望快速退烧。张主任提醒,未经医生诊断时,家长千万不要盲目给孩子服用抗生素类药物,因为此病是病毒感染引起,吃抗生素根本没有作用,反而会增加孩子发生耐药的概率,给孩子以后的健康埋下隐患。

事件分析

疱疹性咽峡炎是由肠道病毒引起的一种自限性疾病,其特征为急起的发热和喉痛,在软腭的后部、咽、扁桃体等处可见红色的晕斑,周围有特征性的水疱疹或白色丘疹(淋巴结节)。多由A组柯萨奇病毒引起,偶尔也由其他肠道病毒引起,以粪—口或呼吸道为主要传播途径,感染性较强,传播快,呈散发或流行，夏秋季为高发季节，主要侵袭 1~7 岁儿童。一般病程 4~6 日，重者可至 2 周。

疱疹性咽峡炎致病病毒自鼻咽、口腔侵入至呼吸道及消化道局部黏膜，在黏膜上皮细胞，以及咽部或肠壁淋巴组织居留和增殖。病毒由原发灶经淋巴通道扩散至局部淋巴结，或进入血循环产生病毒血症，到达全身各脏器，引发各种病变。本病病原体种类很多，以柯萨奇 A 组病毒（2，4，6，9，16，22）、埃可病毒（3，6，9，16，17，25）和肠道病毒 EV71 型较多见。当劳累过度，过敏体质，气温突变、身体受凉，或某些物理、化学因素等刺激，使身体免疫能力低下，易患此病。

同一患者可多次发生由不同型别病毒引起。潜伏期 3~10 天。多以突发高热开始，24~48 h 可达高峰，升至 39℃~41℃，伴头痛、咽部不适、肌痛等，婴幼儿常呕吐、拒食，甚则发生高热惊厥；年长儿童及成人常见严重的咽痛、吞咽困难、四肢肌痛、厌食乏力等。持续 4~5 天后，咽部出现灰色小丘疹，24 h 内发展为水疱和溃疡，其周围绕以 1~5 mm 的红晕为特征性的病变。皮损常现于扁桃体前柱、软腭区缘和腭垂。经 1~5 天溃疡愈合，一般 3 天内退热，症状消失。检查时，可见患儿上腭、口腔黏膜、咽后壁、扁桃体等口腔黏膜出现灰白色小疱疹，大约在 1~2 天内疱疹破溃形成溃疡。一般疱疹性咽峡炎往往都伴有牙龈易出血，口腔内有臭味，有的还会有颌下淋巴结肿大，但都很少波及口腔外部的皮肤。

疱疹性咽峡炎的治疗主要是对症治疗。注意口腔卫生，保持口腔清洁。可用淡盐水漱口，用 10% 硝酸银涂于溃疡或用咽喉灵丹、冰硼散等吹播咽部以减轻咽痛症状，另可口服维生素 C 和 B 以增强免疫力。抗生素对病毒性咽炎无效，但如有发热，应给予抗菌药物治疗，以便控制继发性细菌感染。家长要注意保持孩子个人和室内的卫生，尽量不带孩子去嘈杂的公共场所。

疱疹性咽峡炎和手足口病是"难兄难弟"，几乎由同一类型的病毒引起，发病初期症状相似。但两者仍有两大不同：

（1）年龄不同。疱疹性咽峡炎发病年龄多为一岁到七岁儿童，手足口病发病多为半岁到五岁儿童。

（2）发病部位不同。疱疹性咽峡炎患者多在口腔后侧的软腭、悬雍垂或扁桃体上长疱疹，手足四肢等皮肤上没有皮疹与疱疹。手足口病患者多在口腔内舌、牙龈、颊黏膜、硬腭上出现疱疹，也可出现在软腭、悬雍垂、扁桃体上，同时手、足、臀部可见皮疹与疱疹。

事件反思

一、如何预防疱疹性咽峡炎的发生

疱疹性咽峡炎为儿童夏季常见病，预防此病，小孩子要注意个人卫生，勤洗手，尽量避免到人多的公共场所，同时室内多通风、消毒，必要时候可以佩戴口罩。疱疹性咽峡炎的护理指导：

1. 疱疹性咽峡炎口腔疼痛明显，患儿大多都有拒食现象，家长应该注意给患儿补充营养，食物不宜过热，应该清淡一些并富有营养，进食困难时可以采取大静脉营养合剂治疗。

2. 为防止继发感染，局部使用止痛剂和抗病毒药物，并要注意口腔卫生，患儿用过的食具一定要进行沸水消毒处理，以避免造成传染。

3. 忌食刺激性食物如酸甜辣咸热硬等，避免刺激口腔破溃部位引起疼痛。

4. 可取绿豆 100 克，苦瓜 50 克，薏苡仁 150 克，大米 100 克，煮粥放凉后，适量给患儿食用。

二、疱疹性咽峡炎的饮食保健

1. 食疗方

香薷、佩兰、厚朴各 3 克，金银花、连翘各 5 克，生大黄 2 克（另包），扁豆 6 克。将上药共研为粗末备用。

使用方法：将药末倒入保温杯中，加开水 200 毫升左右，浸泡 30 分钟以上，首次服药 20～30 毫升，然后可小量频服，服药中可加白糖以调味，每天 1 剂。年长儿中药的剂量可按以上比例酌加；当发热症状减轻或大便次数超过 4 次时，可停用生大黄；体温持续不降者，可增加服药次数或酌加大黄的药量；呕吐者可加藿香 5 克、生姜 3 片。

现代药理研究表明，香薷、金银花、连翘均有较强的抑制病毒的作用，并能延缓病毒所致细胞的病变，可抗炎症的渗出和增生，而且还有广谱抗菌作用。生大黄通腑泄热，具有良好的通便排毒作用。以上药物能使热毒表里双解，清上与泄热并行，使疱疹性咽炎患儿在短期内症状消失痊愈。

患者饮食注意：治疗期间，饮食上一定要注意保持清淡，要多喝温开水，多给孩子吃一些富含维生素的青菜、水果等，尽可能少吃煎、炸的油腻食品，尤其要注意不吃过热的食品。

2. 降温润喉菜谱

（1）荸荠白果蛋花汤

材料：白果 10 粒，鸡蛋 2 个，荸荠 15 粒，冰糖适量。

做法：荸荠去皮洗净，略切小块，白果去壳，冰糖和鸡蛋后下，煲2小时汤成。

功效：清热解毒，配白果、蛋花、冰糖，更有清润、预防热毒感冒之效，且味道鲜美。

（2）猕猴桃蜂蜜

材料：两个猕猴桃，蜂蜜。

做法：每天两个猕猴桃打成汁加蜂蜜。

功效：丰富维生素C，缓解口腔不适。

温馨提示：三岁以下儿童不适宜吃蜂蜜。

（3）橘香四宝粥

材料：优质燕麦，小米，陈皮，亚麻籽。

做法：按一定比例混合原料放入锅中水煮。

功效：润喉去毒，生津养胃，让孩子增加食欲。

三、儿童疱疹性咽峡炎的禁忌

1. 不要用抗生素

抗生素对此病无效果。相反，当抗生素把细菌压得太厉害了，没有有益菌钳制霉菌，使霉菌得以滋生，无形中就延长了病程，加重了病情。具体治疗时应当采取以下措施：

（1）发高热时可口服对乙酰氨基酚或布洛芬。除给退热药外，可给孩子进行物理降温，如用冰袋、冰囊外敷头额部、腋窝、腹股沟；温水拭浴（水温约35℃）。让孩子多喝水、休息好，有利于病情恢复。

（2）可服用中成药如清开灵、板蓝根、抗病毒口服液等。给孩子用生理盐水漱口，口腔内喷西瓜霜，服用维生素C、复合维生素B缓解不适。

（3）病毒可以通过口鼻分泌物、粪便传染，在幼儿园、小学、家庭里容易交叉感染，一旦发现孩子患病，要及时隔离。平时要提醒孩子注意个人卫生，饭前便后勤洗手，多锻炼增强体质。

2. 忌食刺激性食物

生病期间，千万别给孩子吃过热过刺激的食品，以避免刺激口腔破溃部位引起疼痛。

八 老太被蜱虫咬一口险丧生

事件回顾

5月26日，泰安某医院一名73岁老太因病情严重从血液内科转入重症医学科抢救。经检查，医生发现这名患者肝肾功能衰竭，并且已经陷入昏迷，心肌也损伤，凝血系统已经紊乱。

"当时这名患者生命垂危，无尿，还出现严重的弥散性血管内凝血，血常规显示血小板不足正常值的十分之一，而胆红素一度达到正常值的20多倍。"重症医学科副主任岳主任说，最终确诊为发热伴血小板减少综合征，根据以往的经验，这类患者几乎没有抢救过来的可能。

这名患者需要行血液净化治疗，传统的方法是用肝素或低分子肝素抗凝，但该患者有很大的出血风险，不宜应用；而应用无肝素的血液净化又会进一步消耗凝血因子及血小板。"到底该如何治疗，我们也很纠结。"岳主任说。

最终，医生决定采用局部枸橼酸抗凝的新方法行血液净化治疗，同时给予积极的全身综合支持治疗：控制感染、个体化营养支持、严格液体管理、品质化镇静方案、肝肾功能支持等。患者身上连接着仪器，她的每个变化都牵动着医生的心。

这期间，老人的情况一天比一天好，经持续320多个小时的床旁血液滤过治疗后，血小板升至正常范围，弥散性血管内凝血完全纠正，神志也变得清醒，饮食日渐正常，肝肾功能逐渐恢复，每天尿量达到正常范围。老人转危为安，转入普通病房继续康复治疗。

据了解，老人有高血压和冠心病病史，究竟是什么原因让她经历这次生死？医生介绍，又是蜱虫惹的祸。"每年的4～10月份，是发热伴血小板减少综合征的高发期，该病主要由蜱虫叮咬后传播，少数患者病情较重且发展迅速，可因多脏器功能衰竭而死亡。"岳主任说，每年都会有人因此住院，甚至死亡。

"蜱虫叮咬后，像这名患者一样严重的是少数，因此大家不必恐慌。"岳主任说，这种疾病关键在于预防，这个季节去野外或者家里养宠物的一定要警惕，一旦出现不明原因发烧情况一定要到医院检查，如果出现肝肾等脏器功能损伤就需要高度注意。

<u>事件分析</u>

蜱虫俗称壁虱、扁虱、草爬子、狗豆子等，是寄生在家畜、鼠类等体表的虫子。它呈红褐色或灰褐色，长卵圆形，背腹扁平，从芝麻粒大到米粒大。蜱虫本身并不具有很强的致病性，但因为它以吸取动物血液为生，所以体内经常会携带有来自动物的多种病毒，比如典型的"森林脑炎"就主要由蜱虫作为媒介传播的。如果携带有某些病菌的蜱叮咬了人，患者可能会感染上某些病毒，继而引发重大疾病。蜱虫病即人粒细胞无形体病（HGA），是由嗜吞噬细胞无形体侵染人末梢血中性粒细胞引起，以发热伴白细胞、血小板减少和多脏器功能损害为主要临床表现的蜱传疾病。该病是一种寄生于细胞内的寄生菌，主要通过蜱虫叮咬传播。

发热伴血小板减少综合征急性起病，主要症状为发热（多为持续性发热，可高达40℃以上）、全身不适、乏力、头痛、肌肉酸痛、恶心、呕吐、厌食、腹泻等，部分患者可伴有咳嗽、咽痛。体格检查可见面颈部潮红，球结膜充血，水肿，表情淡漠，脉相对缓，可有浅表淋巴结（以腹股沟淋巴结多见）肿大，伴触痛，偶见皮疹。伴有心、肝、肾等多脏器功能和血液系统损害，并出现相应的临床表现。重症患者多有神志改变等神经系统损害，可因严重的血小板减少及凝血功能异常，出现皮肤、肺、消化道等出血表现，少数病人可有间质性肺炎、肺水肿、急性呼吸窘迫综合征以及继发细菌、病毒及真菌感染等。如不及时救治，可因弥漫性血管内凝血和多脏器功能衰竭死亡。

<u>事件反思</u>

一、蜱虫病会出现哪些检查结果

1. 血常规检查：外周血白细胞计数减少，多为 $1.0 \sim 3.0 \times 10^9$/L，重症可降至 1.0×10^9/L 以下，嗜中性粒细胞比例、淋巴细胞比例多正常；血小板降低，多为 $30 \sim 60 \times 10^9$/L，重症者可低于 30×10^9/L。

2. 尿常规检查：半数以上病例出现蛋白尿（＋～＋＋＋），少数病例出现尿潜血或血尿。

3. 生化检查：可出现不同程度 LDH（乳酸脱氢酶）、CK（肌酸激酶）及 AST（谷草转氨酶）、ALT（谷丙转氨酶）等升高，尤以 AST、CK-MB（肌酸激酶同工酶）升高为主，常有低钠血症，个别病例 BUN（尿素氮）升高。

4. 病原学检查：（1）血清新型布尼亚病毒核酸检测，（2）血清中分离新型布尼亚病毒。

5. 血清学检查：（1）新型布尼亚病毒 IgM（免疫球蛋白 M）抗体（尚在研究中），（2）新型布尼亚病毒 IgG（免疫球蛋白 G）抗体。

二、怎样防止被蜱虫叮咬

1. 应尽量避免在蜱类主要栖息地如草地、树林等环境中长时间坐卧。

2. 如需进入此类地区，应注意做好个人防护，提倡穿长袖衣服；不要穿凉鞋；扎紧裤腿或把裤腿塞进袜子或鞋子里；穿浅色衣服可便于查找有无蜱虫爬上；针织衣物表面尽量光滑，这样蜱虫不易黏附；每天的旅游活动结束后，旅游者还要仔细检查自己的身体和衣物，看是否有蜱虫叮入或爬上，发现蜱虫后立即清除。

3. 裸露的皮肤涂抹驱避剂，如避蚊胺（只推荐 2 岁以上年龄的人员使用），可维持数小时有效。当使用遮光剂或防晒用品时，先涂抹遮光剂或防晒用品，然后再涂抹驱避剂，睡觉前应把驱避剂洗去。衣服和帐篷等露营装备用杀虫剂浸泡，如氯菊酯、含 DEET（避蚊胺）的驱避剂等。

4. 加强日常饲养卫生管理，定期定时清除犬舍内的垃圾。坚持自繁自养的原则，对引进或销售的犬都要进行犬体的检查（被毛的刷拭等）和灭蜱工作，防止带入或带出蜱类。

三、被蜱虫叮咬后该怎么办

1. 蜱虫常附着在人体的头皮、腰部、腋窝、腹股沟及脚踝下方等部位，一旦发现有蜱虫已叮咬、钻入皮肤，可用酒精涂在蜱虫身上，使蜱虫头部放松或死亡，再用尖头镊子取出蜱虫。

2. 或用烟头、香头轻轻烫蜱虫露在体外的部分，使其头部自行慢慢退出。烫蜱虫时要注意安全。不要生拉硬拽，以免拽伤皮肤或将蜱虫的头部留在皮肤内。

3. 取出后，再用碘酒或酒精做局部消毒处理，并随时观察身体状况，如出现发热、叮咬部位发炎破溃及红斑等症状，要及时就诊，诊断是否患上蜱虫传疾病，避免错过最佳治疗时机。

4. 即使未发现被蜱虫叮咬，从疫区旅行回来的人员也应随时观察身体状况，如出现发热等症状，应对疫区的蜱虫传疾病保持警惕。

5. 发现蜱虫时，无论是在人体或动物体表，还是游离在墙面、地面，不要用手直接接触甚至挤破，要用镊子或其他工具夹取然后烧死；如不慎皮肤接触蜱虫，尤其是蜱虫被挤破后有流出物的，要进行消毒。

6. 有蜱虫叮咬史或野外活动史者，一旦出现发热等疑似症状或体征，应及早就医，并告知医生相关暴露史。

四、蜱虫病该如何治疗

及早使用抗生素，避免出现并发症，对疑似病例可进行经验性治疗。一般慎用激素类药物，以免加重病情。

1. 四环素类抗生素

（1）强力霉素。此为首选药物，应早期、足量使用。口服：成人 0.1 g/ 次，1 日 2 次，必要时首剂可加倍；8 岁以上儿童，首剂 4 mg/kg，之后，每次 2 mg/kg，1 日 2 次。一般病情口服即可，重症患者可考虑静脉给药。

（2）四环素。口服：成人常用量为 0.25 ~ 0.5 g/ 次，每 6 小时 1 次；8 岁以上儿童常用量为一日 25 ~ 50 mg/kg，分 4 次服用。静脉滴注：成人一日 1 ~ 1.5 g，分 2 ~ 3 次给药；8 岁以上儿童为一日 10 ~ 20 mg/kg，分 2 次给药，每日剂量不超过 1 g。住院患者主张静脉给药。四环素毒副作用较多，孕妇和儿童慎用。

强力霉素或四环素治疗疗程不少于 7 天。一般用至退热后至少 3 天，或白细胞及血小板计数回升，各种酶学指标基本正常，症状完全改善。早期使用强力霉素或四环素等药物，一般可在 24 ~ 48 小时内退热。因人粒细胞无形体病临床表现无特异性，尚缺乏快速的实验室诊断方法，可对疑似病例进行经验性治疗，一般用药 3 ~ 4 天仍不见效者，可考虑排除人粒细胞无形体病的诊断。

2. 利福平：儿童、对强力霉素过敏或不宜使用四环素类抗生素者，可选用利福平。成人 450 ~ 600 mg，儿童 10 mg/kg，每日一次，口服。

3. 喹诺酮类：如左氧氟沙星等。

磺胺类药有促进病原体繁殖作用，应禁用。

五、蜱虫病是如何传播的

1. 宿主动物与传播媒介

动物宿主持续感染是病原体维持自然循环的基本条件。国外报道，嗜吞噬细胞无形体的储存宿主包括白足鼠等野鼠类及其他动物。在欧洲，红鹿、牛、山羊均可持续感染嗜吞噬细胞无形体。

国外嗜吞噬细胞无形体的传播媒介主要是硬蜱属的某些种（如肩突硬蜱、篦子硬蜱等）。中国曾在黑龙江、内蒙古及新疆等地的全沟硬蜱中检测到嗜吞噬细胞无形体核酸。中国的储存宿主、媒介种类及其分布尚需做进一步调查。

2. 传播途径

（1）主要通过蜱叮咬传播。蜱叮咬携带病原体的宿主动物后，再叮咬人时，病原体可随之进入人体引起发病。

（2）直接接触危重病人或带菌动物的血液等体液，有可能会导致传播，但其具体传播机制尚需进一步研究证实。国外曾有屠宰场工人因接触鹿血经伤口感染该病的报道。

九　驱蚊大作战引发哮喘

事件回顾

为让儿子睡个好觉，徐女士网购了驱蚊中药包。不料，第一天使用，儿子小宝（化名）竟突发哮喘，幸亏及时送到医院抢救才脱险。

小宝今年4岁，一到夏天就会被叮得满身都是小红点，妈妈徐女士十分心疼。

担心化学成分伤害孩子身体，徐女士一直不敢用蚊香。她发现网上中药包驱蚊炒得很火，标称"纯天然草本药物"，便买来了几个挂在儿子床头。儿子晚上睡觉时，驱蚊包发出清淡的中药味，蚊子似乎都被"熏"跑了。可到了半夜，小宝突然呼吸急促，直冒冷汗，喘不过气来。妈妈慌忙将小宝送到武汉市某医院抢救。经检查，小宝是因为对中药包的某种成分过敏而引发的急性哮喘，经过抗过敏药物治疗后转危为安。

医院中医科主任全主任称，这些网上流传的驱蚊包，与端午节香囊的配方很相似，有一定程度的驱蚊作用，一般香味会维持10至15天，待香味挥发完，驱蚊效果就消失了。中药包中的藿香、白芷等成分对孕妇不利，有可能导致流产，建议早孕期间不要使用；此外，哮喘、过敏体质者应慎用，如引起急性哮喘后果不堪设想。

无独有偶，一名三岁的宝宝，每个周末都会到奶奶家住。最近天气变热了，为了防止宝贝孙子被蚊虫叮咬，晚上睡觉时奶奶会在房间里点上一盘蚊香才安心。过了周末，妈妈发现孩子咳得厉害，到医院儿科一检查，发现宝宝是哮喘发作。"天气都暖和了，宝宝怎么会突然患上哮喘？"妈妈百思不得其解。后来经过检查和问诊，医生初步推断是最近一段时间使用蚊香导致的。原来，因蚊香导致哮喘的宝宝并不少见，一些特异性体质的儿童在接触蚊香之后，烟尘会导致呼吸道受到很大的刺激，引起气道痉挛，从而诱发哮喘。

事件分析

小儿哮喘是小儿常见的肺部疾患，是一种表现反复发作性咳嗽、喘鸣和呼吸困难，并伴有气道高反应性的可逆性、梗阻性呼吸道疾病。哮喘是一种严重危害儿童身体健康的常见慢性呼吸道疾病,其发病率高,常表现为反复发作的慢性病程,会严重影响儿童的学习、生活,甚至他们的生长发育。不少哮喘患儿由于治疗不及时或治疗不当最终发展为成人哮喘而迁延不愈,肺功能受损,部分患儿甚至完全丧失体力活动能力。严重哮喘发作,若未得到及时有效治疗,可以致命。

小儿哮喘起病或急或缓,婴幼儿哮喘发病前往往有 1~2 天的上呼吸道过敏的症状,包括鼻痒、喷嚏、流清涕、揉鼻子等表现,并逐渐出现咳嗽、喘息。年长儿起病往往较突然,常以阵咳开始,继而出现喘息、呼吸困难等。哮喘急性发作时的主要症状有咳嗽、喘息、呼吸困难、胸闷等。典型的表现是发作性伴有哮鸣音的呼气性呼吸困难。轻度发作时多数以发作性咳嗽和胸闷为主要表现。严重发作时患儿烦躁不安,端坐呼吸,耸肩喘息,面色苍白,鼻翼扇动,口唇及指甲青紫,全身冒冷汗,说话时字词不能连续,"三凹征"明显,胸腹反常运动,胸廓膨隆,叩诊呈过清音,呼气延长,多数有广泛的以呼气相为主的哮鸣音。如气道阻塞严重,呼吸音可明显减弱,喘鸣音反而减弱甚至消失。心率增快,可出现颈静脉怒张、奇脉等体征,严重病例可并发心力衰竭从而出现肺底广泛中、小水泡音,肝脏肿大及水肿等。哮喘急性发作症状可经数小时至数天,用支气管舒张剂治疗缓解或自行缓解。缓解期多数患儿症状和体征全部消失。部分患儿有自觉胸闷,肺部听诊呼吸音减弱,但常无哮鸣音。

事件反思

一、小儿哮喘常见的发病原因有哪些

1.运动。儿童剧烈运动时,可引起哮喘发作。运动诱发哮喘,是由于短时间内从肺泡经气道呼出了大量水分,在物理刺激下,许多细胞产生并释放出能使平滑肌收缩的介质,同时可能有神经传导参与作用,结果导致反射性的支气管痉挛而发生哮喘。

2.气候改变。儿童对气候变化很敏感,如突然变冷,受冷空气刺激或气压降低,常可诱发哮喘发作。所以儿童哮喘发病,以寒冷季节为多见,这与呼吸道感染也有一定关系。

3.尘螨。儿童对螨的过敏数比成人为多,而且多在晚上发作。对螨过敏引起哮喘的特点是病症出现早。有人调查,在 143 例儿童哮喘病人中,首次发作哮喘年龄在 3 岁以内者占 61.5%,说明此种婴幼儿哮喘,可以是变态反应性或以后将转变成变态反应性哮喘。

4.药物。服用抗生素等药物会直接引发小儿哮喘。另外,真菌、牛奶、禽蛋、花粉、棉絮、蚕丝、兽毛、羽毛、飞蛾、疟原虫以及情绪改变（如大哭大笑、紧张恐惧等），均可引起部分儿童哮喘发病。

5. 非特异性理化因子。在哮喘患儿气道反应性增高的基础上，某些非抗原性物质，如蚊香、香烟的烟尘，植物油、汽油、油漆的气味等，可刺激支气管黏膜下的感觉神经末梢，反射性地引起咳嗽和刺激迷走神经而产生支气管平滑肌痉挛。

6. 呼吸道感染。呼吸道感染，尤其是呼吸道病毒感染，是诱发儿童哮喘的主要原因。近年来，多数研究表明，呼吸道感染中以病毒为主，细菌感染无论在哮喘发作，还是在支气管哮喘的继发感染中，均不占主要地位。不同年龄，有不同的病原体。学龄前儿童常感染鼻病毒、肺炎支原体、副流感病毒、呼吸道合胞病毒。

二、小儿过敏性哮喘症状临床表现有哪些

1. 常有打喷嚏、流鼻水、鼻痒（过敏性鼻炎）、喉痒、咳嗽（过敏性咳嗽）等先兆症状。

2. 可有刺激性咳嗽及咳吐白色泡沫痰。

3. 屡发呼吸困难，伴喘鸣音，以夜间为重。

4. 发作时，双肺可闻及广泛喘鸣音，部分可闻及湿性啰音，叩诊过清音。

5. 哮喘发作时出现严重的呼吸困难，在合理应用拟交感神经阻滞剂和茶碱类仍不见缓解者，称为哮喘持续状态。可出现明显缺氧和二氧化碳潴留。可见出汗、青紫、面色苍白，甚至神志不清。哮喘持续状态死亡率高。

6. 晚期病者，可有肺气肿和肺功能不全。

三、小儿哮喘的护理方法有哪些

1. 对付尘螨。孩子患有哮喘时，家长就不要给孩子太多的自由了，护理儿童哮喘的方法提醒家长不要让孩子在布艺家具上躺卧或睡觉，并且每周用热水给孩子清洁床单、衣服和玩具。

2. 防止细菌。患病期间孩子对各类细菌的抵抗力比较差，所以室内不要摆放植物，因为细菌容易生长在泥土中，同时要避免潮湿。保持水槽、垃圾桶、冰箱清洁，防止细菌滋生。

3. 饮食护理。儿童都比较喜欢食用清凉的食物，但是为了孩子的健康，这段时间内不要给孩子吃凉性食物。根据冷缩热胀的原理，进食生冷食物后，很容易令气管收缩而复发哮喘。

4. 适当运动。建议家长多陪孩子做些温和的运动，如慢跑、游泳等，这样能够提高孩子的心肺功能、增强耐力、缓解哮喘症状。

5. 户外吸氧。临床研究发现：负氧离子能有效加强气管黏膜上皮的纤毛运动，影响上皮绒毛内呼吸酶的活性，改善肺泡的分泌功能及肺的通气和换气功能，缓解支气管痉挛，增加肺活量，调整呼吸频率和镇咳等。小粒径负氧离子还能促进鼻黏膜上皮细胞的再生，恢复黏膜的分泌功能。对哮喘、气管炎、支气管炎、儿童百日咳等疾病有良好效果。

四、哮喘的食疗方法有哪些

1. 杏仁粒大米粥

材料：杏仁 120 克，大米 30 克，白糖 150 克。

做法：（1）把杏仁用开水浸泡 15 分钟，去掉外衣，洗净，切成小粒状，再用冷水浸泡；（2）大米洗净，用冷水浸泡 30 分钟；（3）然后将杏仁粒和大米搅匀磨烂后，加入清水 600 毫升，过滤去渣，倒入砂锅中，将砂锅置于火上，加水 500 毫升，再加入白糖，把杏仁浆慢慢倒入砂锅中，边煮边搅，直至煮成浓汁，盖上锅盖，熄火闷 5 分钟即可。

食用方法：可随意饮用。

功效：适用于内伤咳嗽（咳嗽、痰白以及纳呆）之久咳者。

2. 金荞麦瘦肉汤

材料：猪瘦肉 250 克，金荞麦 100 克，冬瓜子 30 克，桔梗 15 克，生姜 3 片，红枣 5 枚。

做法：（1）猪肉洗净切成块，放入沸水中；（2）金荞麦、冬瓜子、桔梗、红枣（去核）洗干净，全部放入炖盅内，加入温开水，盖好，小火隔水炖 3 小时即可。

食用方法：佐餐食用，每天 1~3 次，每次 150~250 毫升。

功效：本汤适用于内有热毒（发热、咳嗽、痰多以及肺脓肿）者。

3. 枇杷叶粳米粥

材料：枇杷叶 5~10 克，粳米 100 克，冰糖 50 克。

做法：枇杷叶洗净后，用干净的纱布包好，加清水 200 毫升，煎至 100 毫升左右，去渣后加入粳米，再加清水 600 毫升，猛火煮沸后改用小火熬成稀粥。

食用方法：早晚各食用 1 次，趁温服用；3~5 天为 1 个疗程。

功效：本粥适用于痰热内蕴（咳嗽、痰黄或兼有发热以及呼吸困难）之咳嗽者。

4. 白萝卜胡椒汤

材料：白萝卜 1 个，白胡椒 5 粒，生姜 4 片，陈皮 1 片。

做法：加清水 500 毫升，煎煮 30 分钟后，去渣留液，再加入水 250 毫升煎煮 15 分钟，摇匀后分别装在两个碗中，备用。

食用方法：可每天饮用 2 次，每次 1 碗，早晚各 1 次。

功效：本汤适用于抑郁胸痹（情志不畅、痰多痰黏难以咳出）者。

5.蜂蜜白萝卜汁

材料：白皮大萝卜 1 个，蜂蜜 100 克。

做法：把白皮大萝卜洗干净后，挖空中心，加入蜂蜜，放入大碗内，加清水蒸煮 20 分钟，熟透即可食用。

食用方法：每天食用 2 次，早晚各 1 次，适量服用。

功效：本汁适用于急性哮喘之痰多、黏稠以及咯痰不爽者。

十　大伯吸进"发霉"空气竟咯血

事件回顾

方大伯是建德人，75 岁的他本该在老家安享晚年，可他就是闲不下来，今年农历春节一过，就跟着儿子来到杭州城里，帮忙打理洗衣店的生意，他主要负责店里整理脏衣服的工作。

可没干多长时间，方大伯的身体就开始抗议了，主要症状就是咳嗽，白天晚上不停地咳，而且白天干活时咳得特别厉害。起初，他以为是感冒了，自己上药店买了点感冒药和止咳药水，但吃了也不见好转。

一直到 5 月初，家里人看他咳了 2 个月都不止，也很担心是某种恶病缠身，于是就带他上医院拍了个肺部 CT，影像显示两边肺部有多发感染，尤其是右肺上已经形成了一个大空洞，医生怀疑是细菌或是真菌感染所致，给他连着用了 9 天的抗生素，症状得到缓解。此时，方大伯以为自己已经好了，没有再上医院复查便回建德休养去了。

谁曾想，他才回家住了 10 多天时间，整个人就更加不好了，不仅咳嗽加剧，而且还开始咯血，家里人赶紧带他到当地的医院就诊。

说来也巧，正好碰上了呼吸科副主任医师夏主任，他先让方大伯重新拍了个肺部 CT，再根据两次 CT 影像的变化，判断出方大伯肺部曲霉菌感染的可能性最大，考虑到他的病症已经到了比较严重的程度，建议他立即转到市医院接受住院治疗。

转院后，医生帮方大伯洗了肺，然后又对洗肺的脏水进行了血清学抗体、痰液培养等相关检查，最终确诊方大伯患的是慢性坏死性肺曲霉菌病。

如今，方大伯已经接受了一段时间的抗菌治疗，肺里面大部分的曲霉菌已经被杀灭，但右肺上的曲霉菌已经形成一定规模，而且建起了较牢固的"根据地"，抗菌药一下子还攻不进去，所以方大伯还得继续接受抗菌治疗半年，如果到时候右肺上的曲霉菌"根据地"仍然屹立不倒的话，可能就要考虑手术将其连根清除了。

在病情得到控制以后，医生们开始帮他寻找致病源。一屋子人分析了老半天，认为是方大伯在儿子的洗衣店帮忙整理脏衣服时，吸入了大量来自脏衣服的曲霉菌。再加上大伯已上了年纪，身体本来就不好，以前还是个老烟枪，肺功能也不好，所以曲霉菌跑进他肺里以后，很快就找到了下手的机会，而且来势汹汹。

事件分析

曲霉菌属丝状真菌，是一种常见的条件致病性真菌，引起人类疾病常见的有烟曲霉菌和黄曲霉菌。

曲霉菌广布自然界，存在土壤、空气、植物、野生或家禽动物及飞鸟的皮毛中，也常见于农田、马棚、牛栏、谷仓等处。可寄生于正常人的皮肤和上呼吸道上，为条件致病菌。一般正常人对曲霉菌有一定的抵抗力，不引起疾病。曲霉菌病大多为继发性，当机体抵抗力降低时，病原菌可经皮肤黏膜损伤处或吸入呼吸道，进而进入血液循环到其他组织或器官而致病。过敏体质者吸入曲霉菌孢子可触发 IgE（免疫球蛋白 E）介导的变化反应而引发支气管痉挛。曲霉菌病是由致病曲霉所引起的疾病。致病菌主要经呼吸道侵犯肺部，也可侵犯皮肤、黏膜。严重者可发生败血症，使其他组织和系统受累。近年来有实验证明，一些曲霉菌可致癌。

曲霉菌借助空气流动散播，人们不可避免地会经常吸入，一个人一天可以吸入数十万至数千万个真菌孢子。在身体健壮的情况下，体内的免疫细胞可以将其杀灭，但对于免疫力低下的人来说，他们就敌不过曲霉菌的威力。肺曲菌病的主要致病菌为烟曲菌，部分致病菌有黄曲菌、棒状曲菌、土曲菌、黑曲菌、构巢曲菌及花斑曲菌等。本病大多数为继发感染，原发者罕见。本病在临床上分为曲菌球、变态反应性支气管肺曲菌病（ABPA）和侵袭性肺曲菌病（IPA）等三种类型。曲霉菌可以危害身体的多个器官，进入肺部会致肺曲霉菌病，进入眼睛会发生角膜炎、结膜炎等眼病。曲霉菌最常侵犯支气管和肺，也可侵犯鼻窦、外耳道、眼和皮肤，或经血行播散至全身各器官。病变早期为弥漫性浸润渗出性改变；晚期为坏死、化脓或肉芽肿形成。病灶内可找到大量菌丝。菌丝穿透血管可引起血管炎、形成血栓等，血栓形成又可使组织缺血、坏死。

事件反思

一、容易感染曲霉菌的人群有哪些

1. 老人、小孩等免疫力低下的人。

2. 常年居住在平房或地下室的人，旧城改造要接触大量灰尘的工人，居住或工作环境潮湿发霉的人。

3. 办公环境拥挤不通风、空调不及时清洗的办公族。

二、肺曲霉菌病的主要临床表现有哪些

肺曲霉病最常见，多发生在慢性肺部疾病基础上。临床表现分两型：

1. 曲霉菌支气管 – 肺炎。大量曲霉孢子被吸入后引起急性支气管炎，若菌丝侵袭肺组织，则引起广泛的浸润性肺炎或局限性肉芽肿，也可引起坏死、化脓，形成多发性小脓肿。起病者高热或不规则发热、咳嗽、气促、咯绿色脓痰，慢性者见反复咳嗽、咯血等类似肺结核症状。X 线检查肺纹理增多，肺部可见弥漫性斑片状模糊阴影、团块状阴影。

2. 球型肺曲霉菌病常在支气管扩张、肺结核等慢性肺疾患基础上发生。菌丝体在肺内腔中繁殖、聚集，并与纤维蛋白和黏膜细胞形成球型肿物，不侵犯其他肺组织。多数患者无症状或表现原发病症状，或出现发热、咳嗽、气急、咯含绿色颗粒黏液脓痰。由于菌球周围有丰富的血管网，可反复咯血，肺部 X 线检查可见圆形曲霉球悬在空洞内，形成一个新月体透亮区，有重要诊断价值。

三、肺曲霉病与感冒该如何鉴别

普通感冒病程较短，最长不会超过半个月，且除了咳嗽之外往往还会伴随喉咙痛、流鼻涕等其他症状；而肺曲霉菌病的咳嗽，可以持续较长时间，严重时会伴有咯血、胸痛、呼吸困难等症状。

如果持续咳嗽时间超过 3 周的话，千万不可掉以轻心，建议还是上医院拍个胸部的 X 光片或是 CT，来帮助早做诊断。因为肺曲霉菌感染可大可小，严重的会因咯血窒息而死，或是肺纤维化无法呼吸而死。

四、肺曲霉病有哪些检验指标

1. 胸部 X 线检查

过敏型示肺纹理增多或肺部浸润，侵袭型示支气管肺炎改变。曲霉菌球常位于空洞内，空洞呈半月形气影，球体似钟摆样随体位改变而移动。

2.检验

（1）痰涂片镜检可见菌丝和孢子。

（2）反复痰培养阳性者对诊断有帮助。

（3）过敏型患者痰中可见大量嗜酸性粒细胞、血总 IgE 增高。

（4）曲霉菌抗原皮肤试验、血清沉淀试验阳性者有助诊断。

五、肺曲霉病的用药原则有哪些

对于曲菌球来说，抗真菌药物治疗通常无效，应及早进行手术治疗。

变态反应性支气管肺曲菌病患者经抗真菌药物治疗，对支气管内曲菌有一定疗效，但易复发。皮质类固醇是目前治疗本病最有效的药物，可抑制变态反应发生，减少痰液，使曲菌种植困难。口服强的松有助于肺浸润吸收，也可联用两性霉素 B，常用氟美松和两性霉素 B 加入生理盐水中雾化吸入。对顽固性患者可做支气管镜冲洗，吸出分泌物，保持气道通畅，提高药物的疗效。

IPA 患者采用抗真菌药物治疗。首选两性霉素 B，可联合利福平口服，两者联用有协同作用。也可应用氟胞嘧啶。伊曲康唑抗真菌活性强，对曲菌疗效肯定。对于顽固性、复发性、侵袭性肺曲菌病患者和病灶局限者可做肺部分切除。

六、肺曲霉菌病预防的主要措施有哪些

1.治疗原发病，以消除或缩短病人的高危期。

2.防止或减少易感病人与曲霉孢子接触。

3.预防性用药两性霉素 B 静脉给药毒性较大，不适宜作预防性治疗，一种含有两性霉素 B 的鼻腔喷雾剂有一定预防作用。其他抗真菌药物无明显的预防作用。高危病人出现发热而抗生素治疗无效时，可早期经验性使用两性霉素 B 治疗，一般发热 7 天后开始用药。

十一 "油漆杀手"杀死小童星

事件回顾

他于 2006 年 6 月出生。2012 年，他曾在央视春晚饰演开门娃娃，2013 年再次登上央视春晚和妹妹表演《剪花花》，因为其可爱的形象，他成为家喻户晓的"春晚福娃"和"年画娃娃"。

2013 年春节回老家的时候，他的脸色有点发白，初三就去县医院给他查了血常规，结果很多项都不正常，当天下午他们就赶到了北京儿童医院，19 号又给他做了全身的各种检查，然后直接住进了医院，他被确诊为急性髓细胞白血病。和病魔抗争近 6 个月后，2013 年 8 月 13 日，他终于康复出院，据医生介绍，他所患的急性髓细胞白血病治愈率仅为五成，在未来三年内，他要定期去医院做复查，如果一直没有复发，才算彻底痊愈。但 2014 年他病情恶化，再度住院化疗。据悉，他早就知道了自己的病情，但病床上的他依旧调皮聪慧，和正常男孩一样。化疗之后，副作用的痕迹在他身上很明显，他的头发基本掉光，眉毛也浅了很多。但他仍然乐观向上，积极对抗病魔，活泼爱动，时不时地逗着妹妹玩儿。

2016 年 4 月 28 日晚，他因白血病复发，抢救无效去世。5 月 31 日上午，他的妹妹微博发表题为《天堂里的儿童节》的作文，在儿童自己的节日里，写下"我很怕，时间久了，会把哥哥忘记"的感人话语。细心的网友发现，在这篇作文里，除了深切缅怀哥哥，他的妹妹还首度披露了他不幸罹患白血病的原因，此微博经媒体广泛报道扩散后，引发公众对装修污染的高度重视，不少微博名人纷纷隔空喊话，呼吁广大家长一定要让儿童远离身边的"油漆杀手"。"我跟哥哥从小一块长大，妈妈说，可能是在哥哥一两岁的时候，我们家搬家装修次数比较多，才得这样的病。我比较幸运，我出生后，就很少再搬家了。但我宁愿吃很多苦也不要哥哥离开我。"妹妹作文里的这一段话被细心网友扒出，广泛传播扩散。一些网友随即指出，装修用的油漆含有挥发性有机化合物（VOC），对人体健康有巨大影响，曾导致不少致病的案例。

事件分析

白血病是造血系统的恶性增殖性疾病，是严重威胁小儿生命和健康的疾病之一。小儿时期发生的白血病多为急性白血病。

小儿急性白血病的特点是起病急，发病初期多数患儿都会出现不同程度的发热，热型多为不规则发热。小儿白血病的发热特点是发热程度比较高，发热持续时间比较长，而且一般都找不到明显的感染灶。在发热的同时，患儿可出现皮肤出血点，有的患儿可出现贫血，有的患儿可出现骨及关节疼痛。在查体时会发现有肝、脾和淋巴结肿大。儿童白血病具有两个特点：一是恶性程度高，病情发展迅速，大多是急性；二是对化学药物治疗很敏感，癌细胞容易杀灭，再加上我国采用骨髓移植治疗白血病取得很大进展，临床治愈是大有希望的。调查显示，儿童急性白血病发病有年龄与季节高峰，其中 1～4 岁为发病高峰，4 岁最多发；夏季和冬季为发病高峰。

至今为止，白血病的确切病因还没有找到，一般认为，有三大类影响因素。首先是毒物接触。目前已经被证明会导致白血病的化学物质是苯及其衍生物，多存在于橡胶、染料中。除此之外，一些化疗药物也可能导致继发性的血液肿瘤。其次是辐射。整个身体或部分躯体受到中等剂量或大剂量辐射后，可能诱发白血病。比如核电泄漏，就被证明可致使附近居民患上白血病。最后是一些特定病毒。这类病毒在生活中极为少见，因此不必太过担心。对很多人关心的遗传因素，只能说，基因是否会导致白血病的易感性，尚处在观察阶段，并没有确切证据证明白血病具有明显的家族倾向性。家人同患白血病的情况，更多归因于他们相同的生活环境中存在白血病诱发因素。医学专家表示，油漆在家庭装修中被广泛使用，而油漆中含有较多的甲醛和苯类等有害化学物质，极易诱发白血病，儿童免疫力低，常常成为这些有害物质最直接的受害者，再加上其对人体的危害具有长期性、潜伏性、隐蔽性的特点，所以很容易被人们忽视。小"福娃"罹患白血病正是由于这个原因。

事件反思

一、小儿白血病的危险信号有哪些

1. 肝、脾、淋巴结肿大：急性淋巴细胞性白血病，肝、脾、淋巴结肿大较为显著，慢性粒细胞性白血病则脾肿大更为明显。

2. 贫血：为最常见的早期症状，可呈进行性加重，患儿面色苍白，软弱无力，食欲低下。

3. 发热：这是最常见的首发症状。由于正常白细胞尤其是成熟的粒细胞缺乏，机体的正常防御机能出现障碍，所以引起感染而致发热。

4. 出血：半数以上的患儿伴有不同程度的出血，主要表现为鼻黏膜、口腔、牙龈及皮肤出血，严重者可内脏、颅内出血，这往往可造成患儿死亡。

5. 白血病细胞浸润中枢神经系统：可发生脑膜白血病，患儿出现头痛、恶心、呕吐，甚至惊厥、昏迷。

二、儿童白血病会引起的并发症有哪些

1. 感染。由于白血病造成正常白细胞减少，尤其是中性粒细胞减少，同时化疗等因素亦导致粒细胞的缺乏，使患者易发生严重的感染或败血症。常引起感染的细菌有：革兰阳性菌，如金黄色葡萄球菌、溶血性链球菌、棒状杆菌等；革兰阴性杆菌，如绿脓杆菌、大肠杆菌、克雷白氏杆菌等。真菌感染，如白色念珠菌、曲霉菌、隐球菌等。真菌感染多发生于长期粒细胞缺乏或持续发热而抗生素不敏感的患者。

2. 肠胃功能衰竭。由于治疗白血病中的化疗药物和放疗手段影响肠胃功能，而导致肠胃功能衰竭，故患者的营养补充成为一个突出的问题。目前采用经锁骨下静脉插管到上腔静脉内进行高营养输液来解决部分问题。营养缺乏可发生肺炎、肠炎等并发症。

3. 高尿酸血症。正常人由于核酸代谢分解，每日尿中排出尿酸 300 ~ 500 mg。白血病患者因大量白血病细胞的核酸分解可使尿酸排出量增加数十倍。

4. 出血。白血病患者由于白血病细胞恶性增生，血小板明显减低，易引起呼吸道、消化道、泌尿系统出血，尤其是颅内出血，所以要根据病因采取积极止血措施，包括输注浓缩血小板。

5. 肺部疾患。由于白血病患者正常成熟中性粒细胞减少，免疫功能降低，常常导致肺部感染。此外白血病细胞浸润可阻塞肺部小血管、支气管而发生呼吸困难、呼吸窘迫综合征。胸片可见毛玻璃状或粟粒网状。此并发症可作肺部放射的试验性治疗。

6. 电解质失衡。白血病治疗过程中常因白血病细胞破坏过多或因化疗药物性肾损害等原因而排钾过多；又因化疗引起饮食欲差，消化系统功能紊乱，纳入量不足而致低血钾；或因白血病细胞破坏使磷释放增多，导致低钙等。因此在治疗过程中要注意钾、钙、钠等电解质浓度。

7. 播散性血管内凝血（DIC）。播散性血管内凝血是多种致病因素导致的弥漫性微血管内血栓形成，继而因凝血因子及血小板大量消耗和继发性纤维蛋白溶亢进（纤溶亢进）而发生的一种全身性血栓 – 出血综合征。

三、如何预防儿童白血病的发生

1. 家长应该让儿童多吃一些天然食物及经过卫生检验的正规生产食品，如：新鲜蔬菜、五谷杂粮等；尽量减少儿童与苯的接触，因为慢性苯中毒主要损害人体的造血系统，引起白细胞、血小板数量减少，诱发白血病。所以如果家庭的住房是刚装修的，不要立刻就居住，最好尽快做室内空气净化治理，因为装修材料中会含有一些苯物质，会对儿童的健康产生威胁。

2. 要让小儿尽量避开射线辐射，让儿童在空气清新时多做户外活动，以增强免疫能力。在预防小儿白血病中，这是非常关键的，所以家长要注意。

3. 平时在饮食方面要做到饮食搭配合理，防止出现酸性体质，危害儿童的健康。减少儿童在污染环境里的活动时间。儿童生病时，不应擅自滥用药。儿童少吃加工小食品，蔬菜瓜果要清洗干净后再食用，能去皮的尽量去皮后食用。家长如发现孩子有贫血、浑身无力、脸煞白，以及不明原因的发热、出血等症状，要立即带孩子到医院的血液专科进行检查。

四、儿童白血病患者的饮食应注意什么

孩子得了白血病，在饮食方面要加以谨慎。首先要做到少食多餐、容易消化。因为孩子在进行治疗时，消化系统会受到一些影响。孩子如有食纳不佳、消化不良时，可供给半流质或软饭，如米粥、蒸蛋羹、酸奶、豆腐脑等，同时可佐以山楂、萝卜等促消化性食物。其次是要补充量多质优的蛋白质，因为白血病患者的蛋白质消耗远远高于正常人，所以要补充蛋白质，特别是多选用一些质量好、消化与吸收率高的植物性蛋白和豆类蛋白，如豆腐、豆腐脑、豆腐干、腐竹、豆浆等，以补充身体对蛋白质的需要。

此外，孩子身体成长时往往需要大量的维生素，因此在小儿白血病的饮食中，要多进食含维生素丰富的食物。白血病的主要表现之一是贫血，所以在制剂治疗的同时，鼓励病人经常食用一些富含铁的食物，如豌豆、黑豆、绿色蔬菜、大枣、红糖、黑木耳、芝麻酱、蛋黄等。

五、儿童白血病患者的食疗方法有哪些

1. 红萝卜荸荠脊骨汤：红萝卜 250 克，荸荠 150 克，猪脊骨 250 克。把全部用料放入瓦煲内加入清水适量，先用武火煮沸，继用中火煲 2 小时左右。适应用于白血病及其他肿瘤证属阴津不足，口干咽燥，低热，心烦失眠者。

2. 天门冬猪瘦肉粥：天门冬 30 克，猪瘦肉 100 克，粳米 100 克。将天门冬切斜条，煎取浓汁，去渣，猪瘦肉切件，加入粳米煮成粥，加入食盐少许，即可饮用。滋阴润肺，生津止渴。适用于白血病阴虚有热者，证见干咳痰少。使用时以阴虚内热为主，性偏滋阴。如外感实证者慎用。

3. 洋参淮山乌鸡汤：西洋参 15 克，淮山 30 克，红枣 20 克，乌鸡 250 克，生姜三片。将西洋参洗净切薄片，淮山、红枣洗净；乌鸡洗净，斩件，放入沸水中煮 3 分钟，捞起，备用。把全部用料放入瓦煲内，加入清水适量，先用武火煮沸，继用文火煮 1 小时左右，调味即可饮汤食肉。功效健脾益气，适用于白血病化疗后出现体质虚弱，不思饮食，体倦乏力，头晕短气，面色泛白无华，舌淡，苔薄白，脉沉细者。洋参淮山乌鸡汤比较偏于滋补，多适于肿瘤病人体质差或放、化疗后正气亏虚者。如外感未清或湿热明显者慎用。

第三章　健康意识篇

一　小伙小腿酸痛竟是双下肢骨折

事件回顾

29岁的东阳人小杜，是个爱运动的阳光小伙，每天打篮球跑步，身体不错。前几天他突然感觉双腿疼痛，医院一检查，他大吃一惊，医生说是双下肢骨折。问起原因：竟是打篮球引起的！

小杜表示不能接受："不可能啊！我一周打3次篮球，偶尔夜跑，既没有摔过腿，也没有崴过脚，怎么就会骨折？"

医生告诉他，这叫"慢性骨折"，也叫疲劳性骨折，是慢性损伤累积而成的，大多是长期超负荷运动、用力不均、运动姿势错误等引起的。

小杜从小学开始打篮球，直到现在一直痴迷这项运动，有时候打起球来非常"勇猛"，常常是"迎难而上""越挫越勇"。

小杜身边的许多球友都有因打球而受伤的经历，尤其是膝关节、踝关节，他还暗自庆幸自己打球多年没有落下什么大伤病。

但是近两年，小杜每次打完球赛就感到小腿中上端隐隐酸痛。起先他并没有在意，因为他在日常散步、小跑中都没有不适感，以为是年龄大了、身体不如小年轻或者没有经常运动乳酸分泌过多导致的肌肉酸痛。

今年1月，小杜察觉到打球时每次起跳落地或急停加速，小腿的酸痛就愈发明显，用手按压有明显的疼痛感，而且小腿前部的骨头摸上去凹凸不平。

到7月初，小腿酸痛得已经无法让他坚持运动了，这才想到医院检查一下。

接诊的是东阳市某医院骨科徐主任医师。

通过X光片检查，医生发现小杜的两侧胫骨中上段骨皮质增厚，增厚的骨皮质内分别有一个楔形和类圆形的空洞，诊断结果为"灶性坏死性疲劳骨折"。

听到医生的诊断，小杜大吃一惊，他不明白，为什么莫名其妙就骨折了？而且，骨折了为何还能走能跑？

徐主任耐心解释，小杜逐渐明白。

徐医生说，疲劳性骨折与我们传统意义上理解的断裂性骨折是不同的，这种骨折，骨头的折断裂口较小，而且随即会自我修复。许多人对运动后的这种特殊酸痛没有引起重视，往往会不断重复受伤后恢复、恢复后又受伤的过程，所以疲劳性骨折的病人往往骨膜会增厚，体检有局部压痛及轻度骨性隆起。

比如小杜，他其实早已"疲劳性骨折"，但症状在多次病情反复后才愈发明显，故而引起重视。

"其实小杜还算是幸运的，现在治疗还不算晚，至少不需要打石膏、开刀等。如果再拖下去，'半骨折'变'真骨折'，治疗和恢复就麻烦多了。"徐医生说，建议小杜最近少做剧烈运动，多补钙。

事件分析

疲劳性骨折，又称行军骨折或应力性骨折，多因骨骼系统长期受到非生理性应力所致，好发于胫骨、跖骨和桡骨，临床上无典型的外伤史，早期 X 线平片通常为阴性，容易漏诊或误诊。疲劳性骨折，是常见训练伤之一，在部队训练中发病率较高，国外报道为 31%，国内报道为 16.9%。这与超强度训练或姿势不当有关，多发生于频繁的长跑、越野训练或单一课目的超负荷训练中。此外，也常见于足部承重较多的运动员，如篮球、足球、网球、田径、体操运动员和芭蕾舞演员，亦可见于经常坚持大运动量锻炼的中老年人。

病因为局部长期受反复集中的轻微损伤后，首先发生骨小梁骨折并随即修复，如在修复过程中继续受外力作用，可使修复障碍，骨吸收增加，反复这一过程，终因骨吸收大于骨修复而导致完全性骨折。临床特点是局部疼痛，活动后加重，休息后好转，无夜间痛。局部可有轻度肿胀和压痛，应力试验阳性。X 线拍片检查，开始 2 周到 4 个月大多为阴性，随后可表现为骨膜增生、骨折线、骨痂或新骨形成。CT 扫描可见骨髓腔密度增高及局部软组织增厚，为早期诊断提供重要的依据。疲劳性骨折时骨发生细微骨折（显微镜下可见），早期拍 X 光片时经常看不出明显的骨折，但活动疼痛剧烈。由于没有明显外伤史，症状表现不典型，临床上容易误诊，应注意与骨膜炎、骨髓炎、骨瘤相鉴别。

事件反思

一、疲劳性骨折可分为哪几类

1.跖骨疲劳性骨折。这种骨折常发生在新兵训练或长途行军之后，故又称为行军骨折。

2.肋骨疲劳性骨折。老人多有骨质疏松，如因慢性支气管炎而长期咳嗽，肋间肌反复猛烈收缩，则可产生肋骨疲劳骨折。

3.胫（腓）骨疲劳性骨折。田径运动员和芭蕾舞演员的腓骨下 1/3 或胫骨上 1/3 易发生疲劳骨折，这与小腿肌反复、猛烈收缩有关，又与足掌跳跃下着地的间接暴力有关。

二、疲劳性骨折后期的康复治疗有哪些

1.要求。尽早进行系统合理的功能锻炼，不仅能维持机体正常的生理功能水平、加快骨折愈合、防止相邻未受伤关节的功能障碍，更重要的是可以防止因肌肉粘连、关节僵硬及肌肉萎缩所引起的受伤关节的永久的功能障碍，最大限度地恢复患者的肢体功能，预防肢体失用性萎缩及关节挛缩。

2.日常方法。四肢应力性骨折，尤其是关节及关节周围骨折术后的康复，最重要的是关节活动度和肌力的训练。

早期关节活动度训练要以被动活动为主，应掌握循序渐进的原则，有条件可使用持续被动活动机进行功能锻炼。术后 3 天可开始逐步加强主动的关节活动。康复训练要逐步加大并维持关节的最大活动度，切忌小范围快节奏活动，这样不仅无助关节活动度的改善，对骨折局部恢复也有不利影响。

人体上下肢的功能各有侧重，上肢侧重于精细动作，这些功能的恢复是功能锻炼的重点。锻炼时要注意手指屈伸都要达到最大限度，以防止手部关节僵硬粘连。下肢的主要功能是负重，但在下肢骨折愈合前如果过度负重会造成固定物松动、折断，所以下肢骨折的康复一定要遵循"早活动、晚负重"的原则。股四头肌是大腿前侧的一块重要肌肉，伤后和术后如果长时间不活动很容易萎缩，而且一旦萎缩很难恢复，直接影响功能康复结果。

不适当的肌力训练和关节活动训练可以加重痉挛，适当的康复训练可以使这种痉挛得到缓解，从而使肢体运动趋于协调。

3.关键要点。据统计，临床上有将近 20% 的四肢应力性骨折患者，因为错误的肢体康复训练而不同程度地留下了肢体失用性萎缩及关节挛缩，从而对日后的生活造成了很大的影响。因为一旦使用了错误的训练方法，比如用患侧的手反复练习用力抓握，则会强化患侧上肢的屈肌协同，使得负责关节屈

曲的肌肉痉挛加重，造成屈肘、屈腕旋前和屈指畸形，使得手功能恢复更加困难。

其实，肌肉萎缩肢体运动障碍不仅仅是肌肉无力的问题，肌肉收缩的不协调也是导致运动功能障碍的重要原因。因此，不能误以为康复训练就是力量训练。在对骨折后肢体肌力功能恢复的康复治疗中，传统的理念和方法只是偏重于恢复患者的肌力，忽视了对患者的关节活动度、肌张力及拮抗之间协调性的康复治疗，即使患者肌力恢复正常，也可能遗留下异常运动模式，从而妨碍其日常生活。

三、在运动旅游中怎样预防疲劳骨折

1. 运动旅游需循序渐进，万不可急功近利或图一时之快，忽视劳逸结合，使骨骼过度劳累，长时间遭受应力刺激，增加骨折风险。

2. 前期准备活动要充分，有针对性加强下肢负重协调训练，根据自身情况制定科学锻炼计划，掌握好运动量，避免超负荷运动导致骨骼损伤。

3. 对于运动量大的驴友，需选择登山杖和软底舒适的鞋子缓冲足底应力。

4. 一旦运动后出现足部疼痛且活动受限，应立即停止运动并冰敷（冰水混合物），切忌自行按摩搓揉，以免加重病情，及时到专科医院进行检查和诊治。

四、运动损伤的原因有哪些

1. 对运动损伤的伤害程度（包括生理上的疼痛、经济上的损失等）认识不足，未能积极地采取有效的预防措施，容易导致运动损伤的发生。

2. 准备运动不足，不做准备活动就进行激烈的体育活动，易造成肌肉损伤、扭伤；准备活动敷衍了事，在身体各器官、系统的功能尚未激发起来，没有达到预热效果，身体、心理未进入最佳运动状态，准备活动的内容不得当等都容易发生运动损伤。

3. 不良的心理状态，如缺乏经验、思想麻痹、情绪急躁，或在练习中因恐惧、害羞而产生犹豫不决和过分紧张也是导致运动损失发生的重要原因之一。

4. 体育基础差、身体弱，动作要领掌握不正确，一时不能适应体育活动的需要，或过高地相信自己的能力，不自量力，做高难度动作，都容易发生损伤。

5. 组织纪律混乱和违反活动规定也很容易发生运动损伤。

五、如何预防运动损伤

1. 锻炼时要根据自己体质掌握好运动量和运动要领，充分做好准备活动。

2. 运动要循序渐进，不要突然发力。

3. 从事高难度运动前最好接受运动医疗咨询，学习一些运动生理卫生

常识。

4. 准备好运动服装，穿弹性运动鞋，避免在过硬场地进行跑跳运动。

5. 饮食上注意营养丰富，均衡全面，适当补充维生素 D 和钙。

二　女教师月经过量5年成子宫内膜癌晚期

事件回顾

45 岁的女教师月经超量 5 年不重视，以为是更年期的正常反应。近日，她因为下腹剧痛、大量阴道出血到医院急诊，没想到竟查出子宫内膜癌晚期。

家住汉口后湖的林女士是一位初中语文老师，40 岁那年，她发现自己的月经量突然增大了。一开始林女士有些紧张，后来听朋友说可能是更年期症状便没太在意。在接下来的 5 年里，林女士每次"大姨妈"的量都非常多，而且还伴月经紊乱。3 个月前，林女士出现了月经干净两三天后再次阴道流血的症状，且出血比较多。直到上周，林女士发现下腹部摁起来有点儿疼。一天下午，她在家上厕所时因阴道出血过多突然昏倒，家人才赶忙将她送到武汉市某医院妇科。

医生检查发现其血色素只有 50 g/L，属于重度贫血，急诊 B 超提示子宫异常增大伴内膜异常增厚，医生立即为她进行了诊刮手术，诊刮术后病检提示：子宫内膜癌。后续盆腔磁共振检查提示子宫内膜癌三期。几天前，林女士已经做了子宫内膜癌手术，术中发现子宫内膜肿瘤已侵犯子宫表面。医生遗憾地表示，其实早期各种症状都在提醒林女士身体有异常，她的癌症就是拖出来的。

医生提醒说，女性 40 岁后应防子宫内膜癌。它是女性三大恶性肿瘤之一，超过 90%～95% 的子宫内膜癌都发生在 40 岁以上，因此 40 岁后要重视妇科检查。

然而，在体检或是门诊中，不少女性因担心检查时疼痛或是害羞，经常放弃妇科检查，错失了早期发现子宫内膜癌的机会。其实，这类检查并没有太大痛苦，只需用宫腔细胞刷在宫腔内转几圈，细胞就会被取出来了，可筛查子宫内膜癌，而且宫腔细胞刷的粗细和探针是一样的，在门诊中就能完成，无须麻醉和住院。

事件分析

子宫内膜癌是发生于子宫内膜的一组上皮性恶性肿瘤，好发于围绝经期和绝经后女性。子宫内膜癌是最常见的女性生殖系统肿瘤之一，每年有接近20 万的新发病例，并且是导致死亡的第三位常见妇科恶性肿瘤（仅次于卵巢癌和宫颈癌）。其发病与生活方式密切相关，发病率在各地区有差异，在北美和欧洲其发生率仅次于乳腺癌、肺癌、结直肠肿瘤，高居女性生殖系统癌症的首位。在我国，随着社会的发展和经济条件的改善，子宫内膜癌的发病率亦逐年升高，目前仅次于宫颈癌，居女性生殖系统恶性肿瘤的第二位。

子宫内膜癌的发病原因迄今为止仍旧不甚明了，但其发病的危险因素却长期被人们注意。其危险因素有：肥胖、糖尿病、高血压、月经失调、卵巢肿瘤、多囊卵巢综合征、子宫内膜不典型增生、外源性雌激素等，尤其是其中的肥胖、糖尿病与高血压三种因素，都与高脂饮食有关，而高脂饮食又与子宫内膜癌有直接关系。

极早期患者可无明显症状，仅在普查或其他原因做妇科检查时偶然发现。一旦出现症状，则多表现为子宫出血、阴道排液、疼痛，晚期患者自己可触及下腹部增大的子宫或及邻近组织器官，可致该侧下肢肿痛，或压迫输尿管引起该侧肾盂输尿管积水或致肾脏萎缩，或出现贫血、消瘦、发热、恶液质等全身衰竭表现。

事件反思

一、子宫内膜癌的如何分期

Ⅰ期：

Ⅰa：病变局限于子宫内膜。

Ⅰb：病变浸润小于 1/2 肌层。

Ⅰc：病变浸润大于 1/2 肌层。

Ⅱ期：

Ⅱa：病变只浸润到宫颈腺体。

Ⅱb：病变浸及宫颈间质。

Ⅲ期：

Ⅲa：病变侵犯子宫浆膜和（或）附件，和（或）腹腔细胞学阳性。

Ⅲb：阴道转移。

Ⅲc：转移至盆腔和（或）腹主动脉旁淋巴结。

Ⅳ期：

Ⅳa：病变累及膀胱和（或）肠黏膜。

Ⅳb：远处转移，包括腹腔外和（或）腹股沟淋巴结。

二、子宫内膜癌应该与什么相鉴别

绝经后及围绝经期阴道流血为子宫内膜癌最常见的症状,故子宫内膜癌应与引起阴道流血的各种疾病鉴别。妇科检查应排除外阴、阴道、宫颈出血及由损伤感染等引起出血及排液。应注意子宫大小、形状、活动度、质地软硬,以及子宫颈、宫旁组织软硬度有无变化,对附件有无包块及增厚等均应有仔细全面检查。

1. 绝经过渡期功血

以月经紊乱,如经量增多、经期延长及不规则阴道流血为主要表现。妇科检查无异常发现,应作分段诊刮活组织检查确诊。

2. 老年性阴道炎

主要表现为血性白带,检查时可见阴道黏膜变薄、充血,或有出血点、分泌物增加等表现,治疗后可好转,必要时可先作抗感染治疗后再作诊断性刮宫排除子宫内膜癌。

3. 子宫黏膜下肌瘤或内膜息肉

有月经过多或经期延长症状,可行 B 型超声检查,宫腔镜及分段诊刮确定诊断。

4. 宫颈管癌、子宫肉瘤及输卵管癌

三者均可有阴道排液增多或不规则流血。宫颈管癌因癌灶位于宫颈管内,宫颈管变粗、硬或呈桶状。子宫肉瘤可有子宫明显增大、质软。输卵管癌以间歇性阴道排液、阴道流血、下腹隐痛为主要症状,可有附件包块。分段诊刮及 B 型超声可协助鉴别诊断。

三、子宫内膜癌的常见并发症有哪些

1. 子宫出血:是子宫内膜癌的常见并发症及体征表现。绝经期前后的不规则阴道出血是子宫内膜癌的主要症状,常为少量至中等量出血,很少为大量出血。不仅较年轻或近绝经期患者易误认为月经不调,不及时就诊,即使医生亦往往疏忽。个别也有月经周期延迟者,但表现不规律。在绝经后患者多表现为持续或间断性阴道出血。子宫内膜癌患者一般无接触性出血。晚期出血中可夹杂有烂肉样组织。

2. 疼痛:是子宫内膜癌的常见并发症。由于癌肿及其出血与排液的淤积,刺激子宫不规则收缩而引起阵发性疼痛。这种症状多半发生在晚期。如癌组织穿透浆膜或侵蚀宫旁结缔组织、膀胱,或压迫其他组织也可引起疼痛,往往呈顽固性和进行性加重,且多从腰骶部、下腹向大腿及膝放射。

3. 阴道排液:因腺癌生长于宫腔内,感染机会较宫颈癌少,故在初期可能仅有少量血性白带，但后期可发生感染、坏死，有大量恶臭的脓血样液体排出。有时排液可夹杂癌组织的小碎片。

4. 其他：晚期患者自己可触及下腹部增大的子宫和（或）邻近组织器官，可致该侧下肢肿痛，或压迫输尿管引起该侧肾盂输尿管积水或致肾脏萎缩，或出现贫血、消瘦、发热、恶液质等全身衰竭表现。

四、子宫内膜癌患者术后饮食上应注意什么

1. 进食不宜过早。一般在肛门排气后开始喝少量水，如无不适，可吃流食，如米汤、菜汤等，以后逐渐过渡到软食和普通食物。

2. 子宫内膜癌手术后饮食不宜过于精细。在日常，大部分人以高蛋白质、高热量的饮食为主，忽略了维生素的摄入，而机体的修复是需要各种营养的，尤其是粗纤维食物。对于术后卧床的病人，吃粗纤维食物能起到增进胃肠活动，保持大便通畅的作用。

3. 忌食辣椒、麻椒、生葱、生蒜等刺激性食物。常吃富有营养的干果类食物，如核桃、花生、瓜子等。多食瘦肉、鸡肉、鸡蛋、鹌鹑蛋、鲫鱼、甲鱼、白鱼、白菜、芦笋、芹菜、菠菜、黄瓜、冬瓜、香菇、豆腐、海带、紫菜、水果等。

4. 饮食宜清淡，不食羊肉、虾、蟹、鳗鱼、咸鱼、黑鱼等发物。饮食定时定量，不能暴饮暴食。坚持低脂肪饮食，多吃五谷杂粮，如玉米、豆类等。

5. 禁烟、酒和冰冻食品。禁食桂圆、红枣、阿胶、蜂王浆等热性、凝血性和含激素成分的食品。

五、子宫内膜癌应该如何预防

1. 开展防癌宣传。开展防癌宣传普查，加强卫生医学知识，教育有更年期异常出血，阴道排液，合并肥胖、高血压或糖尿病的妇女，要提高警惕，及时就医，早期诊断。

2. 治疗癌前病史。对子宫内膜有增生，特别是有不典型增生患者，应积极给予治疗，严密随诊，疗效不好者及时手术切除子宫，若患者已有子女，或无生育希望或年龄较大者，可不必保守治疗，直接切除子宫。

3. 避免良性肿瘤恶化。有妇科良性疾病时，最好不采用放疗，以免诱发肿瘤。

4. 替代治疗。严格掌握雌激素使用的指征，更年期妇女使用雌激素进行替代治疗，应在医生指导下使用，同时应用孕激素以定期转化子宫内膜。

5. 生育。建议女性适龄生育，在24～29岁生小孩比较合适。

6. 膳食。合理膳食、适当运动以预防肥胖，如果患有高血压和糖尿病，应积极治疗。

7. 体检。请定期检查，并每隔一定时间做一次子宫内膜活检。

三 患上痔疮怕看医生

事件回顾

夏季是痔疮高发的季节，有些上班族因为久坐不运动增加了痔疮发作的风险。2015 年福州一名女子就因为痔疮发作疼痛难忍而进了医院。值得一提的是，两年前她的痔疮就已经频繁发作了，但因为怕羞，硬是忍了两年拖成环状痔才到医院治疗。

家住福州的陈某，离开大学已经两年时间了。毕业后，她一直在一家外贸公司工作，长相标致的她是公司里公认的美女。与许多上班族一样，她每天工作 8 小时，除了喝水、上厕所之外，基本上不运动。

长年久坐不动，陈小姐逐渐出现了大便出血和肛门瘙痒、疼痛等症状，而且在排便时，她发现肛门外还有一小块肉球脱出，不过在大便后，那个肉球又会回到肛门内。

陈小姐根据自己的症状到网上查询，对照之下，判断患的是痔疮。本打算抽空到附近的医院检查治疗，但是一想到要在医生面前脱裤子，害羞的她打消了检查的念头。就这样，这些症状一拖就是两年时间。

然而，最近陈小姐发现自己的肛门坠胀得厉害，小肉球从之前的一个变成了两个，脱出的肉球无法回纳。现在无论站着、坐着还是趴着，都觉得很痛。剧烈的疼痛，让她实在无法忍受了。

上周，她在家人的陪同下通过电话预约，来到一家肛肠医院检查。她通过导诊获悉该院有"男女分诊"，女性患者有专门的"女子诊疗中心"，这让她安心了许多。

由于陈小姐的症状很像是环状痔，医生先用电子肛肠镜检查，确诊是环状痔后，再与陈小姐沟通，决定采用微创手术进行治疗。

后来，陈小姐做了微创手术。手术很成功，陈小姐摆脱了困扰自己两年的痔疮，在家休息两三天后就可以上班了。

"痔疮是最常见的肛肠疾病，肛肠科收治的患者大部分是痔疮病人。"陈小姐的主治医师石医生说，"由于生活节奏和习惯的改变，目前痔疮的初发人群趋于年轻化。在门诊中，男性与女性的比例差不多是 1 : 1，因痔疮发作来就诊的女性患者并不少见。"

石医生提醒："女性平时要留意饮食和生活规律，尽量避免痔疮发作。在饮食上，要多吃水果、蔬菜等含膳食纤维的食品，多喝水，不吃过多辛辣及刺激性食品。在生活上，要避免不好的生活习惯，不要在上厕所时看书、玩手机等，平时如果久坐或者久站，要适当增加运动，此外，女性还要注意保持肛门四周清洁，穿宽松透气的内裤，以减少肛门发炎和感染的机会。锻炼身体，增强自己的免疫力，同时有意识地做一些提肛运动。"

事件分析

痔是人体直肠末端黏膜下和肛管皮肤下静脉丛发生扩张和屈曲所形成的柔软静脉团，是一种常见的肛肠疾病，又名痔疮、痔核、痔病、痔疾等。任何年龄都可发病，但随着年龄增长，发病率逐渐增高。在我国，痔是最常见的肛肠疾病，素有"十男九痔""十女十痔"的说法。

痔按发生部位的不同分为内痔、外痔、混合痔。在肛管皮肤与直肠黏膜的连接处有一条锯齿状的可见的线叫肛管齿状线。在齿状线以上的为内痔，是肛垫的支持结构、静脉丛及动静脉吻合支发生病理改变或移位，被覆直肠黏膜，由于内括约肌收缩，肛垫以Y型沟分为左侧、右前侧、右后侧三块，因此内痔常见于左侧、右前侧及右后侧；在齿状线以下为外痔，被覆肛管黏膜，可分为结缔组织性外痔、静脉曲张性外痔、血栓性外痔；兼有内痔和外痔的为混合痔，是内痔通过静脉丛与相应的外痔融合，即上、下静脉丛的吻合。混合痔脱出肛门外，呈梅花状时，称为环形痔；若被括约肌嵌顿，则形成嵌顿性痔。

痔疮的症状是多样的，其临床主要表现为：（1）主要表现为便血，便血的性质可为无痛、间歇性，便后出血，便时滴血或手纸上带血，便秘、饮酒或进食刺激性食物后加重。（2）单纯性内痔无疼痛仅坠胀感，可出血，发展至脱垂，合并血栓形成、嵌顿，感染时才出现疼痛。（3）内痔分为4度。Ⅰ度，排便时出血，便后出血可自行停止，痔不脱出肛门；Ⅱ度，常有便血，排便时脱出肛门，排便后自动还纳；Ⅲ度，痔脱出后需手辅助还纳；Ⅳ度，痔长期在肛门外，不能还纳。其中，Ⅱ度以上的内痔多形成混合痔，表现为内痔和外痔的症状同时存在，可出现疼痛不适、瘙痒，其中瘙痒常由于痔脱出时有黏性分泌物流出。后三度多成混合痔。（4）外痔平时无特殊症状，发生血栓及炎症时可有肿胀、疼痛。

关于痔的病因主要有三种学说。首先是静脉曲张学说，认为痔是直肠下段黏膜下和肛管皮肤下的静脉丛淤血、扩张和屈曲所形成的静脉团。二是肛垫下移学说，在肛管黏膜下有一层环状的由静脉（或称静脉窦）、平滑肌、弹性组织和结缔组织组成的肛管血管垫，简称"肛垫"，其起闭合肛管、节制排便的作用。正常情况下，肛垫疏松的附着于肛管肌上，排便时主要受到向下的压力被推向下，排便后借其自身的收缩作用缩回肛管内。弹性回缩作用减弱后，肛垫则充血，下移形成痔。三是遗传学说，目前尚无确切证据。痔疮患者常有家族史，可能与饮食、排便习惯及环境有关。

痔疮的治疗应遵循三个原则：（1）无症状的痔无须治疗；（2）有症状的痔重在减轻或清除症状，而非根治；（3）以保守治疗为主。注意饮食，忌酒和辛辣刺激食物，增加纤维性食物，多摄入果蔬，多饮水，改变不良的排便习惯，保持大便通畅，必要时服用缓泻剂，便后清洗肛门。对于脱垂型痔，注意用手轻轻托回痔块，阻止再脱出。避免久坐久立，进行适当运动，睡前温热水（可含高锰酸钾）坐浴等。此外，局部用药治疗已被广泛采用，药物包括栓剂、膏剂和洗剂，多数含有中药成分。

事件反思

一、如何预防痔疮的发生

1.加强锻炼。经常参加多种体育活动，如广播体操、太极拳、踢毽子等，能够增强机体的抗病能力，减少疾病发生的可能，对于痔疮也有一定的预防作用。这是因为体育锻炼有益于血液循环，可以调和人体气血，促进胃肠蠕动，改善盆腔充血，防止大便秘结，预防痔疮。

2.预防便秘。正常人每日大便1次，大便时间有早、中、晚饭后的不同习惯。正常排出的大便是成形软便，不干不稀，排便时不感到排便困难，便后有轻松舒适的感觉，这表明胃肠功能良好。如果大便秘结坚硬，不仅排便困难，而且由于粪便堆积肠腔，肛门直肠血管内压力增高，血液回流障碍而使痔静脉丛曲张形成痔疮。为防止大便秘结，应注意以下几点：

（1）合理调配饮食。既可以增加食欲，纠正便秘改善胃肠功能，也可以养成定时排便的习惯。日常饮食中可多选用蔬菜、水果、豆类等含维生素和纤维素较多的食物，少吃辛辣刺激性的食物等。

（2）养成定时排便的习惯。健康人直肠内通常没有粪便，随晨起起床引起的直立反射，早餐引起的胃、结肠反射，结肠可产生强烈的"集团蠕动"，将粪便推入直肠，直肠内粪便蓄积到一定量，便产生便意。所以最好能养成每天早晨定时排便的习惯，这对于预防痔疮的发生，有着极重要的作用。

（3）选择正确治疗便秘的方法。对于一般的便秘病人，可以采用合理调配饮食，养成定时排便的习惯来加以纠正。对于顽固性便秘或由于某种疾病引起的便秘，应尽早到医院诊治，切不可长期私自服用泻药或灌肠。因长期服用泻药不仅可以使直肠血管充血扩张，还可以导致胃肠功能紊乱。

3. 注意孕期保健。妇女妊娠后可致腹压增高，特别是妊娠后期，下腔静脉受日益膨大的子宫压迫，直接影响痔静脉的回流，容易诱发痔疮，此种情况在胎位不正时尤为明显。因此怀孕期间应定时去医院复查，遇到胎位不正时，应及时纠正，不仅有益于孕期保健，对于预防痔疮及其他肛门疾病，也有一定的益处。

4. 保持肛门周围清洁。肛门、直肠、乙状结肠是贮存和排泄粪便的地方，粪便中含有许多细菌，肛门周围很容易受到这些细菌的污染，诱发肛门周围汗腺、皮脂腺感染，而生疮疖、脓肿。女性阴道与肛门相邻，阴道分泌物较多，可刺激肛门皮肤，诱发痔疮。因此，应经常保持肛门周围的清洁，每日温水熏洗，勤换内裤，可起到预防痔疮的作用。

5. 其他。腹压增高，可以使痔静脉回流受阻，引起痔疮。临床上引起腹压增高的疾病很多，如腹腔肿瘤压迫腹腔内血管，可以使痔静脉回流受阻，引起痔疮；肝硬化引起的门静脉高压症，可致肛门直肠血管扩张，而引起痔疮。需注意，由肝硬化引起的痔疮应首先治疗肝硬化，而不要急于治疗痔疮，因为肝硬化缓解后痔疮症状是可以改善的。

二、得了痔疮的禁忌是什么

1. 忌饮酒。饮酒可使痔静脉充血、扩张，痔核肿胀。

2. 忌辛辣。痔疮患者如果嗜食刺激性强的辛辣食物，如辣椒、大蒜、生姜等，可促使痔疮充血，从而加剧疼痛。

3. 忌饱食。暴饮暴食会加大痔疮的发病程度。

4. 忌久坐。久坐不运动，会使腰、臀部的血液循环受到障碍，而加重痔疮的病情。

5. 忌紧腰。过紧束缚腰部，会妨碍腹腔及肛门的血液回流，影响肠的正常蠕动，给排便带来痛苦。

6. 忌憋便。粪便在肠道里滞留的时间长了，水分被过多吸收便会干硬，造成患者排便困难、腹压增加、痔裂出血。

7. 忌讳疾。痔疮患者不能因为部位特殊而不好意思就医，或者认为是小毛病而不予重视，这会导致病情加重给治愈带来难度。

三、准妈妈如何预防痔疮

1. 合理饮食：孕妇应该注意不吃或少吃辛辣刺激性的食物和调味品，同时还要养成多饮水的习惯，最好喝些淡盐水或蜂蜜水。多吃富含粗纤维的蔬菜、水果。辣椒、胡椒、生姜、大蒜、大葱等刺激性食物尽量少吃。

2. 适当运动：孕妇不宜久坐，应适当运动，以促进肛门直肠部位的血液回流。每天坚持做 10 ~ 30 次提肛动作，这样做能减少痔静脉丛的淤血，改善局部血液循环，减少发病。

3. 防止便秘和腹泻：不要久忍大便，要养成定时良好的排便习惯，如果一次排不出来，可起来休息一会儿再去，排便困难时可遵医用些润肠通便的药物，但不宜用泻药，更不宜应用压力较大的灌肠等方法来通便，以免造成流产或早产。

4. 妇女孕期及产后避免久站久坐，要采用新法接生，以避免严重会阴撕裂。否则，分娩时痔疮容易水肿、外脱，增加病人痛苦。

四 颈椎病多年被忽视终致瘫痪

事件回顾

家住南京的刘老身体一直非常硬朗，也没有高血压、糖尿病等基础病，过年前还骑车去买菜。三个月前，却突然出现行走不稳，腿脚乏力，脚底有踩棉花感，休息后没有明显的缓解。去医院就诊发现，刘老颈椎 5 ~ 7 椎椎管狭窄伴颈脊髓变性，最终确诊为"脊髓型颈椎病"，原来刘老 40 多年来都有颈椎病。专家建议尽快手术治疗，可是被老人以及家人拒绝，选择保守治疗。针灸、推拿都试过，但是家人发现刘老的病越治越重，他的下肢慢慢不能行走，逐渐出现大便失禁和排尿困难。最后，只能到医院脊柱外科中心就诊。

在手术前几天，患者开始出现大便出血，短短 4 小时出血量就有 1 000 多毫升，老人血压直线下降，并一度出现短暂失血性休克。

该院肛肠科主任立即赶到脊柱外科病房，使用肛门镜检查发现，距离患者肛门约 5 ~ 6 厘米直肠后壁有一溃疡面，出现搏动性冒血，初步诊断为"直肠糜烂溃疡"，经过生理盐水以及盐酸肾上腺素治疗基本止住出血。据统计，病人从住院后出现便血前后一共出血量高达 4 000 毫升。大便失禁、体质下降、便秘或腹泻对直肠的刺激，都是诱发直肠糜烂溃疡的因素。

"脊髓型颈椎病虽少见，但却是病情最严重的一种，易因误诊为其他疾患而延误治疗时机。好发于中老年人。由于其主要压迫或刺激脊髓及伴行血管而出现脊髓神经的感觉、运动、反射与人排便功能障碍，所以称之为脊髓型颈椎病。"该院脊柱外科鲍医师介绍，"有的甚至并无任何征兆，只是在某一外力的刺激下，或是不经意跌倒甚至是睡觉时翻个身，也许就瘫痪了。"据悉，该院接诊到最年轻的脊髓型颈椎病患者年龄为 28 岁。

事件分析

　　脊髓型颈椎病是由于颈椎椎骨间连接结构退变，如椎间盘突出、椎体后缘骨刺、钩椎关节增生、后纵韧带骨化、黄韧带肥厚或钙化，导致脊髓受压或脊髓缺血，继而出现脊髓的功能障碍，因此脊髓型颈椎病是脊髓压迫症之一，可严重致残，占全部颈椎病的 10%～15%。脊髓型颈椎病的基本病因是颈椎退变。在颈椎各个结构中，颈椎间盘退变被认为发生最早。慢性损伤是脊髓型颈椎病发病的诱发因素。锥体束征为脊髓型颈椎病的主要特点，其产生机制是由于致压物对锥体束（皮质脊髓束）的直接压迫或局部血供减少所致。临床上多先从下肢无力、双腿发紧（如缚绑腿）及抬步沉重感等开始，渐而出现足踏棉花、抬步打飘、跛行、易跪倒（或跌倒）、足尖不能离地、步态拙笨及束胸感等症状。检查时可发现反射亢进、踝阵挛、髌阵挛及肌肉萎缩等典型的锥体束症状；腹壁反射及提睾反射大多减退或消失，手部持物易坠落（表示锥体束深部已受累）。最后呈现为痉挛性瘫痪。脊髓型颈椎病根据症状的轻重不同而分为轻、中、重三度。轻度指症状出现早期，虽有症状，但尚可坚持工作；中度指已失去工作能力，但个人生活仍可自理；如长期卧床，不能下地及失去生活自理能力，则属重度。一般重度者如能及早除去致压物，仍有恢复的希望。但如继续发展至脊髓出现变性甚至空洞形成时，则脊髓功能难以获得逆转。

　　颈椎病一经发现应尽早治疗。对某些轻度颈椎病可试用非手术疗法，但脊髓型颈椎病一旦确诊，多数需要手术治疗。临床上发现，有一部分脊髓型颈椎病在早期仅表现为手指麻木或握力减退。对于此类患者如能早期诊断和治疗，可以阻止或减轻脊髓病变的进一步发展，反之则有病情加重的危险。

事件反思

一、颈椎病患者生活中应注意什么

　　1. 颈椎病忌过久低头工作。颈椎病多发于长期伏案、低头工作者，如：描图员、财会人员。长期低头位，也会将正常的"C"形弯曲拉直，引起椎间盘劳损和退变。且因长期的牵拉，会造成项背肌的劳损，使后纵韧带变得更薄弱松弛，颈椎更趋不稳定，而易发生颈椎病。颈椎病患者，如再长久伏案、低头工作，往往会使病情加重。

　　2. 颈椎病忌枕头过高。在睡眠时，如果枕头过高，头部被抬得太高，会将"C"形弯曲拉直，颈椎前间隙也随之缩小，椎体前缘不断地被摩擦。引起椎间盘劳损和退化，压迫或刺激神经、血管、脊髓，易促发或加重病情。

3. 颈椎病忌急转头。颈椎病患者的颈椎稳定性差，颈部软组织劳损，产生颈部疼痛，颈椎转动受限等。如果患者急速转头，多易造成颈部组织损伤，诱发或加重颈椎病。

4. 颈椎病忌盲目牵引或推拿。若盲目应用推拿和牵引，不仅不利于疾病恢复，反有加重病变的可能。有的或许会因手法不当造成颈椎半脱位，使病情更为复杂难愈，特别是脊髓型患者，常因椎体后缘骨赘及膨出的椎间盘突入椎管，压迫脊髓而发病。牵引或推拿会使骨赘或椎间盘更加突入椎管，从而加重病情，或造成生命危险。

5. 颈椎病忌高空作业。颈椎病多有发作性眩晕，且往往因转动头部，低头或仰头等动作而诱发或加重。

6. 颈椎病忌寒冷及潮湿。颈椎病是由于颈椎间盘退化变性，压迫或刺激神经、血管等而产生的一组综合病征。寒冷刺激对机体的神经和血管都有较大的影响，会使交感神经兴奋性增高，血管紧张收缩而诱发或加重颈椎病，寒湿侵袭还可以使项背部长期慢性疼痛，或造成颈背部的慢性肌纤维炎，也可以因抗痛性肌紧张而增加颈椎关节内部的压力，从而使颈椎病病情加重。

二、生活和工作中如何预防颈椎病

1. 电脑一族要抬高显示器。把电脑显示屏的位置抬高几厘米，或者给电脑显示屏垫了几本厚书，这样就把以前的低头动作改为抬头，从源头上预防颈椎病的发生。同时，不要长期保持一个坐姿，多站起来活动活动，转动一下脑袋。

2. 晒脖子。太阳光照射可造成局部加热，能加速局部血液循环，使得血气和经络畅通，也有利于营养成分的输送，可以缓解颈椎的疼痛，有助于颈椎病康复。此外，经常晒太阳有助于维生素 D 的吸收，进而促进肠道对钙、磷吸收，有防治骨质疏松的作用。

3. 办公室里放条小围巾。有颈椎疾病的人一定要注意保暖。可以用厚长围巾把脖子围上，这样可以避免颈部受寒，消除颈椎病的诱发因素。颈部保暖不仅可以避免颈部疲劳，而且可以避免头颈部血管因受寒而收缩，使脑部的血液循环减慢。建议女性在办公室里放条小围巾，尤其夏天的时候，空调吹得很凉时可以系上挡挡凉气。

4. 炒盐热敷。在小口袋里放点炒热的盐，稍微凉一下，放在颈椎上，等盐全凉了再拿下来，这样可以发热活血；还可以睡觉前把姜切成丝放在袋子里系脖子上，原理都是热敷。

5. 每周一两次蛙泳。蛙泳在换气时颈部从平行于水面向后向上仰起，头部露出水面呼吸，头颈始终处于一低、一仰的状态，正好符合颈椎病的锻炼原则，因此能对预防和治疗颈椎病起到积极的作用。打羽毛球接高球时的动作原理与蛙泳大致相同。蛙游及打羽毛球防治颈椎病要因时、因人而异，严重的颈椎病患者就不能进行游泳锻炼。

三、颈椎病人的饮食应注意什么

颈椎病患者的一般饮食原则为：合理搭配。饮食要合理搭配，不可单一偏食。

颈椎病食物一般分两大类：一类是主食，主要是提供热能，如米、面；另一种食物，可以调节生理机能，称为副食，如豆类、水果和蔬菜等。主食中所含的营养是不同的，粗细要同时吃，不可单一偏食。粗细、干稀、主副搭配的全面营养可满足人体需要，促进患者的康复和维持正常人体的需要。

颈椎病患者需对症进食：由于颈椎病是由椎体增生、骨质退化疏松等引起的，所以颈椎病患者应以富含钙、蛋白质、维生素 B 族、维生素 C 和维生素 E 的饮食为主。其中钙是骨的主要成分；蛋白质也是形成韧带、骨骼、肌肉不可缺少的营养素；维生素 B、C、E 则可缓解疼痛，解除疲劳，增强机体免疫力。

视力模糊、流泪者，宜多食含钙、硒、锌类食物，如豆制品、动物肝、蛋、鱼、蘑菇、芦笋、胡萝卜等。颈椎病伴高血压者，多吃新鲜蔬菜和水果，如豆芽、海带、木耳、大蒜、芹菜、地瓜、冬瓜、绿豆等。

四、颈椎病的食疗方法有哪些

1. 川芎白芷炖鱼头

川芎 15 克，白芷 15 克，鳙鱼头 1 个，生姜、葱、盐、料酒适量。川芎、白芷分别切片，与洗净的鳙鱼头一起放入锅内，加姜、葱、盐、料酒、水适量，先用武火烧沸后，改用文火炖熟。佐餐食用，每日 1 次，此法可祛风散寒，活血通络，是颈椎病食疗常用方。

2. 天麻炖鱼头

天麻 10 克，鲜鳙鱼头 1 个，生姜 3 片。天麻、鳙鱼头、生姜放锅内，加清水适量，隔水炖熟，调味即可。此方可补益肝肾，祛风通络，适用于颈动脉型颈椎病。

3. 葛根煲猪脊骨

葛根 30 克，猪脊骨 500 克。葛根去皮切片，猪脊骨切段，共放锅内加清水适量煲汤。饮汤食肉，常用有效。此方可益气养阴，舒筋活络，适用于神经根型颈椎病。

4. 桑枝煲鸡

老桑枝 60 克，母鸡 1 只（约 1 000 克），食盐少许。鸡洗净，切块，与老桑枝同放锅内，加适量水煲汤，调味，饮汤食鸡肉。此方可补肾精，通经络，适用于神经根型颈椎病。

5. 生姜粥

粳米 50 克，生姜 5 片，连须葱数根，米醋适量。生姜捣烂与米同煮，粥将熟加葱、醋，佐餐服食。此方可祛风散寒，适用于太阳经腧不利型颈椎病。

6. 川乌粥

生川乌 12 克，香米 50 克，慢火熬熟，下姜汁 1 茶匙，蜂蜜 3 大匙，搅匀，空腹啜服。此方可散寒通痹，适用于经络痹阻型颈椎病。

7. 杭芍桃仁粥

杭白芍 20 克，桃仁 15 克，粳米 60 克。先将白芍水煎取液 500 毫升，再把桃仁洗净捣烂如泥，加水研汁去渣，二汁液同粳米煮熟。饮此粥可活血，养血，通络，适用于气滞血瘀型颈椎病。

8. 葛根五加粥

葛根、薏米仁、粳米各 50 克，刺五加 15 克。所有原料洗净，葛根切碎，刺五加先煎取汁，与余料同放锅中，加水适量。武火煮沸，文火熬成粥，加冰糖适量，调味食用。此方可祛风，除湿，止痛，适用于风寒湿痹阻型颈椎病。

9. 木瓜陈皮粥

木瓜、陈皮、丝瓜络、川贝母各 10 克，粳米 50 克。将原料洗净，木瓜、陈皮、丝瓜络先煎，去渣取汁，加入川贝母（切碎），加冰糖适量即成。此方可化痰，除湿，通络，适用于痰湿阻络型颈椎病。

10. 参芪龙眼粥

党参、黄芪、桂圆肉、枸杞子各 20 克，粳米 50 克。将原料洗净，党参、黄芪切碎先煎取汁，加水适量煮沸，加入桂圆肉、枸杞子及粳米，文火煮成粥，加适量白糖即可。此方可补气养血，适用于气血亏虚型颈椎病。

11. 参枣粥

人参 3 克，粳米 50 克，大枣 15 克。将人参粉碎成细粉，米、枣洗净后入锅，加水适量，武火煮沸，文火熬成粥，再调入人参粉及白糖适量。此方可补益气血，适用于气血亏虚型颈椎病。

12. 薏米赤豆汤

薏米、赤豆各 50 克，山药 15 克，梨（去皮）200 克。将所有原料洗净，加水适量，武火煮沸后文火煎，加冰糖适量即可。此方可化痰除湿，适用于痰湿阻络型颈椎病。

13.姜葱羊肉汤

羊肉 100 克，大葱 30 克，生姜 15 克，大枣 5 枚，红醋 30 克。所有原料加水适量，做汤 1 碗，日食 1 次。此方可益气，散寒，通络，适用于经络痹阻型颈椎病。

五 七旬大娘突然"痴呆"的"幕后推手"

事件回顾

在你面前好好的一个人，突然就不理你了，与她说话，也像听不见一样。谁面对这种场景都会吓一跳。近日，家住大东区的李大爷，就被面前突然"痴呆"的老伴儿吓到了。

李大爷的老伴儿今年刚满 70 岁，患高血压和冠心病多年，病情还算稳定。最近，李大爷的老伴儿总犯困，没事儿就打哈欠。上周，老两口在家看报纸，李大爷发现老伴儿不能说话，就像被"定"住了一样。随后老伴儿回过神，但说话不清晰。

李大爷忙带老伴儿去了医院，发现患者双侧颈动脉狭窄，左侧近 90%，右侧近 60%，发生脑梗的风险很大。医生为患者进行了"颈动脉内膜剥脱术"，彻底清除患者血管中的"垃圾"，降低了再次患病风险。

沈阳市某医院神经外三科主任李主任介绍，颈动脉是大脑最重要的供血血管。颈动脉狭窄就是颈部的动脉狭窄变细了，使动脉内血流下降。颈动脉狭窄的常见原因是动脉粥样硬化，即颈动脉壁形成斑块，当这些斑块增大或破裂时，就会造成颈动脉狭窄或闭塞，导致低灌注性脑梗死。另一条途径是斑块中微栓子或斑块表面的微血栓脱落引起脑栓塞，李大爷老伴儿的情况就是左侧颈动脉重度狭窄，造成斑块脱落，栓塞到左侧的语言中枢所致。早期的临床表现有"小中风"：突然发作的一侧肢体麻木、感觉减退或感觉异常、无力，语言障碍，面肌麻痹和单眼突然发黑等。这些症状出现仅数分钟，也可数小时，但在 24 小时内消失。

李主任介绍，高血压、糖尿病、高脂血症以及颈动脉血管的一些先天因素是颈动脉狭窄的常见病因；吸烟、饮酒、高热量饮食、运动少、精神压力大等是导致颈动脉狭窄的常见生活因素。这些高危人群，尤其年龄在 50 岁以上者，需每年做一次颈动脉彩超检查。

近年来随着中国"老龄化"越来越严重，颈动脉狭窄的情况越来越多，颈动脉狭窄引起的脑血管意外也越来越多，这严重影响了人们的健康和生活质量。因此，预防和早期发现颈动脉狭窄显得尤为重要，也应该引起人们的足够重视。

事件分析

颈动脉狭窄，是作为血液由心脏通向脑和头其他部位的主要血管，出现狭窄的症状。颈动脉狭窄多是由于颈动脉的粥样斑块导致的颈动脉管腔的狭窄，其发病率较高，在 60 岁以上人群中患颈动脉狭窄者约占 9%。最主要病因为动脉粥样硬化、大动脉炎、外伤和放射性损伤。最好发部位为颈总动脉分叉处，其次为颈总动脉起始段，此外还有颈内动脉虹吸部、大脑中动脉及大脑前动脉等部位。

一般认为，颈动脉斑块主要通过以下两种途径引起脑缺血：一条途径是严重狭窄的颈动脉造成血流动力学的改变，导致大脑相应部位的低灌注；另一条途径是斑块中微栓子或斑块表面的微血栓脱落引起脑栓塞。临床上依据颈动脉狭窄是否产生脑缺血症状，分为有症状性和无症状性两大类。有症状性颈动脉狭窄，可有脑部缺血症状，如耳鸣、眩晕、黑蒙、视物模糊、头昏、头痛、失眠、记忆力减退、嗜睡、多梦等。无症状性颈动脉狭窄，许多颈动脉狭窄患者临床上无任何神经系统的症状和体征，有时仅在体格检查时发现颈动脉搏动减弱或消失，颈根部或颈动脉行经处闻及血管杂音。无症状性颈动脉狭窄，尤其是重度狭窄或斑块溃疡被公认为"高危病变"，越来越受到重视。

颈动脉狭窄的治疗目的在于改善脑供血，纠正或缓解脑缺血的症状；预防 TIA（短暂性脑缺血发作）和缺血性卒中的发生。依据颈动脉狭窄的程度和患者的症状进行治疗，包括内科治疗、外科治疗和介入治疗。内科保守治疗的目的是减轻脑缺血的症状，降低脑卒中的危险，很好地控制现患的疾病，如高血压、糖尿病、高脂血症及冠心病等。外科治疗颈动脉狭窄的目的是预防脑卒中的发生，其次是预防和减缓 TIA 的发作。标准的手术方式为颈动脉内膜剥脱术（CEA）。目前临床上的介入治疗主要有颈动脉经皮腔内血管成形术（PTA）和颈动脉支架成形植入术（CAS）。总之，三种治疗方法各有优缺点。

本事件中，李大爷的老伴儿之所以会发生这样的情况，原因很明了了。李大爷的老伴儿患高血压和冠心病多年，加之年龄较大，动脉粥样硬化的情况比较严重，导致颈动脉壁内斑块形成，斑块脱落时就会造成颈动脉狭窄，严重狭窄引起脑供血不足时就会出现脑梗死。

事件反思

一、日常生活中如何预防颈动脉狭窄

1. 因为本病最主要病因为动脉粥样硬化、大动脉炎、外伤和放射性损伤等，所以积极治疗和预防原发病是预防本病的关键。

2. 发现有明显的颈动脉狭窄可以做颈动脉经皮腔内血管成形术或颈动脉支架成形植入术，以消除潜在的栓子来源，防止脑卒中的发生。

3. 可进行适量运动，坚持锻炼。

4. 保持心情放松，避免精神压力过大。

二、颈动脉狭窄的人如何正确饮食

1. 颈动脉狭窄患者不宜吃的食物

（1）忌高脂肪、高热量食物。若连续长期吃高脂肪、高热量食物，可使血脂进一步增高，血液黏稠度增加，动脉样硬化斑块容易形成，最终导致血栓复发。

（2）忌肥甘甜腻、过咸刺激助火生痰之品。少甜味饮品、奶油蛋糕的摄入，忌食过多酱、咸菜等。

（3）忌生、冷、辛辣刺激性食物，如白酒、麻椒、麻辣火锅等；还有热性食物如羊、狗肉等亦忌食。

（4）忌嗜烟、酗酒。烟毒可损害血管内膜，并能引起小血管收缩，管腔变窄，因而容易形成血栓；大量引用烈性酒，对血管有害无益。

2. 有颈动脉狭窄的病人，一般可选择下述辅助食疗方剂

（1）黑木耳6克，用水泡发，加入菜肴或蒸食。可降血脂、抗血栓和抗血小板聚集。

（2）芹菜根5个，红枣10个，水煎服，食枣饮汤。可起到降低血胆固醇作用。

（3）吃鲜山楂或用山楂泡开水，加适量蜂蜜，冷却后当茶饮。若脑梗死并发糖尿病，不宜加蜂蜜。

（4）生食大蒜或洋葱10～15克可降血脂，并有增强纤维蛋白活性和抗血管硬化的作用。

5）脑梗死病人饭后饮食醋5～10毫升，有软化血管的作用。

三、什么是颈动脉内膜剥脱术

颈动脉内膜剥脱术是切除增厚的颈动脉内膜粥样硬化斑块，预防由于斑块脱落引起脑卒中的一种方法，已被证明是防治缺血性脑血管疾病的有效

方法。脑血管疾病位居人类死亡原因的第三位，每年有超过 200 万人死于中风。无论世界不同地区或不同种族，脑血管意外都是死亡和致残的主要原因。长期以来，人们对脑血管疾病关注的重点多放在发生中风后的治疗上，颈动脉内膜剥脱术则是把关注的重点前移，即中风发生前的预防上。一般这一手术是在患者已出现短暂性脑缺血、脑血栓等临床症状之后。

20 世纪 50 年代，医学专家成功地完成了第一例颈动脉内膜剥脱术以预防脑梗死。此后，颈动脉内膜剥脱术就成为预防脑梗死的一种标准手术，现在这一手术已经十分成熟，可以确保手术的安全。手术要求暴露颈侧部，暂时夹闭颈动脉远端和近端，然后切开颈动脉，清除堵塞血管的"垃圾"，使颈动脉内壁光滑、内径恢复正常大小。由于切除了增厚的动脉内膜和粥样硬化斑块，使脑血管得以疏通，脑供血得以改善，同时也切断了栓子产生的来源。目前，在欧美采用颈动脉内膜剥脱术，已成为动脉硬化性颈动脉狭窄的常规治疗方法。欧美在 80 年代开展的两项大规模实验对照表明，颈动脉内膜剥脱术可降低 70% 以上有症状狭窄和男性 60% 以上无症状狭窄患者中风的危险性，颈动脉狭窄 70% 以上的人采用颈动脉内膜剥脱术治疗后，发生中风的比例比单纯药物预防下降了约 2/3。在我国，此项手术尚未广泛开展，医学专家呼吁，应加大脑血管疾病预防知识的科普宣传，向患者清楚告知颈动脉狭窄的危害，尽早清除颈动脉血管内的"垃圾"，降低脑梗死发生的风险，以免在出现严重脑中风后才来就医而丧失最佳治疗时机。

六 女子"孵出"21.4 斤子宫肌瘤

事件回顾

46 岁的吴女士平时身体很棒，因自己身体健康极少上医院，更不会定期检查身体，回想起来吴女士至少已经有 5 年时间没有做过任何体检了，更没有做过妇科检查。最近，吴女士的"肚子"越来越大，而她自己本人却越来越消瘦，家里人对此都很好奇也都十分担心，都劝吴女士抓紧时间到医院看看，吴女士自己也很纳闷，不得不挺着"大肚子"来到医院。

吴女士身高有 160 厘米，而体重仅 110 斤，应该说除了凸起的大肚子，整个人的体型偏瘦，所以身边的人经常开玩笑问她："你人这么瘦，肚子怎么这么大呀？"吴大姐却从来没当回事，只是一笑了之。

直到近一个月来，吴大姐发现自己的肚子增大速度很快，这才来医院看看。当地医院的医生用 B 超一照，发现吴女士的肚子里藏了个巨大的肿瘤，病情十分特殊。几经辗转之后，吴大姐慕名找到杭州市某肿瘤医院。

"乍一看她的情况，我们也是心里咯噔一下，后来经过进一步的检查，然后又是各学科专家讨论，为她制定了一个详细的手术方案。"该院肿瘤外科的副主任医师吴主任说。手术时医生剖开吴女士的肚子，抱出来的不是小宝宝，而是个巨大的肿瘤。医生说，这个肿瘤抢走了她吃进肚子里的营养，苗壮成长成一巨大肿块，而吴女士则因营养不良日渐消瘦。

因为肿瘤已经大到占据了整个腹腔，手术时医生们把吴女士的整个腹部都打开了，刀口起码 20 厘米。所幸，整个肿块像是个被裹得严严实实的包袱一样，边界清晰，虽有挤压但还没有跟边上的脏器长到一起，最后医生用了 3 个小时的时间顺利完成了手术。

后来他们还特意将肿块过了秤，显示 21.4 斤，相当于 3 个中等体重的小婴儿。吴岳光医生说，这是他从医以来见过的最大的肿瘤。

"经病理切片检查，吴女士患的是阔韧带平滑肌瘤，良性为主，但也有恶性倾向，所以她目前不需要继续接受化疗，但必须 3 个月随访一次，观察身体各方面的指标，以便有问题时能早诊早治。"吴医生这样说。

这样的情况让吴女士及家人大吃一惊，心情也久久不能平复。吴女士平素身体很好，从没想到自己会得这样的病，回想起自己患病过程中的种种细节更是感到懊恼和后怕。吴女士说自己太大意了，以至于肿瘤长了这么大才到医院看病，虽然这过程中没有什么特殊的感觉，但好多细节都能给自己提醒，自己实在太粗心了。值得庆幸的是，吴女士的肿瘤是良性的，暂时并不会危及生命，吴女士的事情给每个人都提了个醒，值得人们深思。健康绝不仅仅是医生的事情，每个人都应该为自己的身体负责。日常生活中要多多关注自己的身体，切勿得了病再去后悔和懊恼。

事件分析

子宫肌瘤是女性生殖器官中最常见的一种良性肿瘤，也是人体中最常见的肿瘤之一，又称为纤维肌瘤、子宫纤维瘤。由于子宫肌瘤主要是由子宫平滑肌细胞增生而成，其中有少量纤维结缔组织作为一种支持组织而存在，故称为子宫平滑肌瘤较为确切，简称子宫肌瘤。子宫肌瘤的病因是肌瘤组织中的雌激素受体量多，或是受体的敏感性较正常子宫肌组织高，或是体内长期的雌激素含量过高，导致子宫壁平滑肌细胞增生，过度生长形成肌瘤。同时与神经中枢活动和细胞遗传学也有一定的关系。在临床上青春期前极少发生肌瘤，肌瘤随妊娠长大，随绝经后而缩小等现象证实雌激素是肌瘤生长的主要促进因素。

　　子宫肌瘤可发生在子宫任何部位，按肌瘤所在部位不同可分为子宫体肌瘤和子宫颈肌瘤，前者约占子宫肌瘤 90%～96%，后者仅占 2.2%～8%，宫颈和宫体同时存在肌瘤占 1.8%，子宫肌瘤开始时仅为肌壁内的单一瘤细胞所形成，以后随着肌瘤的增大逐渐从子宫肌壁内向不同的方向生长，根据其与子宫肌壁的关系将其分为 3 类：① 肌壁间肌瘤，② 浆膜下肌瘤，③ 黏膜下肌瘤。其中浆膜下肌瘤若是肌瘤生长在子宫两侧壁并向两宫旁阔韧带内生长的称为阔韧带肌瘤，此类肌瘤常可压迫附近输尿管，膀胱及髂血管而引起相应症状和体征。

　　子宫肌瘤临床可表现为月经量增多、经期延长，下腹部包块或排尿、排便困难等。发病的年龄通常是在 35 岁的妇女中，约有 20% 的人患有子宫肌瘤，但由于肿瘤发展缓慢且没有什么临床的症状，所以有些情况下，是因为身体检查才无意间查到此病，所以大部分人是没有得到更早的治疗，甚至没有治疗。子宫肌瘤生长缓慢，无疼痛，一旦临床出现疼痛症状多因肌瘤并发症所引起，常见的子宫肌瘤并发症有：红色变性、感染、扭转。子宫肌瘤局部血液供给不足还可引起退行性变，包括有：① 玻璃样变，又称透明变性，是最常见的肌瘤变性。② 囊性变。③ 红色变性，多见于妊娠期或产后期。红色变性实为肌瘤一种特殊类型的坏死，发生机制不清，可能是肌瘤内小血管发生退行性变。④ 脂肪变性。⑤ 钙化。⑥ 感染及化脓。⑦ 恶性变。

　　子宫肌瘤是性激素依赖性肿瘤，临床采用激素药物治疗，对于药物治疗不能控制病情的要进行手术治疗，手术治疗是该病的主要治疗方法。手术疗法有子宫切除术、子宫肌瘤剔除术和子宫动脉栓塞术。除此之外，超声消融治疗是目前治疗子宫肌瘤的最安全有效方法。它是一种新的非侵入性（不开刀、不穿刺）治疗子宫肌瘤的局部物理治疗手段，它通过从体外将高强度超声聚焦在体内的子宫肌瘤处，依靠焦点区域高强度超声产生的高温、空化效应等机制，使子宫肌瘤组织凝固性坏死，以达到局部灭活子宫肌瘤的目的，阻止子宫肌瘤的进一步生长。

　　子宫肌瘤压迫周围脏器时，宜做手术切除肌瘤。有出血量多并出现贫血等并发症时，对于年龄在 40 岁以下，可以考虑手术根治（仅限于不再生育的妇女），年龄大于 45 岁者宜保守治疗，度过更年期后，不治可愈（出血停止）。经期要慎用活血化瘀的药物，以防出血量增加，饮食上也应以清淡饮食为主，禁食辛辣煎炸之品，并适当休息。对于出血量多，急性失血，出现头晕眼花、心悸、面色苍白者应到医院治疗，以防发生失血性休克。

事件反思

一、子宫肌瘤的易发人群

与十几年前相比，子宫肌瘤越来越青睐三四十岁的中年女性，特别是未育、性生活失调和性情抑郁这三类女性。妇科专家介绍，子宫肌瘤的具体原因目前尚不十分明确，但研究表明，激素分泌过于旺盛，是导致子宫肌瘤的最普遍原因，而女性的这三种行为模式，是造成内分泌紊乱，导致激素分泌过剩的罪魁祸首。

第 1 类：未育女性提前进入更年期

女性一生原始卵泡数目有限，排卵的年限约有 30 年，妊娠期和哺乳期，由于激素作用，卵巢暂停排卵，直至哺乳期的第 4～6 个月才恢复，卵巢由此推迟了一定数量的排卵，有生育史的女性要较晚进入更年期，而未育女性得不到孕激素及时有效保护，易发生激素依赖性疾病，子宫肌瘤就是其中之一，权威研究表明，女性一生中如果有一次完整的孕育过程，能够增加 10 年的免疫力，而这 10 年的免疫力，主要针对的是妇科肿瘤。

第 2 类：性生活失调影响子宫健康

传统中医学讲，子宫肌瘤归属于"癥瘕"（肚子里结块的病）范畴，而"癥瘕"的形成多与正气虚弱、气血失调有关。中医讲解"癥瘕"：妇人为性情中人，夫妻不和，势必伤及七情，七情内伤，气机不畅，气血失调，气滞血瘀，瘀积日久，则可为"癥瘕"。可见，夫妻间正常的性生活刺激，可促进神经内分泌正常进行，使人体激素正常良好地分泌，而长期性生活失调，容易引起激素水平分泌紊乱，导致盆腔慢性充血，诱发子宫肌瘤。

第 3 类：抑郁女性多发子宫肌瘤

中年女性面临着工作和家庭的双重精神压力，易产生抑郁情绪，而伴随着绝经期的到来，女性开始出现"雌激素控制期"，在这个时期中，女性自身的抑郁情绪，很容易促使雌激素分泌量增多，且作用加强，有时可持续几个月甚至几年，这同样是子宫肌瘤产生的重要原因。

二、患子宫肌瘤后应注意什么

1.防止过度疲劳，经期尤须注意休息。

2.多吃蔬菜、水果，少食辛辣食品。

3.保持外阴清洁、干燥，内裤宜宽大。若白带过多，应注意随时冲洗外阴。

4.确诊为子宫肌瘤后，应每月到医院检查 1 次。如肌瘤增大缓慢或未曾增大，可半年复查 1 次；如增大明显，则应考虑手术治疗，以免严重出血或压迫腹腔脏器。

5. 避免再次怀孕。患子宫肌瘤的妇女在做人工流产后，子宫恢复差，常会引起长时间出血或慢性生殖器炎症。

6. 如果月经量过多，要多吃富含铁质的食物，以防缺铁性贫血。

7. 不要额外摄取雌激素，绝经以后尤应注意，以免子宫肌瘤长大。

8. 需要保留生育能力而又必须手术治疗的，可采用肌瘤剔除术。

三、子宫肌瘤术后应如何保养

1. 首先，要确定患者的手术性质，是子宫肌瘤剔除术，还是子宫全切术。一般子宫肌瘤的患者过来更年期，都是连子宫和子宫颈全切的。如果是前者，肌瘤剔除，那么和剖腹产手术没什么区别，创面小，出血少，相对恢复容易。如果是后者，那么属于肌瘤剔除加器官摘除，相对创面和出血量都要比前者大。一般恢复期都在 1~2 个月之间，修养的方法和坐月子差不多，很多患者已为人母，自己应该清楚的。只要不受凉不劳累，安静休息就好。

2. 另外，子宫肌瘤的手术切口很特别，注意是在肚脐下三寸的地方，横切口，不是竖的。所以恢复起来比别的手术要容易。手术过后的一两天，尤其是当天夜里比较难熬，家人多关心一下就好。另外，根据个人情况，如果保留子宫，并且患者还没绝经，那还要继续服用半年的药物控制月经到来。术后的病人一般都会全身发虚或者腰疼，不过只要安静休养问题都不大。

四、子宫肌瘤的食疗方法有哪些

1. 消瘤蛋

鸡蛋 2 个、中药壁虎 5 只、莪术 9 克，加水 400 克共煮，待蛋熟后剥皮再煮，弃药食蛋，每晚服 1 次。

功效：散结止痛，祛风定惊。适宜气滞血瘀型。

2. 二鲜汤

鲜藕 120 克切片、鲜茅根 120 克切碎，用水煮汁当茶饮。

功效：滋阴凉血，祛瘀止血。适宜月经量多，血热瘀阻型。

3. 银耳藕粉汤

银耳 25 克、藕粉 10 克、冰糖适量，将银耳泡发后加适量冰糖炖烂，入藕粉冲服。功效：有清热润燥止血的功效。适宜月经量多，血色鲜红者。

4. 益母陈皮鸡蛋汤

益母草 50~100 克、陈皮 9 克、鸡蛋 2 个，加水适量共煮，蛋熟后去壳，再煮片刻，吃蛋饮汤。月经前每天 1 次，连服数次。

5. 元胡当归猪肉汤

元胡、艾叶、当归各 9 克，瘦猪肉 60 克，食盐少许。将前 3 味加水 3 碗，煎成 1 碗，去药渣，再入猪肉煮熟，用食盐调味服食。月经前每天 1 剂，连服 5~6 剂。

6. 毛蛋生姜黄酒汤

未孵出的带毛鸡（鸭）蛋 4 个、生姜 15 克、黄酒 50 毫升。先将带毛鸡（鸭）蛋去壳、毛及内脏，加黄酒、生姜同煮熟，调味后服食。月经前每天 1 剂，连服数日。

7. 丝瓜籽红糖汁

丝瓜籽 9 克、红糖适量、黄酒少许。把丝瓜籽焙干，水煎取汁，加黄酒、红糖调服。月经前每天 1 次，连服 3~5 天。

8. 消瘤姜枣膏

白术 250 克、苍术 250 克、茯苓 250 克、生姜 150 克、大枣 100 枚。前 3 味洗净烘干，研细过筛，大枣去核，生姜研成泥后去姜渣。以姜枣泥调和药粉为膏，防腐贮存备用。早晚各服 30 克，米酒送服。

9. 苡仁根老丝瓜汤

薏苡根 30 克、老丝瓜（鲜品）30 克，水煎取汁，加红糖少许调味服食，每日 1 剂，连服 5 天。

五、子宫肌瘤最好不要吃哪些食物

1. 忌辣椒、麻椒、生葱、生蒜、酒类、冰冻等刺激性食物及饮料。

2. 禁食桂圆、红枣、阿胶、蜂王浆等热性、凝血性和含激素成分的食品。

七　挤痘引发脑膜炎

事件回顾

脸上长痘用手挤，是很多年轻人最常见的动作。沈阳一位 22 岁男孩因为没洗手挤痘痘后出血，在短短三天内高烧至昏迷，引发脑膜炎。

近期网上曾出现过一则年轻男子挤痘痘挤出败血症的新闻，引起了许多朋友的关注。而 3 月 30 日，沈阳一位 22 岁的男孩小天（化名）也因为挤痘痘出现危险，得了脑膜炎，到院就诊时，他的嘴唇和眼睛都肿胀外翻得厉害。

原来，3 月初小天在家和朋友们聚会，有朋友说他嘴唇上的痘痘太丑，不如挤了。当天晚上，小天也没有洗手，就用手将唇边的痘痘挤了一下。当时没有特别的反应，虽然有些小肿胀和疼痛，他也没放在心上。然而第二天，小天却发现嘴唇肿胀得厉害。

将近三天的时间，小天开始出现胸闷、气急、高烧 40 度等不适症状，并时不时地犯困，随即他前往医院检查。检查结果显示，他的白细胞异常高，医生建议他住院治疗。经过一系列针对性治疗，目前小天的病情已经得到了有效控制。医生告诉记者，这种病如果不能及时治疗，可能造成多器官衰竭，死亡率就相当高了。

"这种病一般都是在人体抵抗力降低的情况下发生。"医生表示，"挤痘痘的时候很可能有一部分脓包没有挤出来，反而越来越深，顺着静脉血管方向，将脓液带进颅内，并在颅内大量快速繁殖，造成颅内感染，就会导致脑膜炎。"正是由于小天没有足够的医学常识和消毒意识才导致了悲剧的发生。

事件分析

急性化脓性脑膜炎又称脑膜炎，是化脓性细菌所致的软脑膜、蛛网膜、脑脊液及脑室的急性炎症反应，脑及脊髓表面可轻度受累，常与化脓性脑炎或脑脓肿同时存在。化脓性脑膜炎是一种严重的颅内感染，尽管抗生素的研制已经有了很大进步，但至今急性化脓性脑膜炎的病死率和病残率仍然较高。急性化脓性脑膜炎多呈暴发性或急性起病，成人与儿童急性期常表现为发热、剧烈头痛、呕吐、全身抽搐、意识障碍或颈项强直等。化脓性脑膜炎最常见的致病菌是脑膜炎双球菌、肺炎球菌和 B 型流感嗜血杆菌，其次为金黄色葡萄球菌、链球菌、大肠埃希杆菌、变形杆菌、厌氧杆菌、沙门菌、铜绿假单胞菌等。化脓性脑膜炎由于病变可引起脑膜粘连和脑实质的损害，因此可以出现颅神经麻痹、失明、听力障碍、肢体瘫痪、癫痫及智力减退等后遗症。

挤痘痘的时候如果有一部分脓包没有挤出来，脓液将会顺着静脉血管方向进入颅内并在颅内大量快速繁殖，造成颅内感染，导致脑膜炎。每个人的面部都有一个危险三角区，就是外鼻前庭和上唇之间形成的三角区。这个三角区靠近大脑等的中枢系统，血液也异常丰富，此外，这个三角区内的静脉和其他地方不同，不能防止血液倒流。用手去挤这个区域的痘痘，携带病菌的血液很容易流到大脑附近的中枢器官，这就是小天患病的根本原因。

青春痘学名痤疮，是皮肤科最常见的疾病之一，据统计，80%～90% 的青少年患过痤疮。痤疮在青春期过后往往能自然减轻和痊愈，但也有少数人一直到 40 岁仍然有痤疮。痤疮是皮肤上毛囊皮脂腺单位的病变，表现可以是粉刺、丘疹、脓疱、囊肿和瘢痕形成。

长了痘痘后很多人都会手痒,忍不住要把它挤掉,认为这样伤口能更快地愈合。但是,无论是用手还是器械,都不推荐挤掉痘痘。一来,自己挤粉刺不能很好分辨哪些能挤、哪些不能挤,因此很容易挤到炎性的粉刺,从而遗留瘢痕。二来,自行操作对于器械和皮肤的消毒往往不到位,从而增加了感染的风险,而局部皮肤感染进一步增加了遗留瘢痕的风险。运气再差点,如果挤的炎症性痤疮位于面部危险三角区里,还有可能使感染播散到颅内,导致海绵窦血栓性静脉炎,这种情况将有可能危及生命。因此,自己挤痘痘是一种很不明智的做法。

事件反思

一、面部各部位长痘提示什么

额头长痘:代表心火旺,血液循环有问题。这类人的脾气较不好,应养成早睡早起的习惯,保持睡眠充足,并且多喝水以达到泻火的目的。

双眉间长痘:胸闷心悸,心律不齐。不要做太过激烈的运动,避免烟、酒、辛辣的食物,清淡饮食。

鼻梁长痘:代表脊椎可能出现问题。

鼻头长痘:胃火过盛,消化系统异常。应少吃冰冷食物。

鼻翼长痘:与卵巢机能或生殖系统有关。注意生理健康,需要清热润肺。

右边脸颊长痘:肺功能失常,需要泻肺热。注意保养呼吸道,尽量避免杧果、芋头、海鲜等易过敏的食物。

左边脸颊长痘:肝功能不顺畅,有热毒。肝脏的分泌,解毒或造血等功能出现异常,需要泻肝火,平时注意作息正常,保持心情愉快,不要让身体处在闷热的环境中。

唇周边长痘:便秘导致体内毒素累积,或是使用含氟过量的牙膏,应多吃高纤维的蔬菜水果,调整饮食习惯。

下巴长痘:表示肾功能受损或内分泌失调,女生容易长在下巴周围,可能是月事不顺引起的,属于阴虚湿热,需要滋阴补肾,并忌生冷的饮食。

二、痤疮有几种类型

1. 粉刺型痤疮:粉刺型痤疮患者会有白头和黑头粉刺两大类,白头粉刺我们又称之为闭合性粉刺,是一种皮色丘疹,开口部位不太明显,不容易挤出。而黑头粉刺又称之为开放性粉刺,这种粉刺存在于毛囊口的顶端,能够挤出脂栓。

2. 丘疹性痤疮:当痤疮的炎症继续的发展扩大并且逐渐地深入,患处表现为炎性丘疹以及黑头粉刺的患者就称之为丘疹性痤疮。

3.脓疱型痤疮：这类痤疮表现为脓包以及炎性丘疹为主。

4.囊肿性痤疮：这类的痤疮表现为大小不一的皮脂腺囊肿，内含有带血的黏稠脓液，囊肿破溃后会形成瘢痕。

5.结节性痤疮：当脓疱性痤疮误治之后，就会发展成为壁厚，大小不一的结节，位于皮下或是高于皮肤的表面，呈淡红色或是暗红色，质地比较坚硬，我们称之为结节性痤疮，又称为硬结性痤疮。

6.萎缩性痤疮：丘疹或脓疱性痤疮破坏腺体而形成凹坑状萎缩性瘢痕者，称萎缩性痤疮。

7.聚合性痤疮：数个痤疮结节在深部聚集融合，有红肿，颜色青紫，称为融合性痤疮或聚合性痤疮。

三、预防痤疮饮食上应注意什么

1.含有维生素 B_6 的食物，对痤疮有很好的缓解作用。因为维生素 B_6 参与不饱和脂肪酸代谢，这对痤疮的防治大有益处。预防痤疮我们可以多吃动物肝脏、肾、蛋黄、奶类、干酵母、谷麦胚芽、鱼类和蔬菜（胡萝卜、菠菜、香菇）。

2.含锌的食物有控制皮脂腺分泌、减轻细胞脱落与角化的作用。预防痤疮，可以多吃些牡蛎、动物肝脏、瘦肉、奶类、蛋类等。

3.因为痤疮患者的体内大多数有内热，而痤疮会导致整个脸部粗糙，皮肤发痒，皮肤脱落等。在这个追求完美的时代，外观的伤害甚至远比身体的疼痛危害更大。预防痤疮恶化，应该多吃清凉的食物，帮助痤疮患者祛热。

在饮食方面应选用具有生津润燥、清凉祛热作用的食品。这类食物主要包括瘦猪肉、蘑菇、银耳、黑木耳、芹菜、苦瓜、黄瓜、冬瓜、茭白、绿豆芽、黄豆、豆腐等。

4.预防痤疮恶化，痤疮患者，可多吃些富含维生素 A 的食物，维生素 A 可调整上皮细胞的代谢，有益于上皮细胞的增生，对毛囊角化有调节作用，同时能够调节皮肤汗腺功能，减少酸性代谢产物，对抗表皮侵袭，有利于痤疮患者的康复。含维生素 A 丰富的食物有：金针菇、胡萝卜、韭菜、荠菜等。

5.痤疮患者要想自己的病症及时得到治愈的话，除了要采取正规的治疗之外，还要在医生的建议下进行合理的饮食，在生活中养成良好的生活习惯。不吃辛辣刺激物，多锻炼身体，少熬夜。

四、痤疮患者的食疗方法有哪些

1. 绿豆薏苡仁汤

绿豆、薏苡仁各 25 克，山楂 10 克，洗净，加清水 500 克，泡 30 分钟后煮开，沸几分钟后即停火，不要揭盖，焖 15 分钟即可，当茶饮。每天 3～5 次，适用于油性皮肤。

2. 果菜绿豆饮

用小白菜、芹菜、苦瓜、柿子椒、柠檬、苹果、绿豆各适量。先将绿豆煮 30 分钟，滤其汁；将小白菜、芹菜、苦瓜、柿子椒、苹果分别洗净切段或切块，搅汁，调入绿豆汁，滴入柠檬汁，加蜂蜜调味饮用。每日 1～2 次，具有清热解毒之功效。

3. 海带绿豆汤

海带、绿豆各 15 克，甜杏仁 9 克，玫瑰花 6 克，红糖适量。将玫瑰花用布包好，与各药同煮后，去玫瑰花，加红糖食用。每日 1 剂，连用 30 日。

4. 薏苡仁海带双仁粥

用薏苡仁、枸杞子、桃仁各 15 克，海带、甜杏仁各 10 克，绿豆 20 克，粳米 80 克。将桃仁、甜杏仁用纱布包扎好，水煎取汁，加入薏苡仁、海带末、枸杞子、粳米一同煮粥。每日 2 次，具有清热解毒、清火消炎、活血化瘀、养阴润肤之功效。

5. 枸杞消炎粥

枸杞子 30 克，白鸽肉、粳米各 100 克，细盐、味精、香油各适量。洗净白鸽肉，剁成肉泥，洗净枸杞子和粳米，放入砂锅中，加鸽肉泥及适量水，文火煨粥，粥成时加入细盐、味精、香油，拌匀。每日 1 剂，分 2 次食用，5～8 剂为 1 个疗程，具有脱毒排邪、养阴润肤之功用。

6. 美白除痘粥

薏仁、绿豆、米各 75 克，陈皮一小块。薏仁、绿豆洗净后，泡上 3 小时或一晚上。把适量的水煮滚，加入所有材料同煮成粥。

7. 山楂桃仁粥

山楂桃仁粥：山楂、桃仁各 9 克，荷叶半张，粳米 60 克。先将前三味煮汤，去渣后入粳米煮成粥。每日 1 剂，连用 30 日。适用于痰瘀凝结者所致的痤疮。

八 女孩减肥导致两个月没来月经

事件回顾

现代人以骨感为美，17 岁的倩倩（化名）对这种美的追求可以说是到了极致。她节食 2 个月，体重骤减了 10 多公斤，但每月应该有的"大姨妈"却不来了。

妈妈知道情况后，焦急地请假带着倩倩去杭州市妇产科医院。可一进门诊大厅两人就蒙了，成人看月经问题一般上妇科，但倩倩未成年，应该挂什么科呢？

"孩子是因为食物摄入量太少，营养跟不上，打破了激素平衡，属于女性内分泌问题，你可以去内分泌科就诊。"导医台一位经验丰富的护士给倩倩就医指路。

果真，内分泌科张主任在进行一系列详细问诊后，证实了导诊护士的猜测。

倩倩有 1.6 米高，体重 100 斤，为了拥有更加纤细苗条的身材，她选择了节食减肥。结果，2 个月饿下来，她体重降低到了 70 多斤，面黄肌瘦、焦虑烦躁，整个人无比憔悴，最让人发愁的是，连"大姨妈"也不按时到访了。

张主任特别耐心地对倩倩说："小姑娘爱美我非常理解，但我们求美不能有损健康。你这么快速地节食减肥，体重是降下来了，但营养摄入不足的话，身体的各项机能都会紊乱，内分泌也跟着乱，'大姨妈'就混乱了。还好这次不算很严重，好好调理一下还是能慢慢恢复的，以后一定要注意，万一月经一直不来，可是会影响以后生宝宝的。"

"内分泌对于女人来说，就是鱼的水、花的土。从婴儿开始到青春期，再到更年期，可以说内分泌影响着女人的一生。土壤肥沃，则美丽动人；一旦失调，就会状况百出。"张主任说。

事件分析

内分泌是负责调控动物体内各种生理功能正常运作的两大控制系统之一，由分泌激素（荷尔蒙）的无导管腺体（内分泌腺）组成。正常情况下各种激素是保持平衡的，如因某种原因这种平衡打破了（某种激素过多或过少），就造成内分泌失调，会引起相应的临床表现。男性和女性都可能出现内分泌失调。

对于内分泌失调问题，西医的指导原则当然是调节内分泌，使之重新达至平衡。针对不同的病因、症状及体质，视严重程度，会有不同的应对方法。通常对激素分泌过多造成的功能亢进，以抑制、消减为原则，可以采取手术切除内分泌肿瘤，或用药物抑制激素的分泌和合成；对激素分泌过少造成的失调，原则上是补充其不足，包括补充生理剂量激素、器官移植等。

从中医上来说，内分泌失调是阴虚的表现，是由气血瘀滞所造成。瘀血滞留体内、脉络受阻、外毒入侵人体、产后恶露不下等都可能会引致气血瘀滞。很多女性常见病，其实都是由于内分泌失调引起。因此，治疗这些病症，要从调节内分泌入手，令气血通畅，使精血滋养全身，促进血液循环，由内而外的全面调理。根据中医的辨证施治原则，对功能亢进者应多注意养阴治疗，而对于功能减退者往往表现有气血两虚、肾虚等，一般是给予补血益气、补肾等治疗，使情况得以改善。

事件反思

一、女性内分泌失调的症状有哪些

1. 肌肤恶化。面色发暗，肌肤上突然出现了很多黄斑、色斑，抹了不少的化妆品也无济于事，其实这不只是单单的皮肤问题，这些色斑也是内分泌不稳定时再受到外界不良刺激引起的。

2. 脾气急躁。更年期女性经常会出现一些脾气急躁、情绪变化较大的情况，这可能是女性内分泌功能出现紊乱导致的。

3. 妇科疾病。妇科内分泌疾病很常见，子宫内膜异位症、月经量不规律、痛经等都是妇科内分泌的疾病，还有一些乳腺疾病也和内分泌失调有关，有些面部色斑也是由于内分泌失调引起的。

4. 肥胖。"喝凉水都长肉"，很多人经常发出这样的感慨。据内分泌科医生介绍，这可能和本人的内分泌失调有关系，不注意膳食平衡等饮食习惯也会对内分泌产生影响。

5. 不孕。有的女性婚后多年，性生活正常，却怀孕无望。去医院检查，医生告之，先调内分泌。究其原因，是内分泌失调，使得大脑皮层对内分泌的调节不灵，导致某些与怀孕密切相关的激素正常的分泌紊乱，影响怀孕；或是子宫内膜受损，对女性激素的反应不灵敏，反射性地影响内分泌的调节，降低了受孕成功的机会。

6. 乳房疾病。乳房胀痛、乳腺增生，其主要原因就是内分泌失调。乳房更重要的作用则是通过雌激素的分泌促进其生长发育，所以一旦内分泌失衡、紊乱，便容易形成乳腺增生及乳腺癌。

7. 体毛过多。不论男女，体内的内分泌系统都会同时产生与释放雄性激素和雌性激素，差别在于男性的雄性素较多，女性的雄性素较少，这样才会产生各自的特征。但当体内的内分泌失调时，女性雄性激素分泌过多，就可能会有多毛的症状。

8. 白发、早衰。白发、早衰也可能是内分泌问题。另外，内分泌失调，尤其是性激素分泌减少，是导致人体衰老的重要原因。

9. 耳鸣。更年期妇女经常抱怨自己有耳鸣，但听力检查正常。除耳鸣外，她们还会出现一些无法解释的症状，如用手触摸耳郭或用手轻叩头皮时，也会出现耳鸣。

二、引起内分泌失调的因素有哪些

1. 生理因素：人体的内分泌腺激素可以保持生理处于平衡，但这些生长调节剂一般会随年龄增长而失调，有一些人的内分泌失调来自遗传。

2. 营养因素：人体维持正常的生理功能，就必须有足够的、适当的营养，否则会出现内分泌失调等问题。

3. 情绪因素：心理也是重要原因。紧张状态和情绪改变反射到神经系统，会造成激素分泌的紊乱，即通常所说的内分泌失调。

4. 环境因素：严重的环境污染会引起女性内分泌失调。空气中的一些化学物质，在通过各种渠道进入人体后，经过一系列的化学反应，导致内分泌失调，使女性出现月经失调、子宫内膜增生等诸多问题。

5. 生活习惯因素：丰富的夜生活也是促成内分泌失调的重要原因。熬夜等颠倒人体生物习惯会导致内分泌失调。女性多出现心烦意乱、失眠健忘、月经不调等状况。

三、内分泌失调的自我调理方法有哪些

1. 饮食调理：食物应多品种、多变化，搭配合理，多吃蔬菜、水果，少吃油腻与刺激性食品，烹调用油以植物油为主，动物油为辅，以获取更多的不饱和脂肪酸。

2. 维生素调理：维生素 E 对调理内分泌失调有重要作用。可常吃些芝麻、核桃仁、花生以及其他含维生素 E 丰富的干果，或请医生指导，合理服用药物维生素 E。

3. 精神调理：保持愉快、乐观的情绪，保持平和的心态，特别要重视放松身心，减轻心理压力，克服焦虑、紧张等不良情绪，平时应该经常参加健身运动，生活规律，按时作息，做到劳逸结合，特别要节制夜生活，保证充足的睡眠，努力提高自我控制能力，避免惊恐、暴怒、过度悲伤等一切不良精神刺激。

4.排毒调理：注意保持大便、小便、汗腺的通畅，让机体产生的一切废物、毒素有通畅的排泄通道。所以，一定要注意及时补充饮水，注重便秘等的防治，该出汗时就要出汗，给卵巢提供充足养分，激活卵巢及其系统功能。

调节内分泌主要从饮食、运动上入手，必要时辅以药物治疗；要养成良好的饮食习惯，多吃新鲜果蔬、高蛋白类的食物，多喝水，补充身体所需的水分；同时多参加各种体育锻炼，加强体质；还要有科学的生活规律，不要经常熬夜，以免破坏正常的生理规律，造成荷尔蒙的分泌失衡甚至不足，进而引发其他疾病；还要保证充足睡眠、避免过度劳累与激动、保持精神愉快，以免不良情绪影响到内分泌系统；预防感染；不要购买塑料制的生活用品，尽量避免环境激素的危害。

四、内分泌失调该如何治疗

1.对于功能亢进的可采用下面一种或几种方法进行治疗。

（1）手术切除内分泌肿瘤，或切除大部分增生的内分泌腺体。

（2）用放射线照射或内服同位素来破坏功能亢进的肿瘤或增生的腺体，如垂体瘤作放射治疗，甲亢口服同位素碘。

（3）用药物抑制激素的合成，如用抗甲状腺药物抑制甲状腺激素的合成。

（4）用激素抑制相应的促激素的分泌和制造，达到治疗功能亢进的目的，如用糖皮质激素抑制垂体产生促肾上腺皮质激素来治疗先天性肾上腺皮质增生症。

（5）用药物来对抗某一激素的生理作用，使之不能发挥原来的作用，如安体舒通能拮抗醛固酮保钠排钾的作用，因而可以治疗醛固酮增多症。

2.对于内分泌功能减退者，原则上是补充其不足，可采用以下方法。

（1）补充人体在正常情况下所需要的量，即补充生理剂量激素。如甲状腺功能减退症补充甲状腺激素，肾上腺皮质功能减退补充氢可的松，缺乏胰岛素的糖尿病用胰岛素治疗。

（2）超生理剂量补充暂时性的激素不足。如对急性肾上腺皮质功能减退病人给予较大量的氢可的松，对慢性肾上腺皮质功能减退病人遇到手术、外伤、严重感染情况时应加大氢可的松剂量，恢复后再减到原来剂量。

（3）器官移植，即移植他人的内分泌器官来为病人制造激素。近年来已开展胰腺移植或胰岛移植来治疗糖尿病，垂体移植治疗垂体功能低下。这些方法尚处于探索研究阶段，目前还不能普遍开展。

（4）中医治疗。根据中医的辨证施治原则，对功能亢进者应多注意养阴治疗，而对于功能减退者往往表现有气血两虚、肾虚等，应给予补血益气、补肾等治疗，可以使病情得以改善。

五、内分泌失调疗养膳食有哪些

1. 桃花猪蹄粥

桃花（干品）1 克，净猪蹄 1 只，粳米 100 克，细盐、酱油、生姜末、葱、香油、味精各适量。将桃花焙干，研成细末备用；淘净粳米，把猪蹄皮肉与骨头分开，置铁锅中加适量清水旺火煮沸，改文火炖至猪蹄烂熟时，将骨头取出，加米及桃花末，文火煨粥，粥成加盐、香油等调料拌匀。隔日一剂，分数次温服。本方活血化瘀，适于产后女性。

2. 清斑食疗汤

丝瓜络 10 克，僵蚕 10 克，白茯苓 10 克，白菊花 10 克，珍珠母 20 克，玫瑰花 3 朵，红枣 10 枚。煎浓汁两次混合，分两次饭后服用，10 天一疗程，一般患者一个疗程见效。

3. 桃花白芷酒

在清明节前后采集东南方向枝条上花苞初放或开放不久的桃花 300 克，与白芷 40 克同放瓶中，加上等白酒 100 毫升，密封 1 个月后开封取用。

早晚各饮桃花白芷酒 1 盅。饮用时倒少许药酒于手掌之中，双手对擦，待手心发热后，来回擦面部。

4. 复方牛肝粥

牛肝 500 克，白菊花 9 克，白僵蚕 9 克，白芍 9 克，白茯苓 12 克，茵陈 12 克，生甘草 3 克，丝瓜 30 克（后六味放入纱布包内），大米 100 克，加水 2 000 毫升煮成稠粥，煎后捞出药包，500 毫升汤分两日服用。

吃肝喝粥，早晚各服一次，每个疗程 10 天（两天熬一次粥，不要一次熬出来），两疗程之间隔一周，连服三个疗程。此方无副作用。

5. 香附鸡

鸡 1 只，香附 20 克，枳壳 10 克，金桔饼 20 克。鸡洗净后去脏杂，把香附等中药放入鸡腹内，放蒸锅中隔水蒸熟。去药渣，喝汤吃鸡肉，食后含咽金桔饼。每周 1 次。适用气郁引起者。

6. 五白糕

白扁豆 50 克，白莲子 50 克，白茯苓 50 克，白菊花 50 克，山药 50 克，面粉 200 克，白糖 100 克。将扁豆、莲子、茯苓、山药、菊花磨成细面，与面粉调匀，加水和面蒸食。久服有效。

7.珍珠母百合煎

珍珠母30克,百合15克。先以珍珠母水煎,取汁,去药渣。用药汁再加百合煎饮。每日1次。适于黄褐斑伴燥热较甚、心神不安、失眠多梦者。

8.核桃牛奶饮品

核桃仁30克,牛奶200克,豆浆200克,黑芝麻20克。将核桃仁、黑芝麻倒入小石磨中,边倒边磨。磨好后,均匀倒入锅中与牛奶煎煮,煮沸后加入少量白糖,每日早晚各一碗。适用于血燥引起者。

9.胡萝卜柿饼瘦肉汤

胡萝卜2根,柿饼2个,去核红枣8枚,猪瘦肉200克。将胡萝卜去皮,切厚片;柿饼、红枣用水细洗;瘦肉切片。将全部配料放入砂锅内,加水炖1小时左右,调味即可连汤料同食。

九 女孩练马甲线练出疝气

事件回顾

如今晒马拉松成绩以及"马克"夜跑成绩的男男女女越来越多。平板支撑、马拉松、骑行、跳操等都成为时尚又健康的减肥方式。有人说:"每天不'虐'一下自己,都感觉有罪恶感。"但是,朋友圈中流行的运动方式,并不见得适合自己。如果健身方式不当,或健身时间过长都可能造成一定的身体危害。最近,23岁的昆明女孩马某在家"虐"腹时,突感腹股沟不适,到医院检查后,被确诊为疝气。马甲线还没练出来,却已住进医院。

为练马甲线,马某从网上找了大量视频和资料学习,制定了一个长期"虐"腹计划。

首先,她跟着HIIT(高强度间歇训练法)减脂健身计划初级训练视频进行了常规拉伸;然后做了3组卷腹,每组20个;接下来,她尝试俯卧挺身,可原本腰腹部力量不够的她,虽费尽力气却还是没成功;休息片刻,她又开始了3组平板支撑,每组30秒。据马顾描述,此时,她已明显感觉到腹部异样,腹股沟处也明显鼓出来了,"有种肠子要崩开的感觉。"

几天后,感觉身体严重不适的马某到医院检查,被确诊为疝气。医生告诉她,必须尽早进行补片手术,否则随着时间延长,肿物会越来越大,甚至会引起肠梗阻导致肠坏死,对今后的生育和生活都将带来严重影响。

马某的主管医生徐大夫认为,马某得疝气的原因是,她本身腹壁较为薄弱,加之运动时腹部用力过猛,且方式不对导致腹内压增高。"事实上,练腹肌是预防疝气的最佳方式，增强腹壁肌肉强度可以减少疝气的发生。但训练时应掌握正确的运动技巧，不要盲目锻炼。"

徐大夫强调，运动时，呼气和吸气的节奏同样重要，把握不好时，容易使腹压增加引发疾病，尤其是常常出现下腹部坠胀、腹胀气、腹痛、便秘、营养吸收功能差、易疲劳和体质下降等症状的人群，更需谨慎。在虐"腹"时应遵循人体力学原理，卷腹时应该呼气而不是吸气，如有困惑可在有专业指导的情况下进行锻炼。

昆明某医院运动医学科主任李主任也提醒，运动很重要，但运动的科学性更加重要，如运动时感觉身体不适或异常疲劳，应停止运动。

事件分析

疝气，即人体组织或器官一部分离开了原来的部位，通过人体间隙、缺损或薄弱部位进入另一部位。俗称"小肠串气"。自脐部突出的疝称脐疝，自腹股沟部突出的疝称腹股沟疝，本事件中马某就属于腹股沟疝。腹股沟疝又分为斜疝和直疝，其中以斜疝最多见，约占全部腹外疝的 90% 左右。疝囊经过腹壁下动脉外侧和腹股沟管突出，向内、向下、向前斜行经过腹股沟管，再穿出腹股沟管，可进入阴囊，称为腹股沟斜疝。男性多见，男女比例约为 15：1，以婴幼儿及老年人发病率最高。腹股沟直疝指腹内脏器官经直疝三角突出而形成的疝，以老年男性多见。

腹股沟斜疝，一般发病早期无明显症状，仅在腹股沟区出现一个梨形或椭圆形包块，可有坠胀感觉，随后包块经常反复出现。当成人长久站立、行走或体力劳动，以及儿童玩耍腹内压增高时出现；休息或平卧后腹内压降低时包块又消失。病程较长时包块往往可以坠入同侧阴囊内。少数患者可形成巨大疝且疝内容物难以还纳入腹腔者可称为"难复性疝"。当疝块被嵌、勒、卡住而完全不能还纳，伴有明显疼痛者则称为"嵌顿疝"，严重时可危及生命。腹股沟直疝好发于男性老年人，该部位无先天性潜在通道而系组织薄弱的缘故。其包块呈球形，不进入同侧阴囊，由于疝块基底部宽，一般很少发生嵌顿。

引起腹股沟疝的原因包括腹内压力增高和腹壁强度降低，慢性咳嗽、慢性便秘、排尿困难（如包茎、膀胱结石）、腹水、妊娠、举重、婴儿经常啼哭等是引起腹内压力增高的常见原因。正常人虽时有腹内压增高情况，但如腹壁强度正常，则不致发生疝，而引起腹壁强度降低的则主要是一些潜在因素，生活中不经常发生。

腹股沟斜疝有先天性和后天性之分。先天性解剖异常，胚胎早期，睾丸位于腹膜后第 2～3 腰椎旁，以后逐渐下降，同时在未来的腹股沟管深环处带动腹膜、横筋膜以及各肌经腹股沟管逐渐下移，并推动皮肤而形成阴囊。随之下移的腹膜形成一鞘突，睾丸则紧贴在其后壁。鞘突下段在婴儿出生后不久成为睾丸固有鞘膜，其余部分即自行萎缩闭锁而遗留一纤维索带。如鞘突不闭锁或闭锁不完全，就成为先天性斜疝的疝囊。后天性腹壁薄弱或缺损。任何腹外疝，都存在腹横筋膜不同程度的薄弱或缺损。此外，腹横肌和腹内斜肌发育不全对发病也起着重要作用。腹横筋膜和腹横肌的收缩可把凹间韧带牵向上外方，而在腹内斜肌深面关闭了腹股沟深环。如腹横筋膜或腹横肌发育不全，这一保护作用就不能发挥而容易发生疝。

腹股沟疝最有效的治疗方法是手术修补，手术方法可归纳为传统的疝修补术、无张力疝修补术和经腹腔镜疝修补术，传统疝修补手术的基本原则是疝囊高位结扎，加强或修补腹股沟管管壁。传统的疝修补术都存在缝合张力大、术后手术部位有牵扯感、疼痛和修补的组织愈合差等缺点。现代疝手术强调在无张力的情况下进行缝合修补。常用的修补材料是合成纤维网。其最大优点是易于获得，应用方便，不需要在病人身上另作切口（如利用自体组织作疝修补），节省了手术时间，术后手术部位疼痛较轻。经腹腔镜疝修补术方法有四种：① 经腹膜前法；② 完全经腹膜外法；③ 经腹腔内法；④ 单纯疝环缝合法。前三种方法的基本原理是，从内部用合成纤维网片加强腹壁的缺损；最后一种方法，用钉或缝线使内环缩小，只用于较小、较轻的斜疝。

本事件中马某为了健身，制订了超出自己身体承受范围的锻炼计划，在超负荷的运动中，使得腹内压急剧升高，加之其本身腹壁较薄，因此两者使得马某得了腹股沟疝，马某自己也感受到了"肠子要崩开的感觉"以及腹部异样感，这些都是腹股沟疝的早期表现，腹股沟疝最重要的是早期手术治疗，幸亏马某就医及时，病情得到了控制，没有发生凶险的事情。

事件反思

一、腹股沟疝如何预防

1.改变不良的生活习惯，培养健康的生活方式

（1）戒烟：吸烟不仅可引起慢性咳嗽，导致腹内压升高，而且可抑制胶原纤维的合成，促进腹肌退行性变，是老年腹股沟疝的重要诱发因素之一。因此老年人最好不吸烟或减少吸烟量。

（2）保持大便通畅：便秘是导致腹压增加的重要原因之一，故保持大便

通畅是预防腹股沟疝的有效方法，老年人应多食蔬菜水果，定量饮水，养成定时排便的习惯等。

2. 积极预防和治疗促使腹内压增高的疾病

（1）如慢性支气管炎、肺气肿、前列腺肥大等。一般都应当手术治疗，即作疝囊高位结扎及疝修补手术，这种手术比较简单，不留后遗症，也能达到彻底治好的目的。

（2）如果是两岁以下的小儿，平常又不太经常掉下来，可以暂时观察，因为随着年龄的增长，部分患儿有可能自己长好。老年患者朋友可参考以上介绍，养成科学的生活习惯，合理保养身体，就能有效地预防腹股沟直疝的发生。

二、怎样避免腹股沟疝复发

1. 严格掌握手术适应证。腹股沟疝的发生，除了腹股沟区局部的解剖缺陷外，腹压增高因素也是造成复发的重要原因。因此需要在治疗疝手术时，对并发症进行相应处理。

2. 手术当中的仔细探查。术中探查的目的：（1）证实手术前诊断；（2）评估腹壁薄弱和缺损的程度，并决定手术方式；（3）排除伴发疝存在的可能。

3. 规范手术操作。充分认识每个患者的腹股沟疝都是不同的，采取个体化治疗手段，规范操作。

4. 恰当选择手术方式。原发性腹外疝手术方式选择原则上应根据病人的年龄、发病原因（先天性或后天性，有无诱发因素），以及局部组织缺陷的程度及范围来确定，因此一般应在手术中经过对疝周围的组织进行评估之后决定。无论采用何种手术方式，无张力修补是手术成功的重要条件。近年来，无张力疝修补术的引入，大大降低了腹外疝的复发率。

三、女性健身的常见误区

运动健身中存在着误区，不科学的运动有害于健康，需要正确对待。如果不重视科学，不但事倍功半，达不到健身效果，还可能给健康带来危害，尤其是对爱美的女性来说。因此，介绍科学健身知识和方法，引导人们选择适合自己的锻炼方法，显得尤为重要。下面是女性常见的健身误区：

1. 锻炼缺乏针对性。这是最常见的错误之一，有的女性想减腹部脂肪，就拼命练习腹部，其他部位就不管。这样不仅减不到腹部脂肪，还有可能因为超强度训练造成腰部受伤。减脂运动主要是通过一定时间和一定强度的有氧运动和力量练习来实现脂肪的消耗，脂肪的消耗是全身性的，而非练哪减哪。

2. 担心练成"肌肉男"。专家认为，女性完全不必担心"练器械会让自己变成施瓦辛格"，小重量、多次数的训练不但不会长肌肉，还能减去多余的脂肪。随着年龄增长，肌肉含量本身就不断减少，常规无氧器械训练所能做到的只是减缓肌肉损失罢了。最重要的是，女性身体的雄性激素只有男性身体雄性激素的十分之一，所以不会训练得像男性一样肌肉发达，想要长肌肉也是很困难的事。举重、摔跤女运动员的肌肉并非一朝一夕练出来的，合理的器械训练只会使体型更美。

3. 一味追求骨感美。在以瘦为美的今天，不少女性朋友对"骨感"的追求达到了极致。健身顾问汪小姐表示，女性健身如果只追求瘦而忽略其他，对健康的危害非常大。女性健康身体的要素包括力量、耐力、柔韧性、脂肪含量等。肌肉含量偏低会导致骨质疏松，容易运动损伤甚至骨折。

4. 一味追求运动时间。目前，有不少女性朋友认为，无论塑身还是减肥，运动时间越长越好，其实这是不对的。运动时间过长会透支体能，好身材不是一两天就能练出来的，持之以恒最重要。

四、如何正确地健身

1. 找一个合适的伙伴。跟朋友一起去健身有助于更好地执行健身计划。但这并不代表任何一位朋友都能做到这一点。美国布朗医学院运动科学系的副教授约翰·杰基西克博士说："你的朋友应该有着更高的健身自觉性。"有健身计划的人和初学者结伴健身会比初练者单独健身获得更好的健身效果，并且两人能相互支持、相互鼓励，从群体责任感中受益。

2. 多种运动选择。人对于某种健身运动的热情可能会在几个月内消退，所以我们应该学会驾驭自己的运动热情。如果你觉得没有了热情，或无法再提高了，就马上换一种运动形式吧。请一位私人教练来帮你每月制订一次健身方案，比如和孩子一起去学习武术，或参加舞蹈课程。职业教练说："随着体质增强，你会有更多精力去参加其他运动，同时，这还有助于保持较高的主动性。"研究表明，人的身体会在几周之后适应某种运动形式。这段时间就是"运动周期"，过了这段时期，很难再收获明显的效果，除非你做出改动。

3. 摒弃锻炼时间越长越好。虽然健身时间越久，锻炼的效果越明显，但要记住质量永远比数量重要得多。有时我们会忘记其实我们在健身房的时间，还包括与朋友交谈，等待健身器械和等在饮水机前的时间。尝试在健身之前规划一下，争取训练到身体的每块肌肉。

十 90后新妈妈被"捂月子"害惨

事件回顾

2015年8月，上海的一名产妇就在炎热的夏天坐月子，遵循家人"捂月子"的意见，在不开空调的房间内休息，并盖着棉被，随后就出现中暑现象，由于在家里处理不当，送往当地医院后，经抢救无效死亡，留下了刚出生没多久的孩子。

2016年4月14号，这样的悲剧险些在杭州发生。90后新妈妈小张，在出院后，因为穿着严实、加上车内闷热，出现了产褥中暑，幸好被及时送到医院，才挽回一命。

小张今年23岁，来自安徽，在接受采访时脸色还有些苍白，身体看起来比较虚弱。

4月6号，她进行了剖宫产手术，因手术过程很顺利，住院期间身体恢复良好，住院五天后她便顺利回家了。但当天晚上，她又被送进了急诊室。

回忆起出院当天，小张说长辈一直要求她多穿点，上身穿了羊毛衫，外面套了大衣，裤子里又穿了棉毛裤，头上还戴了线帽。

"因为婆婆说不要被风吹到，要不然可能会头痛、流眼泪的，但车里面很闷热，我当时一直拿餐巾纸在擦汗，也没有什么其他症状，回家之后就直接上床睡觉了。"

一开始盖的只是普通的太空被，之后就开始感觉冷并颤抖，"婆婆以为我吹风感冒了，就又给我加了一床厚被子。"整整8斤重的被子，就这样被盖在了小张的身上。

"醒来之后感觉自己很热，胸口热得厉害，像要烧着了一样，一直想喝水。"又过了2个小时，小张的体温烧到了39.6℃了。

幸好当天小张的爸爸下班之后来看望女儿，当时她已经烧得很厉害了，眼睛发烫，嘴唇干裂，爸爸觉得情况不对，就急忙送往了医院。

到医院时，她已经迷迷糊糊快要没有意识了，被送入到ICU监护室里面监护了一晚上，通过物理降温和补液治疗，体温很快就下降了，第二天身体也没有出现其他症状。

虽然老一辈对于捂月子的思想根深蒂固，但是经过这样一出，小张的婆婆还是被吓到了，小张笑着说："现在她也不敢给我盖这么厚的被子了。"

"被送来时，做了血常规检查等，一切正常，我们排除了感染引起的发热。根据她的临床表现，了解她一直处于一个高热不通风的环境，我们初步认为她是中暑引起的。"小张的主治医生陈某某告诉记者，"正常的产妇整个怀孕的过程中血容量增加，产后要通过皮肤排汗来恢复。小张一直捂着，排不出来就会出现产褥中暑，严重的会导致呼吸系统衰竭，更甚者出现脑水肿。"

事件分析

产后发热，中医病名，出自《医学纲目》，表现为产妇分娩后持续发热，或突然高热，并伴有其他症状。产褥期（坐月子）内，出现发热持续不退，或突然高热寒战，并伴有其他症状者，称"产后发热"。产后发热多因分娩时失血耗气，正气亏损；或产时不洁感染邪毒；或产妇元气虚弱，卫外不固，感受风寒、风热之邪；或产后恶露不下，瘀血停滞，瘀久化热；或产后血虚，营阴不足，虚热内生等引起。产后发热多因分娩时失血耗气，正气亏损，或产时不洁感染邪毒；或产妇元气虚弱，卫外不固，感受风寒、风热之邪；或产后恶露不下，瘀血停滞，瘀久化热；或产后血虚，营阴不足，虚热内生等引起。产褥期，俗称"坐月子"，坐月子最早可以追溯至西汉《礼记内则》，距今已有两千多年的历史，称之"月内"，是产后必需的仪式性行为。以社会学的论点，坐月子是协助产妇顺利度过人生转折。产妇由于分娩时出血多，加上出汗、腰酸、腹痛，非常耗损体力，气血、筋骨都很虚弱，这时候很容易受到风寒的侵袭，需要一段时间的调补，因此产后必须坐月子才能恢复健康。坐月子的目的是在这段时间内作适度的运动与休养、恰当的食补与食疗，能使子宫恢复生产前的大小，气血经过调理也都能恢复，甚至比以前更好，也就将不好的体质在这段时间慢慢改变过来。坐月子期间如果饮食起居失调，身体恢复不当，就会出现各种病症，如产后发热、产后腹痛、产后恶露不下等。坐月子历史悠久，各地的习俗迥异，其出发点是好的，但也保留下来了一些陋习，时至今日，仍有不少产妇因坐月子期间不恰当的习俗危害健康，甚至丧命。坐月子期间，产妇应遵循"慎寒温，适劳逸，勤清洁，调饮食"的原则，以达到尽快恢复到原来的身体状态。产后发热的中医常见证型包括：感染邪毒型、外感风寒型、外感风热型、血瘀发热型、血虚内热型、食滞发热型、邪在少阳产后阴虚发热型这7个证型。

本事件中，小张分娩后，家人担心她受风受凉，给她穿了过厚的衣服，回到家后窗门紧闭，休息时盖的被子也过厚，最终导致小张闷得发热，幸亏送到医院救治及时，才使小张脱险。

事件反思

一、如何预防产后发热

1. 做好产前检查及孕期卫生指导，产前患有贫血、营养不良、急性外阴炎、阴道炎和宫颈炎的，应及时治疗。妊娠两个月后禁止性生活和盆浴。尽量避免不必要的阴道检查。

2. 临产时应尽量进食和饮水，宫缩间隙抓紧时间休息，避免过度疲劳，接生者应严格执行无菌操作。对于有胎膜早破、产程延长、软产道损伤和产后出血者，除对症治疗外，还应给予抗生素预防感染。

3. 产后要注意卫生，保持会阴清洁，尽可能早地下床活动，以促进子宫收缩和恶露的排出。产褥期加强营养以增强身体抵抗力。

4. 发热期间应多饮水，高热时要吃流质或半流质食物。必要时可采用酒精擦体降温，但不能随意用退烧药，以免掩盖病情而延误治疗。

二、产褥期即"坐月子"期间如何又好又快地恢复到产期状态

1. 少吃盐或调味品

一般说来，怀孕全过程所增加的体重约 12 千克。那么这 12 千克的重量如何从身体上消失就成了新妈妈关注的焦点。现在我们计算一下，婴儿连同胎盘的重量约 5.5 千克，还有 6.5 千克，而其中，水分就占 60% 以上。

换言之，因怀孕的各种因素而产生的水分，必须在妈妈分娩后慢慢地排出。因此，若是在坐月子期间，吃的食物太咸或含有酱油、醋、番茄酱等调味品，或是食用腌渍食品、罐头食品等，都会使身体内的水分滞留，不易排出，体重自然无法下降了。这就是为什么产妇在产后第 1 周最好尽量少喝水的原因。

2. 实施阶段性食补

产后第 1 周的主要目标是"利水消肿"，使恶露排净，因此绝对不能大补特补。正确的进补观念是：先排恶露，后补气血，恶露越多，越不能补。还要掌握阶段性食补的概念。简单地说，就是前 2 周由于恶露未净，不宜大补，饮食重点应放在促进新陈代谢，排出体内过多水分上。到第 3、4 周，恶露将净，才可以开始吃"麻油鸡"，补血理气。有些产妇不忍心拒绝家人的爱心表示，生产一结束就吃麻油鸡，从第一天到月子的最后一天，不胖才怪！除此之外，饮食上更应力求清淡、少盐、忌脂肪、趁热吃饭、细嚼慢咽、谢绝零食，等等。

3. 使用腹带和及时运动

爱美的妈妈注意了，生产过后一定要绑腹带，最好连睡觉也不例外。这样

不但可以帮助身材的恢复，还有预防内脏下垂和皮肤松弛以及消除妊娠纹的作用。此外，产妇虽然应避免劳动，但适度运动可以消除腰部、臀部的赘肉，恢复肌肉弹性。

4. 亲自哺乳

妈妈的身体为了制造乳汁，会将怀孕期间所储存的脂肪组织一点一点消耗掉。每天制造乳汁，大约消耗 2 092～3 347.2 焦耳（500～800 卡）的热量，一个月后，会比不喂哺母乳的妈妈多消耗 62 760～10 0416 焦耳（15 000～24 000 卡）热量，换算成脂肪的话，那就是将近 2 千克的肥肉！因此，许多医学研究都证明，亲自哺乳的妈妈比较能早日恢复身材，并且能降低乳腺癌、卵巢癌的发生率。

三、坐月子期间的错误观念

1. 室内门窗紧闭，不通风：这容易使产妇、婴儿患呼吸道感染，夏日里还会引起中暑、头晕。

2. 卧床的时间越长对身体越有利：其实不然，产妇在产后 24 小时或 48 小时后即可在床上坐起，第三四天就可下床活动。时间过长反而影响产妇身体的恢复。

3. 满月后才能洗头、洗澡、刷牙：这是极端错误的，因为产妇分娩时大量出汗，加上恶露和乳汁的不断分泌，身体更容易脏，病原体容易侵入。其实，产后两三天就可以洗淋浴，这样不易受细菌感染。产后 8～10 天即可用热水洗头。产后应早、晚各刷一次牙。

4. 产妇吃的菜少放盐：其实如果产妇产后体弱、出汗多、乳腺分泌旺盛，体内就容易缺水和盐分，可以适当补充。

5. 只喝汤不吃肉：产后应多喂些鸡汤、鱼汤、排骨汤等，以利于泌乳。但肉也要吃，肉的营养更丰富。

6. 多吃鸡蛋：过多食用鸡蛋会影响其他食物的摄取，造成营养单一。一般每天吃 2～3 个鸡蛋为宜。

7. 产后一天甚至几天后才开奶：其实产后可以立即开始哺乳。

8. 满月即可恢复性生活：一般在产后 6～8 周方可恢复性生活。

四、不同体质的女性坐月子期间如何饮食

1. 寒性体质

特性：面色苍白，怕冷或四肢冰冷，口淡不渴，大便稀软，频尿量多色淡，痰涎清，涕清稀，舌苔白，易感冒。

适用食物：这种体质的产妇肠胃虚寒、手脚冰冷、气血循环不良，应吃较为温补的食物，如麻油鸡、烧酒鸡、四物汤、四物鸡或十全大补汤等，原则上不能太油，以免腹泻。食用温补的食物或药补可促进血液循环，达到气血双补的目的，而且筋骨较不易扭伤，腰背也较不会酸痛。

2. 热性体质

特性：面红目赤，怕热，四肢或手足心热，口干或口苦，大便干硬或便秘，痰涕黄稠，尿量少、色黄赤、味臭，舌苔黄或干，舌质红赤，易口破，皮肤易长痤疮等症。

适用食物：不宜多吃麻油鸡；煮麻油鸡时，姜及麻油用量要减少，酒也少用。宜用食物来滋补，例如山药鸡、黑糯米、鱼汤、排骨汤等，蔬菜类可选丝瓜、冬瓜、莲藕等较为降火的食物，或吃青菜豆腐汤，以降低火气。腰酸的人用炒杜仲五钱煮猪腰汤即可。

3. 中性体质

特性：不热不寒，不特别口干，无特殊常发作之疾病。

适用食物：饮食上较容易选择，可以食补与药补交叉食用，没有什么特别问题。如果补了之后口干、口苦或长痘子，就停一下药补，吃些上述较降火的蔬菜，也可喝一小杯不冰的纯柳丁汁或纯葡萄汁。

十一　男子抓痒致静脉曲张破裂出血

事件回顾

卖烧烤的林先生在做生意时，左腿奇痒无比，他用手狠抓了几下，没想到引爆了腿里的"炸弹"——大隐静脉曲张破裂出血，导致休克。

42 岁的林先生是路边一烧烤摊的摊主，经常忙到凌晨两三点，多数时间都站着，有静脉曲张。入冬以来，林先生感觉左小腿足踝处经常发痒，他以为是气候干燥的原因，没事就挠几下。

前日深夜，林先生的烧烤摊生意火热。从零点开始，林先生一直站在烤炉前忙活，其间左腿不时发痒，他只能抽空隔着裤子狠抓几下。到凌晨 3 时，眼前的一幕让摊上的几位食客惊呆了：林先生的脚下竟有一摊鲜血。一位食客大声叫道："老板！你的脚在流血！"林先生这才看到，左脚的裤腿已被血浸湿，几个伙计赶紧将他送往武汉市某医院。在急诊科，林先生已经意识模糊，处于休克状态，左腿还在冒血。

血管外科副主任医师屈主任详细检查后，认为林先生是大隐静脉曲张破裂出血，迅速包扎止血，并补液。昨日，林先生接受了手术治疗——对大隐静脉高位结扎、分段剥脱了曲张破裂的血管，再用激光闭合。

血管外科主任何主任介绍，静脉曲张就像血管里的"不定时炸弹"，因此厨师、教师、出租车司机和使用电脑办公的人等需要长期站立或坐位的人群，不能保持一个姿势长时间不活动，每隔20分钟应活动双腿，或者换一个姿势。

近年来下肢静脉曲张的发病率逐年上升，发病人群有年轻化的趋势，其中女性患病率高于男性。医生表示，越来越多的年轻人患上原本高发于老年人的静脉曲张，主要原因是持续坐着或站着，导致"血管不运动"。通俗讲就是血管里的阀门坏了，血液不能正常流回心脏，倒流到一些细小血管中，如果这些血管正好靠近皮肤，充满血液之后，就能看到皮肤下面鼓起来的血管，这就是静脉曲张形成的原因。

事件分析

下肢静脉曲张俗称"炸筋腿"，是静脉系统最常见的疾病，形成的主要原因是由于先天性血管壁膜比较薄弱或长时间维持相同姿势很少改变，血液蓄积下肢，在日积月累的情况下破坏静脉瓣膜而产生静脉压过高，是血管突出皮肤表面的症状。

导致下肢静脉曲张的原因很多，最多见的为单纯性下肢浅静脉曲张，其主要病因为股隐静脉瓣膜的功能不全。另外还可见于原发性下肢深静脉瓣膜功能不全，因其往往合并大隐静脉瓣膜功能不全，多表现出浅表静脉的迂曲扩张。此外，下肢深静脉血栓形成后综合征，因为深静脉回流不畅，也会发生浅静脉代偿性的迂曲扩张；下肢动静脉瘘、静脉畸形骨肥大综合征也可有下肢浅静脉曲张表现；下腔静脉回流受阻，如布加综合征，也可导致下肢静脉曲张。

下肢静脉曲张临床主要表现：（1）表层血管像蚯蚓一样曲张，明显凸出皮肤，曲张呈团状或结节状；（2）腿部有酸胀感，皮肤有色素沉着、脱屑、瘙痒，足踝水肿；（3）肢体有异样的感觉，针刺感、奇痒感、麻木感、灼热感；（4）表皮温度升高，有疼痛和压痛感；（5）局部坏疽和溃疡。若为单纯性下肢浅静脉曲张，一般临床症状较轻，进展较慢，多表现为单纯曲张，少数情况可有血栓性静脉炎、静脉溃疡等情况；若为深静脉瓣膜功能不全，甚至深静脉回流受阻情况，则病情相对较重，小腿站立时有沉重感，易疲劳，甚至有下肢的肿胀及胀破性疼痛，后期则发生皮肤营养性变化，有脱屑、萎缩、色素沉着、湿疹溃疡的形成。

下肢静脉曲张具有明显的形态特征，通过一般体格检查即可以明确诊断，诊断标准如下：（1）患者下肢静脉明显迂曲扩张，站立时更为明显；（2）有长期站立和使腹压升高病史，或下肢静脉曲张的家族史；（3）深静脉通畅，大隐静脉瓣膜功能不全，可能有交通支静脉瓣膜功能不全；（4）可伴有色素沉着、溃疡、血栓性浅静脉炎、出血等并发症；（5）超声多普勒或静脉造影示大隐静脉迂曲扩张，瓣膜功能不全。女性（尤指产妇）、长久站立者（每天大于6小时）、肥胖者更容易发生静脉曲张。

预防静脉曲张，可以从以下几个方面做起：（1）抬腿。静脉曲张是因静脉无力将血液送回心脏，因此抬腿有助于减缓病症。（2）垫高床尾，有助于睡眠时血液回流。（3）不穿高跟鞋。（4）保持理想体重。（5）小心服用避孕药。某些避孕药可能引起这种问题。

本事件中林先生是个烧烤摊的摊主，每天工作到凌晨，其工作性质需要他长期站着，长此以往，林先生不可避免的患上了静脉曲张，入冬以来，林先生感觉左小腿足踝处经常发痒，他以为是气候干燥的原因，没事就挠几下。一天凌晨，林先生觉得左腿痒，便像以前一样用手挠了挠，没想到居然出血了，而且失血过多出现了休克，幸亏送到医院抢救及时。林先生的经历是惨痛的，也是发人深省的。

事件反思

一、如何预防静脉曲张

1. 每1小时起身活动一下。久坐一族要注意经常变换体位，每1小时起来活动一下，坐着的时候也可以勾勾脚、动动脚腕。要记住，长时间坐着，人不累，但静脉很"累"，一定要学会让自己的血管休息好。

2. 不要让腿部受到冷热刺激。腿部要避免冷刺激，以免血管收缩，增加血液回流负担，更不可用超过40摄氏度以上的高温水长时间泡脚泡腿，否则静脉扩张，会加重静脉血反流。

3. 躺下将腿抬高。躺下后将腿抬高高过心脏，可促进静脉循环。

4. 穿医用弹力袜。穿医用弹力袜能促进下肢静脉回流，既有医治的效果，也有预防的结果。但医用弹力袜有长有短，压力有大有小，最好在医生指点下购买和应用。

5. 养成好的生活习惯。戒烟、戒酒，忌辛辣、刺激食物，养成良好的生活习惯，是防止下肢静脉曲张术后复发的关键因素。

二、静脉曲张的治疗方法

1. 一般疗法：避免长期站立，睡眠和坐位时抬高患肢休息，可减轻充血和疼痛。有溃疡的患者应卧床休息。应用弹性绷带或穿弹力长袜可促进静脉回流。含高蛋白和丰富维生素 C 的饮食有助于溃疡的愈合。

2. 物理疗法：溃疡创面可用紫外线、氦氖激光或小剂量 X 线照射，促进愈合。

3. 外科手术：外科手术剥脱疗法治小腿静脉曲张，患者痛苦大、费用高、易留下疤痕及有并发症，患者难以接受。

4. 微创疗法：一次性治疗，不留疤痕；不开刀，无痛苦；纯绿色，零伤害。

三、静脉曲张的饮食疗法

1. 气滞血瘀：患肢青筋迂曲，状若蚯蚓，局部可有压痛或色素沉着；伴有精神郁闷，烦躁易怒。舌质紫暗，或有瘀斑、瘀点。治宜理气行滞，活血化瘀。

（1）桃仁酒：桃仁 1 斤，清酒 1 800 mL。先将桃仁打碎研细，以酒绞取汁，再研再绞，使桃仁尽即止。都纳入小瓷瓮中，置于砂锅内，以高汤煮，至色黄如稀饭即可。每次服 25 g，每日 2 次。

（2）玫瑰红花汤：玫瑰花 9 g，全当归 3 g，红花 3 g，加水煎汤取汁。用白酒少量兑服，每日 1 剂。

2. 寒湿凝滞：患肢青筋迂曲，下肢微肿，按之凹陷，畏寒怕冷，肢体酸胀，沉重乏力。舌质淡，苔白滑，脉弦或沉涩。治宜温阳利湿，活血通络。

（1）千年健酒：千年健 10 g，白酒 500 mL。千年健浸入白酒中，1 周后即成。每次饮 1 小盅，每日 2 次。

（2）川乌粥：生川乌头 5 g，粳米 30 g，生姜汁 10 滴，蜂蜜适量。川乌头研为极细粉末备用。先加水煮粳米，煮沸后加入川乌头末，改用小火慢煎 3 小时后，加入生姜汁及蜂蜜，搅匀，再煮沸即可。徐徐温服。

3. 湿热蕴结：患肢青筋迂曲，局部红肿硬结，有压痛，可伴有发热等全身症状。舌红，苔黄腻，脉弦数或滑数。治宜清热利湿，活血化瘀。

（1）黄豆疗痹汤：黄豆 30 ~ 60 g，加水煎汤。食豆饮汤，每日 1 次。

（2）麻仁酒：大麻仁、酒适量。大麻仁炒香，盛袋入酒中浸 1 周即可。每次饮 10 g，每日 2 次。

四、如何选择静脉曲张袜

对于患有下肢静脉曲张等适症者，以治疗为主要目的，可以根据发病部位选择袜子的长短，病变在小腿的可以选择膝长型的袜子，病变范围广累及大腿的可以选择腿长型的袜子。以保健为目的，可以根据自身的喜欢选择膝长型或腿长型范围合适的袜子。

膝长型：测量小腿最粗部分周长，确定型号；足跟到腘横纹的高度确定袜长。

　　腿长型：测量臀横纹处的腿围和小腿最粗部分周长，确定型号；足跟到臀横纹的高度确定袜长。

　　弹力袜虽然要比一般的袜子厚一些，但由于它使用优质导热吸湿材料，夏天穿后反而感觉会更加凉爽。静脉曲张袜根据压力的大小，有一级压力、二级压力、三级压力三种，其余还可细分为低于一级压力的 15～20 mmHg 等，同时，市场上还有以多少丹尼为名的静脉曲张袜，但这些基本全部都是丝袜（如 240D，420D，360D 等），两者是有质的区别的。丹尼是丝的粗细。静脉曲张袜是根据压力值判断压力大小，不同于丹尼丝的粗细，因此在已经有腿部疾病的患者在选购时需要注意。

第四章　饮食安全篇

一　男子喝冰黄豆汤中毒休克

事件回顾

2016 年 5 月 29 日，南宁市某医院 ICU 病房收治了一个转院来的患者。这个患者的情况引发了人们的关注：该患者是一名中年男子，平时身体很好，因为吃了放冰箱 3 天的炖黄豆，结果引发高烧休克，最终出现全身多处脏器功能损害。

一碗黄豆汤，确切地说是一碗在冰箱里放了几天的黄豆汤，就这么把一个中年男子"放倒"了。"这个病人是 22 日吃了放在冰箱里的黄豆汤，不久后出现腹痛的，但是由于当时只是间歇性地痛，他就没放在心上。等到 25 日的时候，他就疼得比较厉害了，于是就近看诊，打了点滴。没想到，到了 27 日腹疼加剧，29 日深夜开始出现紧急情况，家属便将他转院到了我们医院。"该男子的接诊大夫介绍了大体情况。

大夫还进一步解释说："患者的情况属于肉毒杆菌引起的肠源性感染，这个病人正是因为这种感染导致了感染性休克并出现肝功能损害、肾功能损害、凝血功能损害和循环衰竭等。"

为什么放在冰箱里的黄豆汤会变成"毒汤"？肉毒杆菌致病，主要靠强烈的肉毒毒素，而肉毒毒素是已知最剧烈的一种毒物，属于神经毒素。肉毒毒素能穿透机体各部的黏膜，由人的胃肠道吸收后，经淋巴和血扩散，作用于全身神经系统，导致肌肉的松弛性麻痹症状。肉毒杆菌是一种生长在缺氧环境下的细菌，是目前毒性最强的毒素之一。人一旦食入和吸收这种毒素后，神经系统将遭到破坏，出现头晕、呼吸困难和肌肉乏力等症状。

医生提醒说，像肉类、汤类、鱼类等蛋白质含量丰富的熟食，在没有密封的情况下放进冰箱，就容易产生肉毒杆菌并呈几何倍数增长，放置的时间越长，细菌数量越多。目前家用冰箱的冷藏室温度通常会设定在 4℃～8℃，在这种环境下，绝大多数的细菌生长速度会放慢。但肉毒毒素与典型的外毒素不同，并非由活的细菌释放，而是先在细菌细胞内产生无毒的前体毒素，等待细菌死亡自溶后游离出来，经肠道中的胰蛋白酶或细菌产生的蛋白酶激活后方始具有毒性，且能抵抗胃酸和消化酶的破坏。

因此，医生建议，任何食品在冰箱里的贮存时间都不要太长，最好做到随买随吃，不要过夜。因为贮存时间过长，既影响食品的鲜美，又易产生异味。还有一些水果，如香蕉、苹果等，放久了也容易变质，一旦变质就会散发出一种对人体有害的气体。

事件分析

肉毒杆菌是一种生长在缺氧环境下的细菌，在罐头食品及密封腌渍食物中具有极强的生存能力，是毒性最强的细菌之一。肉毒杆菌是一种致命病菌，在繁殖过程中分泌肉毒毒素，该种毒素是目前已知的最剧毒物，可抑制胆碱能神经末梢释放乙酰胆碱，导致肌肉松弛型麻痹。人们食入和吸收这种毒素后，神经系统将遭到破坏，出现眼睑下垂、复视、斜视、吞咽困难、头晕、呼吸困难和肌肉乏力等症状，严重者可因呼吸麻痹而死亡。肉毒杆菌 A 型毒素毒性极强，它能破坏一种名为 SNAP-25 的蛋白质，从而切断神经细胞间的通信使肌肉麻痹。肉毒杆菌 A 型毒素的这一功能已被用于治疗斜视和肌肉痉挛等。医学界原先将该毒素用于治疗面部痉挛和其他肌肉运动紊乱症，用它来麻痹肌肉神经，以达到停止肌肉痉挛的目的。可在治疗过程中，医生们发现它在消除皱纹方面有着异乎寻常的功能，其效果远远超过其他任何一种化妆品或整容术。因此，利用肉毒杆菌毒素消除皱纹的整容手术应运而生。

摄食含肉毒杆菌的食品可引发食物中毒。肉毒毒素与典型的外毒素不同，并非由生活的细菌释放，而是在细菌细胞内产生无毒的前体毒素，待细菌死亡自溶后游离出来，经肠道中的胰蛋白酶或细菌产生的蛋白酶激活后方才具有毒性，且能抵抗胃酸和消化酶的破坏，因此常常引起人体中毒。人体的胃肠道是一个良好的缺氧环境，适于肉毒杆菌居住。肉毒杆菌属于厌氧菌，严格厌氧，在胃肠道内既能分解葡萄糖、麦芽糖及果糖，产酸产气，又能消化分解肉渣，使之变黑，腐败恶臭。在厌氧环境中，此菌能分泌强烈的肉毒毒素，能引起特殊的神经中毒症状，致残率、病死率极高。

肉毒杆菌芽孢抵抗力很强，于干热 180℃下 5～15 分钟，湿热 100℃下 5 小时，或高压蒸气 121℃下 30 分钟，才能被杀死。肉毒毒素对酸的抵抗力特别强，胃酸溶液 24 小时内不能将其破坏，故可被胃肠道吸收，损害身心健康。冰箱不是万能的，所有的冰箱都分冷藏室和冷冻室，可就算是放在冷冻室里，储藏过久的食品食材也会滋生细菌。冰箱贮存食物的原理是放慢了微生物生长繁殖的速度，并不能杀灭微生物。其实，大部分微生物最适宜的繁殖温度在 37℃ 左右，还有一部分能在 20℃ 以上迅速繁殖，虽然在 10℃ 以下绝大多数微生物生长缓慢了，但是仍然有部分细菌可以在较低的温度下存活甚至繁殖。所以，不合适的贮藏温度、食物温度过高、生熟交叉存放等均影响冷藏效果。冰箱保存食物的常用冷藏温度是 4℃ ~ 8℃，虽然绝大多数的细菌在这样的温度下生长速度会放慢，但有些细菌却嗜冷，如耶尔森菌、李斯特氏菌等在这种温度下反而能迅速增长繁殖，如果食用感染了这类细菌的食品，就会引起肠道疾病。

本事件中，中年男子直接喝了在冰箱里放了好几天的冰黄豆水，冰黄豆水在冰箱里已经被肉毒杆菌污染，喝进人体后，肉毒素直接产生神经毒性，引起中毒和全身感染症状，最终导致男子的全身多脏器衰竭。同时，该事件也反映了另外一个问题，冰箱不是保险箱，内部会滋生细菌，滋生的细菌会对人体产生很大的危害，因此，冰箱定期清理显得尤为重要。

事件反思

一、如何防止冰箱内滋生细菌

1. 储存食物时，务必拧紧盖子或将塑料袋内的空气挤出去，然后扎好封口。如果保鲜膜无法封紧器皿口，最好再用一根橡皮筋扎好。

2. 用保鲜膜包装的食物买回家后如果暂时不吃，应去掉原包装，用干净的塑料袋或保鲜膜重新包装好后，再放进冰箱。

3. 食物与储存容器应尽可能匹配，所留空隙尽量小。

4. 将大份食物分成若干份一次可吃完的量，分别包好储存。

5. 冰箱冷藏室和冷冻室的温度应分别低于 4℃ 和零下 18℃。

6. 外卖盒用完就扔掉，盛放食物时用新的容器，确保其没有破损。

7. 鸡蛋、牛奶和新鲜熟食等易变质的食品应放在冰箱内部的架子上或盒子中。

8. 温热食物最好放凉后再放入冰箱。冷藏大盒温热食物时可以加些冰块，或将其分成若干小份储存。

9. 剩饭剩菜放入冰箱时，最好贴上标签，注明日期。一旦过期，马上扔掉。

10. 注意包装上的最佳食用日期。最好通过外观及手感判断食物是否变质。如肉食出现变色、发黏或包装膨胀等情况，应立即扔掉。

二、如何避免肉毒杆菌感染

1. 吃熟食。肉制品最好吃熟食，彻底加热，肉毒毒素不耐热，75℃～85℃，加热10分钟，或100℃加热1分钟可被破坏。

2. 平时自己做食物时，注意加工卫生。

3. 加工后的食品迅速冷却并低温储存。

三、如何正确清理冰箱

清洁冰箱的时候主要清洁两个地方，一个是对冰箱外壳的清洁，一个就是清洁冰箱冷冻室和冷藏室中的冰霜了。

在对冰箱进行清洁的时候大家可以选择在冬天进行，因为冬天温度比较低，把冰箱中的食物取出来之后也不容易出现变质的情况，所以在冬天对冰箱进行一次彻底的清洁其实是比较合适的。在对冰箱进行清洗的时候，大家最好是一个季度清洁一次，在年底的时候进行一次大清洗，这样冰箱就能长时间保持干净和卫生的状态了。

在清洗冰箱的时候大家一定要记住把冰箱的电源断开，同时将冰箱中的食物全部取出，一般冰箱长时间没有清洁的话在冰箱表面就会出现很明显的污渍，这时我们可以使用软抹布在温水中打湿进行擦拭，如果遇到一些比较难清洁的污渍可以使用一些洗涤剂，清洁冰箱密封条的时候如果不好清理大家可以使用棉签来进行清洁。在擦洗冰箱的托盘的时候可以直接将其拆下，之后使用抹布擦拭，但是不能直接放到清水中，防止因为冷热不均导致玻璃出现裂痕。

在对冰箱的外壳清理完后，还要去除冰箱中的冰霜。在去除冰箱中的霜层的时候，大家不要一来就直接用很大的力气去敲，冰箱除霜的方法其实很多的，你可以选择打开冰箱的箱门，让它在室温的条件下等冰层慢慢地融化脱落，之后再使用除霜的小铲子把冰层铲下来就行了。除此之外，我们还能使用外力帮助冰霜融化，这时你可以使用一个盆子装上一盆热水，当然你得保证你选的盆子能够放在冰箱里面，之后把盆子放在冷冻室的底部，通过蒸汽来帮助冰层加快融化。但是在使用热水的时候大家需要在盆子的底部垫上一个布，防止盆子底部温度过高损坏冰箱。冰箱中的冰霜融化之后大家还需要将冷冻室中的水渍清理干净。

四、食物的冷藏期限

剩饭：冷藏不超过3天。

鱼类：冷藏1～2天，冷冻90～180天。

肉排：冷藏 2 ~ 3 天，冷冻 270 天。

鸡肉：冷藏 2 ~ 3 天，冷冻 360 天。

梨：冷藏 1 ~ 2 天。

柑橘：冷藏 7 天。

苹果：冷藏 7 ~ 12 天。

鲜蛋：冷藏 30 ~ 60 天。

花生酱、芝麻酱：开罐后冷藏 90 天。

牛肉：冷藏 1 ~ 2 天，冷冻 90 天。

菠菜：冷藏 3 ~ 5 天。

胡萝卜、芹菜：冷藏 7 ~ 14 天。

牛奶：冷藏 5 ~ 6 天。

酸奶：冷藏 7 ~ 10 天。

熟蛋：冷藏 6 ~ 7 天。

二 18岁小伙一次吃过量小龙虾痛风发作

事件回顾

因为饮食结构不合理，18 岁的小刘从小就体重超标，导致尿酸偏高，年纪轻轻就患上痛风。最近，他因为腿部浮肿、四肢无力，来到某医院风湿免疫科就诊。原来，是自己没管住嘴，吃下了一盆小龙虾导致的。在检查中，他还被查出患有肾病，也是高尿酸导致的。该院风湿免疫科副主任医师黄主任提醒，尿酸高会导致痛风，并且还会导致肾病。

小刘家境不错，父母亲特别疼爱这个儿子，几乎每顿饭都有肉和海鲜，把他喂成了小胖墩。从小到大，他的体重都严重超标。三年前，小刘的脚部突然红肿、疼痛，甚至疼得走不了路。到医院一查，居然患上了中老年人常有的痛风。医生叮嘱他，除了按时服药之外，在饮食上也要多加注意。但小刘就是管不住自己的嘴，常常吃高热量、高脂肪的食物，还特别爱喝汤，以致痛风反复发作。

今年来，小刘在饮食上控制得当，已经有几个月没有发病。上周，他和同学聚餐时，一口气吃了近一盆小龙虾和两只螃蟹。隔天一早，他就发现自己的脚痛得不行，肿胀得连穿鞋子都困难，赶紧到某医院风湿免疫科就诊。

"患者年龄虽然小，但是从小饮食结构就不合理，营养结构失衡，导致尿酸偏高。"黄主任说，像小龙虾和螃蟹等食物，嘌呤比较高，吃多了，体内就会产生过多的尿酸。更严重的是，在这次检查中，医生发现，小刘的痛风还引发了继发性肾病。

医生提醒，对于潜在的痛风肾病患者，尤其是病程较长的病人，自己必须有预防痛风肾病损害的意识，加强痛风发作间隙期及慢性期的治疗，降低血尿酸水平。黄主任建议，患者在饮食上应谨慎选择，多饮水，限盐，多吃碱性食品，以减少痛风的复发，防止痛风肾损害。

事件分析

痛风是由单钠尿酸盐（MSU）沉积所致的晶体相关性关节病，与嘌呤代谢紊乱和（或）尿酸排泄减少所致的高尿酸血症直接相关，特指急性特征性关节炎和慢性痛风石疾病，主要包括急性发作性关节炎、痛风石形成、痛风石性慢性关节炎、尿酸盐肾病和尿酸性尿路结石，重者可出现关节残疾和肾功能不全。痛风常伴腹型肥胖、高脂血症、高血压、2 型糖尿病及心血管病等疾病。

痛风最重要的生化基础是高尿酸血症。正常成人每日约产生尿酸 750 mg，其中 80% 为内源性，20% 为外源性，这些尿酸进入尿酸代谢池（约为 1200 mg），每日代谢池中的尿酸约 60% 进行代谢，其中 1/3 约 200 mg 经肠道分解代谢，2/3 约 400 mg 经肾脏排泄，从而可维持体内尿酸水平的稳定，其中任何环节出现问题均可导致高尿酸血症。痛风分为原发性痛风和继发性痛风两种。

原发性痛风多有遗传性，但临床有痛风家族史者仅占 10%～20%。尿酸生成过多在原发性高尿酸血症的病因中占 10%。其原因主要是嘌呤代谢酶缺陷，次黄嘌呤 – 鸟嘌呤磷酸核糖转移酶（HGPRT）缺乏和磷酸核糖焦磷酸盐合成酶（PRPP）活性亢进。原发性肾脏尿酸排泄减少约占原发性高尿酸血症的 90%，具体发病机制不清，可能为多基因遗传性疾病，但应排除肾脏器质性疾病。

继发性痛风指继发于其他疾病过程中的一种临床表现，也可因某些药物所致。骨髓增生性疾病如白血病、淋巴瘤、多发性骨髓瘤、红细胞计数增多症、溶血性贫血和癌症等均可导致细胞的增殖加速，使核酸转换增加，造成尿酸产生增多。恶性肿瘤在肿瘤的放化疗后引起细胞大量破坏，核酸转换也增加，导致尿酸产生增多。肾脏疾病包括慢性肾小球肾炎、肾盂肾炎、多囊肾、铅中毒和高血压晚期等引起的肾小球滤过功能减退，可使尿酸排泄减少，导致血尿酸浓度升高。药物如噻嗪类利尿药、呋塞米、乙胺丁醇、吡嗪酰胺、小剂量阿司匹林和烟酸等，可竞争性抑制肾小管排泄尿酸而引起高尿酸血症。另外,肾移植患者长期服用免疫抑制剂也可发生高尿酸血症,可能与免疫抑制剂抑制肾小管排泄尿酸有关。

事件反思

一、痛风的并发症有哪些

病程较长的患者有 1/3 左右可发生肾脏并发症。其肾损害有 3 种形式:一是尿酸盐肾病,由于尿酸盐在肾间质组织沉积所致;二是肾尿酸结石,原发性痛风者肾尿酸结石占 20%～25%;三是大量尿酸结晶广泛沉积于肾小管,导致尿流梗阻而产生急性肾功能衰竭症状。

1. 尿酸性肾石病

有 10%～25% 的痛风患者可发生尿酸性肾石病。部分患者甚至是以尿酸性肾石病作为首发症状而就诊。细小的泥沙样结石容易随尿液排出,患者可无任何症状,较大的结石常引起肾绞痛和血尿。并发尿路感染者,可有尿频、尿急、尿痛等尿路刺激症状或腰痛。

2. 痛风性肾病

早期常表现为间歇性的蛋白尿。一般病程进展较为缓慢。随着病情的发展,蛋白尿逐渐转变为持续性,肾脏浓缩功能受损,出现夜尿增多、等张尿等。晚期则可发生慢性肾功能不全,表现为水肿、高血压、血尿素氮和肌酐升高,最终患者可因肾功能衰竭而死亡。少数患者以痛风性肾病为主要临床表现,而关节炎症状不明显。由于肾脏滤过功能不全时,尿酸的排泄减少,可引起血尿酸水平的升高。故对于慢性肾功能不全伴高尿酸血症的患者,很难判断其高尿酸血症与肾病之间的因果关系。

3. 急性肾功能衰竭

大量的尿酸盐结晶堵塞在肾小管、肾盂及输尿管内,引起尿路梗阻,导致患者突然出现少尿甚至无尿,如不及时处理可迅速发展为急性肾功能衰竭,甚至引起死亡。

4. 高甘油三酯血症

约 75% 的痛风患者有高甘油三酯血症,主要是高脂蛋白血症的第Ⅳ型,极低密度脂蛋白(VLDL)升高,而胆固醇水平是正常的。

5. 高血压

痛风患者中 25%～50% 有高血压;在未进行治疗的高血压患者中,血尿酸增高者约占 58%。高脂血症、动脉粥样硬化和冠心病皆可加重高尿酸血症和痛风。限制饮食、饮酒,减轻体重,正确治疗原有疾病,可得到较好控制。

6. 痛风与糖尿病

痛风伴发 2 型糖尿病屡有报告。如上所述，这可能是由于肥胖、饮食及饮酒等是它们的共同诱因有关，而并非有直接因果关系。但在预防治疗及预后中则有密切关系。

二、痛风的症状体征有哪些

1. 关节疼痛急性发作是急性痛风的典型症状。疾病发作多在轻微损伤、饮食过量或相关疾病以后，特别好发于肢体远端关节，典型的症状发于足趾（足痛风），也可因尿酸盐结石引起肾绞痛。慢性痛风以破坏性关节变化为特征。

2. 皮肤症状：约 1/2 的病例，有尿酸盐沉积于皮下，这些结节被称为痛风结节或痛风石。痛风石常呈白色或珍珠色结节（痛风珍珠），发生于游离弧形的皮肤边缘（如耳廓）。痛风石另外的特征性症状是指（趾）关节白色或黄色的结节。皮肤尿酸盐沉积。圆形结石可通过变薄的皮肤看到，它们可能破溃。关节附近的痛风结节有成群发生或融合的趋势。痛风石在急性发作后产生，无痛。如果皮肤破溃，可释放出白色石灰样物质，镜检示束状针样物质的致癌混合物，鉴定为尿酸钠。

三、夏天如何有效预防痛风

1. 注意关节的保暖及环境的除湿。痛风人群在空调房里，开空调时间不宜过久，温度也不宜过低。脚上要穿一双薄棉袜子。避免将冷气的吹风口对着关节部位。

2. 不要过度劳累，因为受寒或者过度劳累会造成人体的神经调节紊乱，体表及内脏的血管收缩如肾血管收缩导致尿酸排泄受到影响。

3. 平时要多做运动，每天保证快走或者慢跑半小时（痛风急性发作期除外）。

4. 多喝水，少喝啤酒。人体大量流汗会导致身体水分不足进而血液浓缩。尿酸是不可能从皮肤毛细孔排出，它的唯一排泄渠道是通过尿液。如果血液浓度升高则尿酸容易沉积并析出。所以最有效的预防方法就是天气炎热时要记得经常多喝水，随时补充体内水分以降低尿酸值。如果有尿酸值高的人群更应该每天保证 2 L 的饮水量，约等于 9～10 杯。可选择白开水或者淡茶水，避免咖啡、浓茶等刺激性饮品。

5. 可以适当补充壳聚糖，它是自然界发现的带正电荷的碱性多糖体，能有效吸收并中和尿酸，加速尿酸的新陈代谢。

四、痛风患者饮食应掌握的原则

1. 要保持理想体重，超重或肥胖的人应适当减轻体重。但减轻体重应循序渐进，否则容易导致酮血症或痛风急性发作。

2. 患者可食用富含碳水化合物的米饭、馒头、面食等，因碳水化合物可促进尿酸排出。

3. 蛋白质可根据体重按照比例摄取，1公斤体重应摄取 0.8 ~ 1克的蛋白质，并以牛奶、鸡蛋为主。如果是瘦肉、鸡鸭肉等，应该煮沸后去汤食用，避免吃炖肉或卤肉。

4. 要少吃脂肪，因为脂肪可减少尿酸排出。痛风并发高脂血症者，脂肪摄取应控制在总热量的 20% ~ 25% 以内。

5. 要多喝水，每天喝 2 000 ~ 3 000 毫升水，促进尿酸排出。

6. 要少吃盐，每天应限制在 2 ~ 5 克以内。

7. 要禁酒，酒精容易使体内乳酸堆积，对尿酸排出有抑制作用，易诱发痛风。

8. 要少用气味强烈的调味品。

9. 要限制嘌呤摄入。患者禁食内脏、骨髓、海味、发酵食物等。

10. 要注意不宜使用抑制尿酸排出的药物。

五、痛风偏方有哪些

1. 椒叶止痛丸

组成：花椒皮 500 克，嫩松叶、柏叶各 250 克。

用法：上几味炒后研末，炼蜜为丸，重 3 克。每日 3 次，每次 1 丸，饭后服用。

功效：祛风通络止痛。

主治：痛风，关节疼痛、红肿灼热、喜冷拒按、活动不利。

2. 黄花菜汤

组成：鲜黄花菜根 30 克，黄酒适量。

用法：水煎后去渣，冲入黄酒温服。

功效：通络止痛。

主治：痛风，关节疼痛红肿、活动不利，或足跟部疼痛拒按。

3. 羊踯躅粥

组成：羊踯躅根 3 克，糯米 30 克，黑豆 25 克。

用法：先煎羊踯躅根，去渣取汁，入豆煎半小时后，入米煮粥，空腹食用。

功效：养血祛风止痛。

主治：痛风，关节肿痛、活动不利。

4.爬墙虎煎子

组成：爬墙虎90克。

服法：上味水煎，每日1剂两煎，分3次服，每次以10毫升黄酒作引内服。

功效：祛风止痛。

主治：痛风，关节肿痛，痛不可触，且屈伸不利，时伴有发热、口渴。

5.芝麻桂膝散

组成：桂枝20克，怀牛膝20克，黑芝麻120克，面粉500克。

用法：将桂枝、牛膝共研成细末，与黑芝麻、面粉四味搅匀，做成丸状，蒸熟，焙干，研成面。每日3次，每次20克，温开水冲服。

功效：祛风湿，壮筋骨。

主治：痛风，一个或多个关节肿痛、屈伸不利，或足跟肿痛拒按。

三　6岁女孩常喝蜂蜜水致胸部早发育

事件回顾

就怕孩子营养不够，在日常膳食之外，有些家长会选择给孩子添加额外的"补品"——有的家长给孩子补吃人参，有的吃哈士蟆、冬虫夏草，还有家长给孩子吃含有性激素胎毛鸡蛋。

本来想给孩子"进补"的，却不想让孩子性早熟了。2016年4月26日，一个6岁女孩小旭，乳房却发育得像个小馒头。问了妈妈，原来这个孩子摄入的，是家中比较常见的滋补品：蜂蜜。

小旭今年6周岁，刚刚上小学，但因为体质比较弱，经常感冒请假。怕女儿耽误功课，妈妈四处打听可以提高孩子身体素质的方法。今年年初，妈妈听说多喝蜂蜜水能改善体质，立刻买来上好的蜂蜜，每天冲蜂蜜水让小旭带到学校喝。

为了达到更好的滋补效果，妈妈每次冲调时还特意多放点蜂蜜，"蜂蜜水浓一些也更好喝，女儿会喜欢"。她甚至还托关系从农村买来野生的蜂王浆——妈妈觉得这是"滋补圣品"，期待效果更好一些。

可没想到的是，女儿喝了三个月后，一天给女儿洗澡时，妈妈突然发现，小旭的两只乳房都鼓了起来，像两个小馒头，左侧乳房还出现了硬块，一触碰小旭就说有点疼。

这可吓坏了这位妈妈，她赶紧带着孩子到某医院小儿内分泌科门诊就诊。经过一系列检查，小旭被诊断为假性性早熟。经过一个月的饮食调整和口服药物治疗，小旭的性早熟症状已明显好转，双侧"小馒头"已经小了不少，左侧乳房的硬块也消失了，小旭的妈妈这才松了一口气。

据医院小儿内分泌科金主任介绍，像小旭这样的情况并不是个例。随着现在生活条件的改善，物质资源的丰富和饮食结构的富营养化，越来越多的孩子出现性早熟、过度肥胖等问题。这样的病例约占该院小儿内分泌门诊总量的 50%，金医生每周都能遇到三四个性早熟的孩子。

金医生总结了门诊情况后介绍，从性别看，性早熟的大多是女孩；从病情看，大多孩子都是假性的。孩子一旦性早熟，与年龄不符合的第二性征会给他们带来沉重的心理负担，而且性早熟会导致孩子身高"先高后矮"、骨骺提前闭合，造成矮小症。性早熟的孩子，一般女孩子身高不超过 1.5 米，男孩子不超过 1.6 米。

金主任建议，日常生活中，保证孩子的饮食要营养均衡，不要营养过剩，每天坚持 30 分钟以上的运动时间，比如跑步、爬楼和跳绳都很好。另外，每晚应有八九个小时的高质量睡眠。

事件分析

性早熟是儿科内分泌系统的常见发育异常，是指女童在 8 岁前，男童在 9 岁前呈现第二性征发育的异常性疾病。性早熟可分为真性（又称中枢性、完全性）和假性（又称周围性、不完全性）两类。真性性早熟是由下丘脑－垂体－性腺轴功能不适当地过早启动，使青春期发育提前出现，其表现与正常的发育期相同，第二性征与遗传性别一致，能产生精子或卵子，有生育能力。假性性早熟是由性腺轴以外的因素引起性激素增多所致，表现为只有第二性征发育，而无生殖细胞同步成熟，故无生育能力。临床上，真性性早熟多于假性性早熟。真性性早熟的发病机制可以概括为过早地使促黄体生成素（LH）对促性腺激素释放（GnRH）的反应及其脉冲分泌的形式达到青春期水平。真性性早熟女性常在 8 岁前出现发育，其顺序为先乳腺发育→出现阴毛→月经来潮→出现腋毛，阴唇发育（有色素沉着），阴道分泌物增多。男性在 9 岁前出现性发育，睾丸、阴茎长大，阴囊皮肤皱褶增加伴色素加深，阴茎勃起增加，甚至有精子生成，肌肉增加，皮下脂肪减少。两性都表现为身材骤长，骨龄提前，最终可使骨骺过早融合，使成年身高变矮。性心理成熟也提前，少数可有性交史或妊娠史。性早熟的女孩发生不会过早绝经，但是发生乳腺癌的概率增加。性早熟性器官的发育如不进行医学干预，可达到成人的成熟水平，但是患儿的思维和实际年龄一致，存在生殖器、卫生护理、性行为监护和防止性滥用等方面的问题。对于性早熟的疾病诊断，用垂体促性腺激素测定 LH（黄体生成激素）/FSH（卵泡生成激素）脉冲式分泌，有助于鉴别性早熟是否为促性激素依赖性。血浆 FSH、LH、HCG（人绒毛膜促性腺激素）、E2（雌二醇）和 T（睾酮）等测定，以及必要时加用 LHRH（黄体生成素释放激素）刺激试验，有助于各种性早熟的鉴别。对于性早熟的预防，应该：（1）避免外源性性激素，如避免儿童通过含性激素的滋补饮料、食品、药物或长期使用含雌激素的化妆品，造成摄入性激素，可引起非 GnRH 依赖性性早熟。（2）对月经初潮早熟患儿，无特异性治疗，应追随观察。

本事件中小旭的妈妈因担心孩子体质不好而影响学习，特意给孩子食用了大量的蜂蜜，希望达到增强体质的目的，但是盲目的进补忽略了食品的质量以及是否适应孩子身体。蜂蜜及蜂王浆中含有大量的植物性雌激素，这种不恰当的做法，最终引发了疾病。

事件反思

一、家长在生活中如何预防和避免孩子性早熟

1. 由于儿童、青少年处在生长发育的重要阶段，所以要十分注意饮食营养，每天都要摄入足够的蛋白质、碳水化合物、脂肪、维生素等，以保证身体增长需要。但是儿童不宜药物进补，人参、蜂王浆等滋补品不宜在儿童期服用。这个问题应引起溺爱孩子的父母和祖父母的重视。

2. 要教育孩子不要随便服药。临床上，很多假性性早熟的孩子是因误服了避孕药而引起的。因此一方面家里的避孕药要妥善保管。杜绝孩子误服的可能，另一方面，要教育孩子不能随便乱服药。

3. 注意孩子的生长发育。很多性早熟孩子都是在洗澡时被发现有异常体征，如乳头色素加深、隆起，出现短小的阴毛等，也有些被发现较晚。有的孩子往往不是与父母生活在一起，而是由祖父母、外祖父母或其他人带养。因此，父母更要关心孩子生长发育的情况，可以通过给孩子洗澡，发现孩子的性发育是否有异常。

4. 心理上消除顾虑。首先父母应懂得些医学知识，了解孩子的性早熟不过是生理性发育提前而已，不必惊慌。并且可以把这些知识和道理告诉孩子，解除孩子的思想顾虑，减轻思想负担，不必害羞，也不要有自卑感，还要注意月经期的生理卫生，懂得乳房、生殖器等部位的自我保护。

5. 正规药物治疗。性早熟的孩子可以在医生指导下，使用药物治疗，以停止第二性征发育及月经来潮；预防骨骼因过早闭合而导致身材矮小。少数由于肾上腺或甲状腺疾患引起性早熟的孩子，亦可进行相应的激素治疗。若性早熟是由于肿瘤引起，一旦明确诊断，应尽早进行手术切除。

二、哪些食物不适宜儿童

1. 大补食材。一些入药的食品如冬虫夏草、燕窝、人参、黄芪、沙参等，可能会改变孩子正常的内分泌环境，造成身心发展的不平衡。如果有爸爸妈妈给孩子煲汤或服用此类补品，最好赶快停止。

2. 油炸类食品。油炸类食品，特别是炸鸡、炸薯条和炸薯片等，过高的热量会在儿童体内转变为多余的脂肪，引发内分泌紊乱，导致性早熟。而且，食用油经反复加热使用后，高温使其氧化变性，也可引发性早熟。每周光顾快餐两次以上，并经常食用油炸类膨化食品的儿童，性早熟的可能性是普通儿童的2.5倍。

3. 保健品。有些家长为了让孩子长得高一点，就给孩子买保健品吃，千万要小心适得其反。针对儿童市场的补剂和口服液，相当部分含有激素成分。这些激素使孩子在5、6岁时长得比同龄儿童高大壮实，而等孩子进入正常发育阶段时，反而不见长了。孩子机体代谢很旺盛，只要平时正常饮食，完全可以提供他们生长发育所需的营养，只会营养过剩，不要担心营养不良，补品只会不利于孩子的健康。

4. 禽肉。很多家禽鱼虾也是被"促长剂"和"催肥剂"长大的，有人甚至在喂养的饲料中加入了医用激素。如果喂食了这样的饲料，激素在促进生长的同时会在鸡鸭鱼虾的体内累积，孩子们每天吃这样的食物，最终会造成性早熟情况的发生。据临床资料发现，出现性早熟的儿童基本都是爱吃肉的孩子。由于无法分辨哪些肉类含激素少，一般建议家长严格控制孩子的吃肉量，并且要轮换着吃。

5. 蜂蜜和蜂王浆。蜂王浆含有一定量的植物性雌激素，如果儿童长期服用有可能导致性早熟，蜂蜜相对安全些，天然蜂蜜一般是不会导致性早熟的，但现在蜂蜜多不是天然的，家长还是要多加小心。

6. 蛋白粉。有些孩子体质较差，家长听说市场上卖的蛋白粉很好，有提高免疫力的作用，就给孩子长期服用。其实蛋白粉由大豆制品制成，由于大豆制品中含有的异黄酮是一种植物雌激素，也可以被认为是类雌激素，如果儿童长期摄入，也能够被促使出现性早熟。

四　孩子高考前吃得太好得糖尿病

事件回顾

还有几天就高考了，不少有考生的家庭早已进入"备战"状态。这两天，宁波一位医生发给一位高考考生家长的短信，在医护人员的朋友圈里热传。

"我是今天上午的门诊医生，鉴于孩子目前糖尿病酮症状态，已经属于糖尿病的急性重症。你们对于高考的顾虑，我能理解，但我相信你们没有意识到目前病情对孩子的潜在危害……"短信内容是这样的。

发这条短信的医生是宁波某医院内分泌科毛主任。他说："小峰是 5 月 22 日来就诊的，那是个星期天，父母带他来的。因为那几天他总觉得口干，喝很多水，老跑厕所，饭量也大增，但人明显消瘦。小峰的爸爸有糖尿病，一看这症状，和自己血糖高时差不多，就趁周末带他来检查。"

毛主任回忆了当天的情况："小峰的身材看着并不胖，了解了他的症状，我让他做检查，结果显示空腹血糖为 18.7 mmol/L，尿酮体 ++。这很危险，空腹血糖大于等于 7 mmol/L 可确诊糖尿病，他被初步确诊为糖尿病酮症，属于糖尿病的急性重症。

"酮症是严重高血糖时的糖尿病急性并发症之一，严重的会导致酮症酸中毒，抢救不及时，有生命危险。

"小峰的情况，应立即住院打胰岛素，我就给他开了住院通知单，但他的父母很纠结，既担心孩子身体，又怕影响他高考，和我商量能不能先通过口服药物控制。

"小峰当时的病情不适合吃药治疗，我坚持让他们去办理住院手续，他们就离开了诊室。结果下午到病房才知道，小峰根本没住院。

"我也是个父亲，孩子读大二，理解小峰父母的心情，但作为医生，我担心孩子回去后，在高考的压力下，病情有加重的风险；而且，一旦错过最佳治疗时机，引起酮症酸中毒，治疗难度加大，甚至可能会有生命危险。

"越想越担心，我就通过门诊信息找到小峰家长的手机号码，发了条短信，劝他们尽快带孩子治疗。怕他们认为我初衷不纯，这短信的每一句话我都仔细斟酌，有理有据，编辑了半个小时。"

"后来家长给我回了短信，表示感谢，说这结果可能和前一天的饮食有关，再观察一下。"毛主任说，"最终，小峰也没回来治疗，不知道是否去了其他医院，希望他的血糖控制住了，酮症也消掉了。"

刚过去的一周，除了小峰，毛主任还遇到了两位高考考生，一位是慈溪的，一位是象山的，就诊时血糖分别为24.9 mmol/L和25.0 mmol/L，尿酮都是++。经过和家长反复沟通，这两位考生目前都在住院治疗，病情稳定。毛玉山说，他会尽快控制住孩子病情，让他们先出院应对高考，考后再慢慢调理。

"这几年，年轻人被确诊为糖尿病酮症的越来越多，大部分都有家族病史。"毛主任说，"这和生活条件好了，孩子们平时'多吃少动'有关系，本应该在中老年发作的疾病，被不健康生活习惯早早诱发。"

高考前，接二连三地遇到高考考生出现糖尿病酮症，毛主任猜测，备考紧张、考前"进补型"膳食是共同的诱因。

他说，高考前，很多家长为了给孩子补充蛋白质，天天大鱼大肉，有的为了给孩子补充体力，让他们服用保健品，其中不少是含大量糖或激素的，碰到有糖尿病遗传因素的孩子，就增加了诱发风险。

没几天就高考了，高考前考生应该怎样吃？宁波某医院刘营养师不建议孩子考前依靠保健品补充营养。她说，补脑保健品，不外乎是蛋白质、卵磷脂、维生素的合成，而人工合成的营养物质吸收比例会下降。刘佳宁说，考生还是要做到饮食均衡，以清淡为主，不要大鱼大肉，少吃甜食，午餐、晚餐别吃太饱，要注意饮食卫生。

事件分析

糖尿病是一种由于胰岛素分泌缺陷或胰岛素作用障碍所致的以高血糖为特征的代谢性疾病。持续高血糖与长期代谢紊乱等可导致全身组织器官，特别是眼、肾、心血管及神经系统的损害及其功能障碍和衰竭。严重者可引起失水，造成电解质紊乱和酸碱平衡失调等急性并发症酮症酸中毒和高渗昏迷。糖尿病的症状可分为两大类：一大类是与代谢紊乱有关的表现，尤其是与高血糖有关的"三多一少"，多见于1型糖尿病，2型糖尿病常不十分明显或仅有部分表现；另一大类是各种急性、慢性并发症的表现。

糖尿病有两种分型：1型糖尿病和2型糖尿病。1型糖尿病，又名胰岛素依赖型糖尿病（IDDM）或青少年糖尿病，易出现糖尿病酮症酸中毒（DKA）。又叫青年发病型糖尿病，这是因为它常常在35岁以前发病，占糖尿病发病的10%以下。1型糖尿病是依赖胰岛素治疗的，也就是说病友从发病开始就需使用胰岛素治疗，并且终身使用。原因在于1型糖尿病病友体内胰腺产生胰岛素的细胞已经彻底损坏，从而完全失去了产生胰岛素的功能。在体内胰岛素绝对缺乏的情况下，就会引起血糖水平持续升高，出现糖尿病。

2 型糖尿病是由于胰岛 β 细胞分泌胰岛素相对不足或靶细胞对胰岛素不敏感（胰岛素抵抗）所致，亦称非胰岛素依赖性糖尿病。病人多肥胖，因胰岛素抵抗，胰岛素敏感性下降，血中胰岛素增高以补偿其胰岛素抵抗，但相对病人的高血糖而言，胰岛素分泌仍相对不足。此类病人早期症状不明显，仅有轻度乏力、口渴，常在明确诊断之前就可发生大血管和微血管并发症。在糖尿病患者中，2 型糖尿病所占的比例约为 90%。临床观察胰岛素抵抗普遍存在于 2 型糖尿病中，高达 90% 左右。

　　糖尿病的典型症状：三多一少，即多尿、多饮、多食和消瘦。不典型症状：一些 2 型糖尿病患者症状不典型，仅有头昏、乏力等，甚至无症状；有的发病早期或糖尿病发病前阶段，可出现午餐或晚餐前低血糖症状。急性并发症的表现：在应激等情况下病情加重，可出现食欲减退、恶心、呕吐、腹痛、多尿加重，头晕、嗜睡、视物模糊、呼吸困难、昏迷等。糖尿病的诊断一般不难，空腹血糖大于或等于 7.0 mmol/L，和（或）餐后两小时血糖大于或等于 11.1 mmol/L 即可确诊。诊断糖尿病后要进行分型：1 型糖尿病、2 型糖尿病。糖尿病一旦确诊，即应对病人进行糖尿病教育，包括糖尿病的一般知识、自我血糖和尿糖的监测，以及降糖药物的用法。饮食治疗是各种类型糖尿病基础治疗的首要措施。饮食治疗的原则是控制总热量和体重。减少食物中脂肪，尤其是饱和脂肪酸含量，增加食物纤维含量，使食物中碳水化合物、脂肪和蛋白质的所占比例合理。控制膳食总能量的摄入，合理均衡分配各种营养物质。维持合理体重，肥胖患者减少体重的目标是在 3 ~ 6 个月期间体重减轻 5% ~ 10%。消瘦患者应通过均衡的营养计划恢复并长期维持理想体重。

　　糖尿病患者常可发生急性并发症，主要包括糖尿病酮症酸中毒、高渗性非酮症糖尿病昏迷和糖尿病乳酸性酸中毒。三者可以单独发生，也可 2 种以上先后或同时发生。酮症酸中毒按其程度可分为轻度、中度及重度 3 种情况。轻度实际上是指单纯酮症，并无酸中毒；有轻、中度酸中毒者可列为中度；重度则是指酮症酸中毒伴有昏迷者，或虽无昏迷但二氧化碳结合力低于 10 mmol/L，后者很容易进入昏迷状态。糖尿病酮症的治疗首先要坚持"防优先于治"的原则：加强有关酮症酸中毒的教育工作，增强糖尿病患者、家属以及一般人群对酮症酸中毒的认识，以利于及早发现和治疗本病。按酸中毒程度不同采取相应治疗措施：对于轻度的酮症酸中毒患者应鼓励进食进水，用足胰岛素，以利血糖的下降和酮体的消除；中度或重度酮症酸中毒应用小剂量胰岛素疗法，必要时纠正水、电解质及酸碱平衡。严格控制好糖尿病，坚持良好而持久的治疗，及时防治感染等诱因，以预防酮症酸中毒的发生与发展。

本事件中小峰的情况属于 1 型糖尿病并发急性轻度糖尿病酮症酸中毒，小峰的父亲有糖尿病，这增加了小峰的遗传倾向。临近高考，小峰的父母为了给小峰补充体力，加强营养，让小峰每天都吃得过多过好，时间一久，小峰体内能量堆积，代谢不及，最终导致血糖升高。小峰的空腹血糖就已达到 18.7 mmol/L，病情凶险。

事件反思

一、如何预防糖尿病

1. 宣传教育。加强预防糖尿病知识的宣传教育，增强对预防糖尿病重要性的认识。糖尿病病人和家属应主动学习糖尿病相关知识，了解糖尿病的危害性。掌握监测糖尿病的方法，充分认识糖尿病需要终生治疗的情况。

2. 饮食控制。碳水化合物、脂肪、蛋白质都是高热量的食物，尽量少食这些高热量食物。所摄取的食物应该以低糖、低盐、低脂、高纤维、高维生素为主。其次，糖、蛋白质、脂肪三方面的食物要合理均衡搭配。

3. 体育锻炼。降低糖尿病风险，运动是必不可少的一种方式，它不仅可以消耗身体多余的热量和脂肪，维持肌肉量，还可以提高胰岛素的敏感性，以便更好地调节糖代谢，控制血糖平衡。一周至少保证 5 次的锻炼，每次锻炼不低于 30 分钟，特别要注意腹部肌肉的脂肪消耗，腹部脂肪的消耗能大大提高人体的糖耐量，因为糖耐量的降低正是得糖尿病的前置信号。所以人体糖耐量的提高能减少糖尿病的发病概率。

4. 良好生活习惯。避免、少用致糖代谢异常的药物，如糖皮质激素、利尿剂、解热镇痛药、抗精神药和镇静药等；戒烟戒酒；保证睡眠，睡眠不足的人不仅会感到疲惫，身体还会产生压力激素，使人体的胰岛素不能正常工作。

5. 早发现早治疗。定期进行体检，尽早发现糖尿病的早期症状，如皮肤感觉异常、性功能减退、视力不佳、多尿、白内障等；及时治疗高血压、高血脂、冠心病等疾病，因为高血糖、高血压、高血脂、冠心病都属于同源性疾病，这几种病症中任何一个的出现都会诱发其他。

二、如何预防糖尿病酮症酸中毒

1. 严格控制血糖，不可擅自减、停药物，尤其是应用胰岛素的患者切不可迷信中药偏方而擅自停用，即便是在不能进食的情况下，也不可随意停用胰岛素，而应在医生的指导下调整治疗。

2. 生活规律化，做到起居有常，进餐定时定量，戒烟忌酒，切忌暴饮暴食、过劳熬夜，避免血糖波动。

3. 预防感染。感染是酮症酸中毒的主要诱因，因此，平时要注意饮食卫生，防止受凉感冒。一旦患病（如发烧、感冒、腹泻等），要积极治疗，同时密切监测血糖和尿酮体，及时调整治疗方案，必要时应立即去医院诊治，绝不可延误病情。

4. 防止脱水。糖尿病人在活动时容易出汗，遇劳累或夏天时出汗更多，容易诱发酮症酸中毒，故在天热高温季节，应增加液体摄入量，多喝些白开水或淡盐水，以补充失去的水分。另外，应预防腹泻引起的脱水。

5. 定期监测血糖尤其在发生其他疾病或应激时应勤测血糖，倘若血糖高于 15 mmol/L，应测定尿酮体和血酮。

6. 酮症酸中毒是一种严重的糖尿病急症，一旦确诊为酮症酸中毒，病人须立即去医院诊治。但在去医院以前和去医院途中，病人不能坐等医院的治疗，而应积极做好下面几件事：继续原有胰岛素治疗，不要因为进食少而停止胰岛素注射；大量饮水，以盐水最佳；停用双胍类降糖药（尤其是降糖灵）；每两小时监测一次血糖和尿酮体；迅速去医院或与医生联系，到达医院后，将由医生指导进行进一步的治疗。

三、临近高考该如何正确饮食

1. 厌食宜用"羊吃草"法

考生如果考前压力大，产生厌食感，家长可以把每日三餐变成每日四餐、五餐，增加进餐的次数，采用"羊吃草"的方法，在控制总量的前提下，多餐分吃，也同样可以让考生摄取到一天所需的营养。

2. 考试期间忌喝咖啡和可乐

考生考前应多喝水，每天要保证 1500 至 2000 毫升的摄入量，最好是白开水，切忌以喝饮料代替喝水。考试期间一定不要喝咖啡和可乐，因为咖啡因会使人产生尿频，影响临场发挥。

3. 考前食谱忌大变

考生考试前饮食不要因高考临近而刻意改变，在临考前的一段时间及考试期间，饮食量都不要比平时增加太多，尤其考试期间饮食应和平时保持一致。

4. 饮食最忌减主食

考生的饮食要保证主食的摄入量，多吃鱼类、肉类只能补充人体所需的蛋白质，而大脑思维主要依靠的是葡萄糖，只有主食才能转化为葡萄糖。

5.零食忌选坚果类

零食可以适当吃些，但要记住：油腻的食物及坚果类食物，如瓜子、花生要少吃，还有甜食及奶油过多的食物要少吃。

6.每天宜吃 2 个水果

水果蔬菜含有丰富的营养素及各种维生素和矿物质，还有缓解厌食及便秘的作用。考生应保证每天吃 2 个水果，约 500 克左右。此外，菠菜、胡萝卜可增强记忆力，洋葱能改善大脑供血，帮助考生集中精神，这类食物可适当增加一些。

家长在规划考生的饮食时应综合平衡，主要把握以下几个方面：一是注意每天三餐按时吃饭，避免忙时不吃、想吃才吃、饥一餐饱一顿等现象。二是主食以谷物为主、有细有粗，不可以菜代饭。三是荤素搭配、清淡为佳，避免大鱼大肉。四是每天的蔬菜、水果一定要充分保证。

五　6 瓶冰啤下肚引发心脏病

事件回顾

2016 年 7 月末，浙江多地气温超过 41℃！杭城最高气温首次突破 40℃，最高时达到 40.3℃。接下来，高温毫无悬念。受副热带高压影响，预计未来 8 月份仍以晴热高温天气为主，最高气温可达 38℃～39℃。

热浪滚滚，很多人的心脏先受不了了。最近，杭州各大医院的急诊室人满为患。杭州两所医院的急诊室，就分别收治了两位"中暑"病人，都是因高温天喝酒而引发了心脏疾病。

在动不动就三十八九摄氏度的天气下，很多人都喜欢在晚饭、夜宵的时候来一杯冰啤酒，这才是夏天该有的味道啊。

王先生今年 53 岁，入夏之后，每天都要过这样舒坦的日子，他的酒量很大，每顿晚饭都要喝掉五六瓶啤酒，算起来，从 7 月份开始到现在，他已经喝掉了至少 120 瓶。

21 号晚上，他一如既往地和朋友们在饭店里喝酒聊天，照样是 6 瓶冰啤酒下肚。晚上回了家，醉醺醺地睡去。第二天凌晨，王先生开始喘不上气，他被自己憋醒了，接下来怎么换睡姿都睡不着，最糟糕的是，原来简简单单的呼吸都费劲了起来，天还没亮，家人就把他送到了医院。

杭州某医院急诊科医生宁主任说，王先生的整个心脏比正常时增大了四成，这是酒精性心肌病伴随严重室性心律失常，幸好送医及时，现在正在接受药物综合治疗，病情已得到控制。

为什么喝酒会喝出心脏病？宁主任说，王先生每天这样的酒量，已经达到酗酒的标准了。医学界将酗酒定义为一次喝 5 瓶或 5 瓶以上啤酒，或者，血液中的酒精含量达到或高于 0.08 g/dL。

在大家的印象中，酒精会导致脂肪肝、肝硬化，但是它和心脏病有什么关系？宁主任解释说，乙醇会影响人们体内的代谢，包括影响心肌细胞生长发育，导致代谢的疾病。

"其实大多数心肌病的直接原因都属于未知。"宁主任说，对于某些特定人群，心肌病是和基因有关，而酒精是其中的一个催化因素。

宁主任说："王先生这样喝酒，就是在挑战健康底线，先不说他酗酒的事情，就算他每天喝的酒少一半，也迟早会病倒。"

为什么这么说？每次吃饭喝酒，王先生都喜欢坐在空调口下方，喝到兴起，还会光膀子。"人的体表血管丰富，尤其是喝下大量啤酒后，毛孔舒张，血流量更大，容易导致外感风寒。"宁主任说，"从中医角度说，啤酒属于寒凉之物，久饮会造成中焦虚寒。人体内外皆为虚寒所困，故易患上呼吸道感染。"

而王先生酷爱的冰啤酒，也是罪魁祸首之一，"太冰的啤酒其实不好喝，而且会使蛋白质分解、游离，破坏营养成分，对胃肠道的杀伤力也比较大。"啤酒温度在 10 ℃ ~ 12 ℃时最好喝，因为此时二氧化碳的溶解度比较大。

炎炎夏日，像王先生这样的人不在少数，为了图一时舒服，而忽视健康，这种做法是十分危险的。王先生的经历应该让更多的人知道了解，给人们提个醒，敲个警钟。

事件分析

长期大量饮酒，可导致心肌病变，呈现酷似扩张型心肌病的表现，称为酒精性心肌病。1995 年世界卫生组织及国际心脏病学会联合会（WHO/ISFC）工作组专家委员会关于心肌病定义和分类的报告中，将酒精性心肌病列为特异性心肌病中的过敏性和中毒反应所致的心肌病。在西方国家它是继发性非缺血性扩张型心肌病的主要类型，约占临床扩张型心肌病的 1/3。戒酒后病情可自行缓解或痊愈。本病多发于成年男性。我国近年来的发病率有增加趋势。

酒精性心肌病起病隐匿，多发生于 30 ~ 55 岁的男性，通常有 10 年以上过度嗜酒史，临床表现多样化，主要表现为心功能不全和心律失常。心脏扩大是酒精性心肌病最早的表现，部分病例临床症状不明显，常在体检、胸部 X 线或超声心动图检查时偶然发现。长期嗜酒者常存在心功能轻度不全现象，严重者以充血性心力衰竭为突出表现，通常为全心衰竭，但以左心衰竭为主，出现呼吸困难、端坐呼吸及夜间阵发性呼吸困难等症状。心律失常亦可为本病的早期表现，最多见为心房颤动，其次是心房扑动、频发室性期前收缩等。

本病治疗的关键是戒酒。病程早期戒酒即可使充血性心力衰竭的临床表现消除，心脏大小可恢复正常。即使心脏明显扩大伴有严重心力衰竭者，戒酒治疗仍可使预后得到改善。当合并酒精性心肌病、酒精性肝硬化、营养不良或维生素缺乏等并发症时，除戒酒外，还应给予高蛋白、高热量、低脂肪饮食，补充缺乏的维生素及微量元素等。

事件反思

一、夏季如何正确喝啤酒

1. 不宜过量饮用。一次饮用啤酒过多将会使血铅含量增高，若长期饮用将导致脂肪堆积而阻断核糖核酸合成，造成"啤酒心"而影响心脏功能和破坏脑细胞。

2. 大汗之后不宜饮用啤酒。人体大汗出后，汗毛孔扩张，此时饮啤酒将导致汗毛孔因骤然遇冷而即速闭塞，从而暂时中止出汗，造成体温散发受阻，可诱发感冒等疾病。

3. 消化系统疾病患者不宜饮用。凡慢性胃炎、胃及十二指肠溃疡病患者过量饮用，二氧化碳就易使胃肠的压力增加，易诱发胃及十二指肠球部溃疡穿孔而危及生命。

4. 不宜与烈性酒同饮。很多人喜欢喝 2 种以上的酒，喝了这个，又喝那种，十分危险，不仅损伤肠胃，还会导致酒之间起毒性反应。

5. 喝啤酒时不宜同时吃腌熏食品。腌熏制品中含有机胺以及在加工过程中因烹调不当而产生的多环芳烃短类苯并芘、氨甲基衍生物，当饮啤酒超度时血铅含量就增高，此时上述物质与其结合，即可诱发消化道疾病。

6. 不宜饮用热水瓶贮存的啤酒。因热水瓶胆内积集着水垢，当啤酒存放瓶内后，其水垢中所含的汞、镉、砷、铅、铁等多种金属成分即可被啤酒中的酸性成分所溶解而混在啤酒中，饮后会导致人体金属中毒。

7. 不宜饮用冷冻啤酒。夏天天气炎热，很大一部分人喜欢饮食用冷冻的啤酒，以达到消暑降温的目的。其实，贮存啤酒的温度冬春为 9℃ ~ 10℃，夏季为 5℃ ~ 10℃，冷冻后的啤酒，其蛋白质与鞣酸会产生沉淀，易致胃肠不适引起食欲不振。

8. 不宜饮用超期久贮的啤酒。市售的普通啤酒保存期一般为两个月，优质的可保存 4 个月，散装的为 3 ~ 7 天。超期久贮的啤酒其多酸物质极易与蛋白氧化聚合而混浊。

二、喝酒时有哪些注意事项

1. 不要把湿毛巾搭在脖子上或肩膀上。夏季大量饮酒时，毛孔舒张，以便湿邪外透。脖子、肩膀等处搭潮湿的毛巾，内湿不能外散，而外湿又可透过舒张的腠理进入人体，久而久之加重关节疾病。

2. 禁止抽烟。喝啤酒的时候抽烟，这样做会进一步戕害血管。人在饮下大量啤酒后，血液流动骤然加快，烟毒容易以更快的速度侵袭肺脏、血管等人体重要组织。

3. 禁吃海鲜。海鲜中含嘌呤和苷酸两种成分，而啤酒恰恰富含这两种成分分解代谢的重要催化剂维生素 B_1，两者混在一起饮用，便会在人体内发生化学作用，使人体血液中的尿酸含量增加，并因失去平衡而不能及时排出体外，以钠盐的形式沉淀下来，从而形成尿路结石和痛风石。

三、心肌病的食疗方

食疗一：猪心小麦粥

猪心 1 个、小麦 30 克、大枣 5 枚、大米 50 克、调料适量。猪心洗净、切片，调味勾芡备用，将小麦捣碎，大枣去核，同大米煮为稀粥，煮沸后加入猪心片，调味服食。此方可补益心气，适用于心肌炎的心悸气短、自汗等。

食疗二：参枣桂姜粥

党参 10 克，大枣 5 枚，桂枝、干姜各 6 克，大米 50 克，牛奶及红糖适量。将诸药水煎取汁，同大米煮为稀粥，待熟时调入牛奶、红糖即成。此方温阳利水，适用于心肌炎心悸自汗、形寒肢冷、水肿尿少、气促胸闷等。

食疗三：猪血参芪附枣粥

猪血 100 克，党参、黄芪各 15 克，附子 5 克，大枣 5 枚，大米 50 克，调料适量。将诸药水煎取汁，加大米煮成稀粥，待熟时调入猪血及调味品。此方可健脾温肾，益气养心，适用于心肌炎引起的肢体水肿、四肢不温、纳差食少、疲乏无力、喘促胸闷等。

食疗四：玉竹羊心汤

鲜玉竹 15 克、羊心 1 个、调料适量。将羊心洗净、切片，加水与玉竹同炖至羊心熟后，再配以食盐、味精、葱花、姜末等调味服食。此方可益血养心，适用于心血亏虚所致的心悸、口干、烦躁、五心烦热等。

六　女子酷爱吃龙虾终致舌癌

事件回顾

今年 48 岁的王女士是一名资深饕客，夏吃龙虾秋吃蟹，十几年来，武汉乃至湖北的口碑虾庄、蟹馆她都尝了个遍，嫌手剥壳麻烦，会弄得满手油污，她还练就了直接用嘴巴剥虾壳的本领。去年夏天，她在一次吃虾之后舌头上出现了破溃，尽管会影响咀嚼，却丝毫没有影响她吃虾的兴致，"龙虾、螃蟹的壳那么硬，偶尔打出个水泡很正常"。她没想到，半年多的时间里，治疗口腔溃疡的西药和中药都试过了，被虾壳划到的地方不但没有痊愈，反而变成了一个小肉粒。接诊的主治医师蔡医生发现她舌头的左侧有一个菜花状的结节，已经长到绿豆那么大，且该结节周围有脓液。"一般的舌头溃疡不可能持续这么久，更不可能长大。"蔡主任建议王女士做一个病检，结果确诊为舌癌。

舌癌和舌溃疡之间有何联系？蔡主任介绍，王女士在吃虾的时候，舌头被划破，她在伤口没有愈合的情况下，继续长期食用辛辣食物，反复刺激破溃的地方，是导致舌头癌变的诱因之一，加上虾子本身就属于"发物"，长期食用会加速病情发展。蔡医生建议大家，在吃小龙虾的时候尽量用手剥虾壳，避免用嘴巴直接咬。舌头或者口腔出现溃疡时，需要禁吃辛辣，以免反复刺激破损部位诱发癌变。

王女士的教训是惨痛的，生活中有很多的人酷爱小龙虾，但他们往往都像王女士一样，一吃起来就没有节制，从不考虑自己的身体能否承受，长期暴饮暴食，必然会导致不良后果。为了自己的身体健康，饮食一定要节制。

事件分析

舌癌是口腔颌面部常见的恶性肿瘤，男性多于女性，多数为鳞状细胞癌，特别是在舌前 2/3 部位，腺癌比较少见，多位于舌根部；舌根部有时亦可发生淋巴上皮癌及未分化癌。按严格的解剖学定义，舌癌应分为舌体癌（舌前 2/3）与舌根癌（舌后 1/3）两类。舌体癌应属口腔癌，舌根癌应属口咽癌。长期吸烟、饮酒、嚼槟榔或戴着不合适的义齿等都会使口腔黏膜反复损伤、充血、增生，口腔黏膜细胞的反复损伤、增生，使细胞核的代谢逐渐增加，整个细胞增殖周期中的 G1 期细胞不断进入 S 期（DNA 合成期），促使 S 期细胞数增加。经过几年、几十年（口腔组织损伤达到数百万次，甚至更多），最终出现 DNA 含量异常增高，产生染色体异常、细胞多核，反复口腔组织损伤还使细胞质的成分丢失或严重抑制细胞质的生长，细胞质无法生长成熟，引起细胞幼稚，产生癌症。在分子水平上，这些损伤使组织细胞内 DNA 上的基因反复断裂、重组，导致基因突变，形成口腔癌症。

舌癌临床主要表现为：（1）肿瘤多发生于舌缘，其次为舌尖、舌背及舌腹等处，可有局部白斑病史或慢性刺激因素。（2）常为溃疡型或浸润型，生长快，疼痛明显，浸润性强。（3）可有舌运动受限、进食及吞咽困难。（4）早期常发生颈淋巴结转移。

舌癌应与褥疮性溃疡及结核性溃疡鉴别。前者常可发现创伤因素，后者常有持续性疼痛及潜形溃疡。临床上在去除刺激因素及积极局部处理后仍不见溃疡好转者，应及时进行活检，以便早期确诊，早期处理。舌癌进入晚期可直接超越中线或侵犯口底，亦可浸润下颌骨舌侧骨膜、骨板或骨质。向后则可延及舌根或咽前柱和咽侧壁。此时舌运动可严重受限、固定，涎液增多外溢，进食、吞咽、言语均感困难，疼痛剧烈，可反射至半侧头部。早期高分化的舌癌可考虑放疗、单纯手术切除或冷冻治疗。晚期舌癌应采用综合治疗。根据各自的条件，采用放疗加手术，或化疗、手术加放疗的综合治疗。

本事件中，王女士长期嗜食龙虾，这种习惯本身就是有害身体的，再加上王女士练就了用嘴巴剥虾壳的本领，锋利的虾壳不可避免地划伤王女士的舌头，然而爱虾如命的王女士根本没有重视，一如既往地暴食龙虾，舌上的溃疡不仅没有好转，反而一直加重，直到后来采用中医、西医治疗均无效后，王女士这才担心起来，去到医院就诊，医生觉得情况不妙，让王女士做了病理检查，结果显示王女士患了舌癌。王女士的经历是惨痛的，也是发人深省的。

事件反思

一、如何预防舌癌

1. 舌癌患者多数口腔卫生差，常患有牙周炎等疾病，口腔黏膜长期处于病菌侵袭之中，舌根部边缘的慢性损伤不断受到感染，糜烂创面长期不愈，也是促使舌癌发生的重要因素。所以要注意口腔卫生，早晚刷牙，饭后漱口。

2. 如果有龋齿，就要早点儿填补。能修补利用的残冠、残根要及时处理。难以治愈或利用的残冠、残根，即便没有发炎疼痛，也要及时拔掉，并按时镶牙。

3. 长期夜磨牙或是上了岁数的人，牙齿容易被磨得很锐利，这种要及时磨改变钝，防止伤及口腔黏膜。

4. 吸烟、嗜酒等不良嗜好，会加重口腔黏膜的恶性病变，所以要戒烟限酒，加强锻炼，改善营养。

5. 残留的牙根、尖锐的牙齿或不良修复体等对舌黏膜的长期机械刺激和慢性损伤是舌癌发生的主要因素，所以每年做一两次口腔检查，如果发现牙体、牙周病要及时治疗。

6. 要少吃或不吃槟榔，因为经常嚼槟榔会致癌。槟榔粗纤维较多，刺激口腔黏膜，形成慢性损伤，没等到损伤好利落了，粗纤维又将它加重，反复地刺激易导致癌变。

7. 舌癌的初期症状主要是出现溃疡或是肿块，并不会引起患者注意。但如果口腔发生灼烧感、疼痛等症状超过两个星期的患者，需要格外注意，特别是舌头长时间在同一部位出现溃疡不愈、伴有疼痛的症状，以及舌部原有白斑病损发生溃疡的患者，都要警惕舌癌的可能。如果发现了舌部的一些病变，如舌体部乳头瘤或糜烂性扁平苔藓等，要尽早去医院进行活检，持续观察。

8. 要少吃刺激性、辛辣的食物，避免对舌头或黏膜产生刺激。

二、食用小龙虾的注意事项

1. **肉体松软无弹性极有可能是死虾**

买小龙虾最怕遇到死虾，因为小龙虾死后腐坏很快，会分解产生组胺等有毒物质，滋生有害病菌，食用后容易导致腹泻等肠胃道感染性疾病，危害身体健康。

烹调加工后的小龙虾端上来后，如果有浓烈腥味、虾体散开发直、肉体松软无弹性、颜色变深、壳身有较多黏性物质等现象，那么就极有可能是死虾制作的。

2. **在家烹饪加工前清水喂养 24 小时**

专家说，市民在家烹饪小龙虾时，一定要高温煮熟煮透，可通过观察虾仁横截面颜色是否一致来判断是否煮熟。建议在烹饪加工前，一定要清水喂养 24 小时左右，让虾体吐出代谢物。另外，要用刷子洗净其身体上的脏物，同时隐藏了大量泥沙和细菌的肠线也必须剔除干净，再用清水充分地清洗 2～3 次。

3. **积聚毒素和病原菌的虾头千万不要吃**

小龙虾的虾头部分千万不能食用。小龙虾的头部是吸收并处理毒素的地方，也是最易积聚病原菌和寄生虫的部分。

此外，吃虾时也要有节制，不要一次食用过多，因为虾是高蛋白食物，部分过敏体质者会对小龙虾产生过敏症状，如身上起红点、起疙瘩等，最好不要食用小龙虾。小龙虾是含嘌呤较高的水产品，痛风病人也不要食用。

4. 虾死亡时间越长积累的毒素越多

虾内含丰富的组胺酸，这是令其味鲜的主要成分。但虾一旦死亡，组胺酸即被细菌分解成为对人体有害的组胺物质。还有，虾的肠胃中常含有致病菌和有毒物质，死后体内极易腐败变质，特别是随着虾死亡时间的延长，虾体内积累的毒素更多，吃了便会出现中毒现象。

此外，虾体内多有肺吸虫的囊蚴和副溶血性弧菌等，如吃了未煮熟的虾，就容易感染肺吸虫病和导致胃肠道中毒。鲜虾煮熟后不宜存放，第二次食用必须重新加热。

5. 吃虾后不宜服维生素 C 片剂

美国芝加哥大学研究人员通过实验发现，虾等甲壳类食物中，含有一种浓度较高的"五价砷化合物"。该物质吃下去本身对人体无毒害作用，但在服用维生素 C 片剂后，可使原来无毒的砷化物转为有毒的三氧化二砷，即砒霜，能危及人的生命。

6. 过敏病患者忌食

某些过敏性疾病的患者，如支气管哮喘、反复发作的过敏性皮炎、过敏性腹泻等，约有 20% 的病员可由食虾激起发作。因此，已明确对虾过敏的，在缓解期和发作期都不要进食。

7. 佐以姜与醋

品尝小龙虾时一定要加姜加醋，既能解腥增鲜，又能发热散寒，帮助消化，更有杀菌消毒作用。

三、如何正确挑选小龙虾

1. 色发红、身软、掉拖的虾不新鲜尽量不吃，腐败变质虾不可食；虾背上的虾线应挑去不吃。

2. 选小龙虾最关键，小龙虾最好吃的时候是五到十月份，黄满肉肥，连大螯上的三节都是从头塞到尾的弹牙雪肌。

3. 看小龙虾是清水是浑水，一看背部，红亮干净，这就尚可，再翻开看它的腹部绒毛和爪上的毫毛，这里如果是白净整齐，基本上是干净水质养出来的。

4. 小龙虾毕竟是吃腐殖动物尸体的，细菌和毒素只会越来越多地积存在体内，所以尽量要买刚刚长大的龙虾。老龙虾或红得发黑或红中带铁青色，青壮龙虾则红得艳而不俗，有一种自然健康的光泽。再用手碰碰它的壳，铁硬铁硬的是老虾，像指甲一样有弹性的是刚长大才换壳的。

四、小龙虾不宜与哪些食物一起食用

1. 龙虾中的蛋白质与维生素 C 结合后会生成三价砷，会造成人体食物中毒。所以吃虾时最好不要吃富含维生素 C 的水果，饮料也不要喝了，白水还是安全点。要吃水果，最好在吃完龙虾两小时后。

2. 不能与猪肉、狗肉、南瓜等同食。

3. 与葡萄、山楂、柿子之类的同食会导致头晕、恶心、腹泻等。龙虾还不可与鸡蛋等同食。

4. 很多人就喜欢在吃龙虾时喝点冷饮吃点冰的东西，这样也是不行的。

七 "火锅控"吃出食管癌

事件回顾

40 岁的郑先生是一个"火锅控"，一周至少有三顿都吃火锅，且最喜欢又辣又烫的火锅底料。半个月前，他感到吞咽有梗塞感，到医院一查被确诊为早期食管癌。

郑先生家住汉口，即便是烈日炎炎的盛夏也要每周吃一顿火锅，到了冬天更是每周至少三顿。每次吃火锅时郑先生都是无辣不欢，食材刚一烫好还没怎么放凉就一口吞进喉咙里。有几次，由于刚烫好的食材温度很高把郑先生的喉咙都烫疼了。

半个多月前，郑先生感到吞咽不畅，有梗塞感。一开始他以为是烟抽多了，戒了一个礼拜的烟，还吃了些润喉片，但症状没有缓解反而有加重的迹象。上周，他来到了武汉市某医院消化内科就诊。胃镜检查发现，郑先生的食管中下段有 1 厘米的微小凸起。随后，内镜室黄主任又对其进行了染色放大胃镜检查和靶向活检，病检的结果显示为早期食管癌。前天，黄主任为郑先生进行了内镜黏膜下剥离术，用高频电刀顺利将癌变的黏膜层整块切除，病检显示食管癌病灶完整切除。

消化内科主任吴主任说，食管癌是常见的消化系统肿瘤，早期食管癌症状为吞咽时胸骨出现各种不适，如烧灼感或针刺样轻微疼痛，尤其进食粗糙、过热或有刺激性食物时更显著。他建议，大家应尽可能戒烟戒酒、勿食过烫的食物及饮过烫的水，有此种饮食习惯的人要定期做胃镜检查。

事件分析

食管癌是常见的消化道肿瘤，据不完全统计，全世界每年约有 30 万人死

于食管癌。我国是世界上食管癌高发地区之一，尤以广东潮汕地区和河南林县居多，在潮汕地区，煎炸美味数不胜数，刚从油锅出来的食物热气还未散尽，便送入口中，香味浓郁的黏稠热粥，也以同样速度尽享美味。更有潮汕地区的根深蒂固的工夫茶文化，工夫茶的水是越热越好，且刚刚冲好的烫茶越早入口就越香。殊不知，长时间进食过热、过快，长期饮用烫茶、辣椒等刺激性食物，导致食管黏膜不断地烫伤、修复、再烫伤、再修复，在这样反复的过程中就可能诱发食管癌。

众多研究显示，进食过烫食物会增加口腔、食管以及胃肠道疾病的发生概率。不论是口腔还是胃肠道黏膜上皮，抑或是食管内壁，都由黏膜组成，十分娇嫩，其正常耐受的温度在40℃~60℃，一旦遭受到50℃~60℃以上的热刺激，就容易发生损伤，更可能烫伤。

黏膜初次"受伤"时表现为水肿、充血，甚至黏膜下的组织发生改变，而经常吃火锅、麻辣烫等刺激性食物，会周而复始地损伤黏膜。长期反复刺激，人体食管"黏膜屏障"被破坏，会使得水肿的黏膜发生异形性改变、不典型增生，最终导致癌变。

食管癌的早期症状容易被忽视，例如哽噎感、咽喉部有异物感，吞咽不适或食管内异物感，被很多患者误以为是咽炎；早期的食管症状还有胸骨后不适也会被忽视，如胸骨后胀闷或轻微疼痛。

如何加以鉴别？这种哽噎感会自行消失，但又会反复发作，在患者情绪激动时更为明显，千万不要等到吞咽困难后才来就诊，因为一旦出现吞咽困难，病情很有可能已经发展到中期甚至晚期。

如果有食管癌家史的抽烟喝酒者，且年过40岁，一旦进食中出现吞咽不畅或有异物感，或老年人出现连续性打嗝，长时间不缓解等异常表现，应引起重视，及时到医院进行胃镜、食管镜检查，以排除癌症的可能。

事件反思

一、如何正确吃火锅

1. 烧煮时间不能太长。一般来说，口腔、食管和胃黏膜只能耐受50℃左右的温度，反复烧煮的火锅最高可达到120℃甚至更高。此外，火锅烧煮超过一个小时，汤汁中的亚硝酸盐含量增加，如果反复刺激胃肠，使得胃液、胆汁、胰液等消化液不停分泌，导致胃肠功能紊乱而发生慢性胃肠炎等疾病。

2. 生熟有序，淀粉先行。建议吃火锅时做到生熟有序，在吃之前建议先吃一点淀粉类的食物，比如土豆、红薯等。这既能控制自己的食量，还可以保护肠胃。建议先涮蔬菜，再吃肉类。不要贪图吃鲜嫩，不掌握火候，尤其是生肉、生鱼切忌往锅里一烫就立马捞出来吃。最好多备两双筷子，一个夹熟食，一个夹生食，以免肉类中的病菌或寄生卵直接进入消化道，引起胃肠道感染。

3. 忌同时喝冷饮白酒。一般来说，白酒、冰镇的冷饮对肠胃都会有一定刺激，若加上滚烫的火锅，更会加重对肠胃的刺激。所以，在饮料的选择上，可以点一些豆浆、酸奶等以保护肠胃。但对于有反流性食管炎或是胃肠不适的人群，酸奶也不建议喝。

4. 不要盲目点"滋补锅"。养生锅底一直是冬季火锅店打的热门招牌，但一般来讲，不建议使用黄芪、桂圆、枸杞、党参等滋补类中药。黄芪、枸杞等之类滋补中药，在提高抵抗力方面有一定作用，但对于感冒、发烧的人群来讲，在有疾病症状出现的时候，所谓中药滋补是不合适的。对于热性体质（容易上火）、痰湿重（肥胖、舌苔厚腻）、胃肠时常感觉多胀气、腹胀的人群也不适合服用黄芪、枸杞等滋补中药。

二、导致食管癌疾病的因素有哪些

1. 饮食习惯。食管癌的发病与人们的不良生活、饮食习惯有关，如果食物粗糙、质硬，进食过热、过快，饮用浓茶，多吃辣椒、蒜、醋等刺激性食物及饮酒、吸烟等，都有可能引起食管癌。食管癌具有显著的家族聚集现象，高发区连续三代或三代以上患病家族屡见不鲜，但食管癌绝对不存在遗传，而与家庭饮食习惯有密不可分的关系。

2. 环境因素。我国调查发现，在高发区的水源中，硝酸盐、亚硝酸盐和二级胺含量显著增高。化学物质致癌，其中最为代表性的就是亚硝胺类化合物，这些物质在胃内易合成致癌物质亚硝胺，从而导致食管癌。

3. 营养缺乏。食管癌与动物蛋白质、新鲜水果和蔬菜的低摄入有较强的地理相关性，以上食物的低摄入可致维生素 A、维生素 C 和维生素 B_2 的低摄入。在非洲和亚洲食管癌高发地区人群，膳食的主食为含维生素 B_2、烟酸、镁和锌较低的小麦或玉米，而低发区人主食为富含上述营养素的主食（高粱、小米等）。

三、中医食管癌的分型有哪些

1. 津亏血枯者，症见进食梗涩难下，甚至水饮难咽，形体消瘦，口干咽燥，五心烦热，大便秘结，舌质红，舌苔干或带裂纹，无苔或薄黄苔，脉弦细。治宜养阴生津，补血润燥。

2. 晚期食管癌气虚阳微者是食管癌的分型之一。症见饮食难下，泛吐清涎，形体消瘦，面色泛白，形寒肢冷，面浮足肿，舌质暗淡，苔薄白，脉沉细。

治宜健脾益肾，温阳散结。

3.常见的食管癌的分型是痰湿内阻者，症见吞咽梗阻，进食不畅，胸膈痞闷，伴有胸痛隐隐，疲倦乏力，纳呆，大便溏，舌质淡胖，苔白腻，脉滑。治宜健脾理气，燥湿化痰。

4.气滞血瘀者，症见进食梗阻，食不得下，甚至水饮难下，食后即吐，吐物如豆汁，胸膈疼痛或痛连肩背，便如羊屎，形体消瘦，面色晦暗，肌肤甲错，舌质暗红或有瘀点瘀斑，苔薄黄，脉涩或弦细。治宜理气化痰，活血祛瘀。

四、食管癌饮食禁忌有哪些

1.在早期即应积极加强营养，注意吃新鲜的食物（如鲜肉类、鲜蔬菜及水果），补充蛋白质、维生素、糖、脂肪等，使病人维持和增强抗病力，为治疗（化疗、放疗、手术等）创造条件，并储备一定的营养物质，防止出现恶液质。食管癌晚期，如果恶液质出现，应多补充蛋白质，如牛奶、鸡蛋、鹅肉、鹅血、瘦猪肉及各种新鲜果菜。

2.手术后，饮食调理要以流质、半流质为主。避免任何刺激性饮食摄入，防止吻合口感染和损伤。经医生允许后再进普通食物。饮食应给予高营养，可在平日口味习惯的基础上，加食苡仁粥、糯米粥、鲜蛋、鲜肉、奶及新鲜果菜等，如食欲不振，可用鲜山楂、乌梅、石榴等调理口味，增进食欲，也可用橘皮、生姜、冰糖、鸡等煮汤服食。

3.食管癌哽噎症状严重时，应给予浓缩的富含优质蛋白、糖类、脂类、无机盐及维生素成分的流质饮食，以减少对癌组织的刺激。可在营养师配合下，配制各种混合奶等适合于本病患者摄食的饮食。当食管梗阻或出现食管气管瘘而不能进食时，则应采取静脉高营养或胃造瘘手术等方法，来维持机体对营养的需求。

4.放疗时，易引起口咽干燥、胸骨后灼痛等热灼阴伤的症状，故宜选用营养丰富，清软滋润，容易下咽的食物或饮品，如梨叶、蔗汁、牛奶、蛋羹、藕粉、银耳、苦瓜、油菜、木耳、紫菜、丝瓜、西瓜、绿茶、绿豆等。

5.化疗时，主要是针对骨髓造血及消化系统的损害，宜食健脾和胃、补骨生髓之品，如山药、薏苡仁、山楂、蜂王浆、柑橘、猴头菇、芫荽、番茄、萝卜、鸡脯、黑木耳、鸡肉、牛肉等，另加补骨生髓、益气养血的食物，如动物骨髓、鹅血、苹果、红枣、甲鱼、胎盘、核桃、赤小豆、菠菜等。

五、如何预防食管癌

1.要细嚼慢咽。进食食物过硬、咀嚼不细易导致食管反复受到伤害。食管是一切饮食经过的器官，食物在食管内成团，有序进入胃内消化。

2. 不要长期吃刺激性食物。过辣、过烫、刺激性食物对食管也有伤害，刺激性食物还包括浓茶、浓咖啡、烈性酒等。不少食管癌患者曾经有长期饮酒的习惯。

3. 少吃腌制食品。一般来说，发霉食物和含有亚硝胺类化合物的食物易诱发癌症，所以要尽量避免食用，霉菌会增强亚硝胺的致癌作用。

4. 营养不良也会诱发食管癌。蛋白质缺乏会导致食管黏膜增生，容易发生恶变；脂肪缺乏时有碍必需脂肪酸和脂溶性维生素的吸收，影响健康和降低免疫功能，所以要多吃新鲜蔬菜和水果。

5. 注意补充微量元素。患食管癌的病人常缺乏铁、钼、锌、锰、硒等微量元素和维生素 A、B_2、C，故高危人群可在医师的指导下，适当补充相关的微量元素、维生素和药物来预防。

八　嗜食生肉男子排出 5 米长虫

事件回顾

陈先生今年 45 岁，南宁市宾阳人，平时特别喜欢吃牛生、猪生、鱼生等生肉料理，结果，前不久他发现自己的身体出了毛病。

3 月 16 日上午，陈先生神色惊慌地走进消化内科门诊，手里拿着一个盒子，里面装着一小段约一两厘米长的白色物体，就是这个小小的东西让他寝食难安。

"20 天前开始，几乎每天我上卫生间时，都会排出两三条这种白色异物，有时多达七八条，当时以为是食物的分泌物，也没有太在意，没想到前两天突然看到它竟然会动，太恐怖了！很害怕。"

这到底是什么东西？陈先生捡了一小段样本赶到医院。医院检验科刘医生看到标本后，根据经验判断，这应该是绦虫的节片。

陈先生告诉医生，自己平时喜欢吃生的食物，牛生、鱼生、猪生都喜欢吃，结果从 20 天前开始排便就出现异物了。通过更详细的检查，医院从节片中发现了绦虫卵，还有肝吸虫，最终确认陈先生感染了牛带绦虫病、肝吸虫，需要住院治疗。

3 月 18 日，陈先生在医院排出了一整条长达 5 米的牛带绦虫。"吓晕了我们，从来没有见过这么长的绦虫。"连医务人员看到这么长的牛带绦虫都惊呆了。

"陈先生除了患有牛带绦虫，还患有肝吸虫病。"刘医生介绍，肝吸虫是一种肠道寄生虫，对人体的危害除了损害肝脏和胆囊外，还会导致全身多系统出现各种复杂的并发症，并可发展成为胆结石、胆管癌。

事件分析

绦虫（或称带虫），种类较多，猪带绦虫病与牛带绦虫病是人体内常见的寄生虫病，猪带绦虫长2～4米，牛带绦虫则可长达4～8米。绦虫成虫寄生于人体小肠内，并从中摄取大量的营养物质；头节和小钩吸附于肠壁可导致肠黏膜损伤；虫体释出的代谢产物被人体吸收：以上几方面综合作用即可使人体致病。牛带绦虫病与猪带绦虫病分别为食入未煮熟的含囊尾蚴的牛、猪肉而感染，或是吃了污染了猪绦虫卵的食物，虫卵内的六钩蚴穿过肠壁到脑、皮下、肌肉等处发育成囊尾蚴引起了囊虫病，囊尾蚴经2～3个月发育为成虫。虫体颈部不断生长幼节，链体后端的孕节不断脱落，可自动从肛门溢出或随粪便排出。这也是陈先生会排出异物的原因所在。

华支睾吸虫又名肝吸虫，是一种寄生虫，中间宿主为淡水螺类以及淡水鱼、虾，终宿主为人及肉食哺乳动物，成虫寄生于人体的肝胆管内，它会吸取肝脏的营养成分，导致患者肝脏缩小，身体机能下降。在流行区，患有肝吸虫病的人，虫卵经常随胆汁进入肠内，混于粪便中排出体外。卵在水中被第一中间宿主豆螺或沼螺吞入消化道内孵出毛蚴，经胞蚴、雷蚴一系列的发育和繁殖，最后形成许多尾蚴。成熟尾蚴自螺尾逸出，在水中游动，遇到第二中间宿主淡水鱼或虾，则侵入体内，形成囊蚴，囊蚴具有感染性。

肝吸虫病的危害主要是由于肝吸虫感染人体后，其幼虫随血液进入门静脉，最终在肝脏内定居，并进一步生长发育。感染初期病变并不明显。长时间重度感染后，胆管出现局限性扩张，管壁增厚。大量虫体可引起阻塞、胆汁滞留，如合并细菌感染可引起胆管炎和胆管肝炎。

其实，肝吸虫病对人体最大的威胁主要是肝、胆两方面，不少患者长期感染肝吸虫后，出现了肝胆系统的病理变化，如肝肿大、纤维化、胆结石、胆管炎、胆囊炎等多种疾病。如果病情严重的话，还会导致肝硬化、肝癌、胆管癌的发生。

事件反思

一、绦虫病的主要症状是什么

多数病例无明显症状，少数病例可表现腹部不适、腹痛、消化不良、腹泻和便秘等。绦虫幼虫的寄生常引起严重后果，若囊尾蚴和棘球蚴寄生于眼、脑、肝等重要器官，则引起严重损害及相应的临床症状。若棘球蚴破裂，囊液进入组织可诱发变态反应而致休克，甚至死亡。

绦虫病初期，成虫居于肠中，影响肠道气机，引起腹部或上腹部隐隐作痛，腹胀不适，甚或恶心、呕吐。常在内裤、被褥或粪便中发现白色节片，或伴肛门瘙痒。病久则脾胃功能受损，不能运化水谷精微，加之绦虫吸食营养物质，以致人体化源不足，气血不充，故在上述症状的基础上常伴见面色萎黄或苍白，形体消瘦，倦怠乏力，食欲不振，舌淡，脉细等气血亏虚的症状。

二、肝吸虫病的临床类型有哪些

1. 肝炎型：最为常见，有乏力、上腹不适、腹胀、食欲减退、肝区不适或隐痛。体检有肝脏轻、中度肿大，常无压痛，部分病人血清转氨酶轻度升高。如不注意询问流行病史，易将本病误诊为病毒性肝炎。

2. 胆管炎型：病人有畏寒、寒战、发热，同时伴有上腹阵发性绞痛，有时有黄疸，周围血白细胞总数增高。此型病人常并发胆管炎或胆囊结石。

3. 胃肠炎型：表现为腹胀、腹泻，大便每日约 3～4 次，无脓血，镜检常无异常发现。

4. 肝硬化型：表现为肝脏肿大，质硬，有腹水、脾肿大、血浆白蛋白降低、贫血和下肢浮肿。此型在流行期以儿童为多见，多伴有营养不良。

5. 侏儒型：此型常同时伴有肝硬化，多发生于严重肝感染的儿童病例。

6. 隐匿型：此型最为多见，一般无症状，仅在体检、流行病学调查或因其他疾病就诊时而发现。

7. 混合型：在患病期间同时伴有上述各类型。

三、其他常见的寄生虫病

1. 钩虫病：钩虫这种寄生线虫的生命开始于人体外，它通过受污染的水、水果和蔬菜进入人体。钩虫幼虫在人的内脏里生长，它们附着在寄主内脏壁上，吸寄主的血，有时会让寄主患上叫作肠虫病的贫血症。

症状：虚弱、腹痛、恶心、腹泻、贫血。

2. 疥虫病：疥虫通常被叫作人疥虫，这种寄生虫通过身体接触传播。雌疥虫在人的皮肤上产卵，引起皮肤反应和发炎。当雌疥虫把卵埋在皮肤下时人的反应会加剧，如刺痒，这就是疥疮。

症状：刺痒、疼痛、脓结、皮肤刺激。

3. 蛔虫病：蛔虫是寄生于人类内脏最多的寄生线虫，可长到 15 到 35 厘米长。蛔虫通过摄食传播。蛔虫卵孵化后很快刺穿人的内脏壁，进入血液。通过血流进入肺部，然后被咳出和吞咽，再次回到内脏。

症状：发烧、疲劳、过敏、皮疹、呕吐、腹泻、神经问题、喘息和咳嗽。

4. 蛲虫病：蛲虫是常见的人类寄生虫，可引起蛲虫病。成雌虫可长到8毫米到13毫米。蛲虫的后部呈长长的针形，它也因此得名。它们在寄主的内脏安家落户，但是与大多数寄生虫不同的是，它们不会进入血液，不能在人体的其他部位生存。蛲虫在体外产卵，通常在肛门周围，这会引起人的瘙痒感，幼虫会通过人手挠传播。

5. 班氏吴策线虫：蚊子携带这种寄生虫，通过叮咬人类把这种寄生虫释放进入人类血液中。这种寄生虫会进入淋巴结，尤其是腿部和生殖部位的淋巴结。班氏吴策线虫长成成虫需要1年的时间。它们会引起热带病，有时还会引起象皮病。

症状：发烧、寒战、皮肤感染、淋巴痛、皮肤增厚、皮肤肿胀。

6. 弓形虫：弓形虫这种常见的新月形寄生虫会侵袭人的中枢神经系统。人会通过吃不熟的肉或者抱被感染的宠物感染这种寄生虫。大多数人曾感染过这种寄生虫，显示它的抗体，但是很少有人表现出症状。免疫系统较弱的人更易感染弓形虫，孕妇感染弓形虫胎儿会受到严重或者致命的影响。

症状：流感症状、发烧、寒战、虚弱、头疼。

7. 蓝氏贾第虫：蓝氏贾第虫是有鞭毛的原生寄生虫。它寄生繁殖在人类的内脏，可引起贾第鞭毛虫病。这种寄生虫在人类内脏落脚之后会引起发炎和其他损害，减弱内脏吸收营养的能力，引起腹泻。这种寄生虫存在于饮用水中。

症状：腹泻、恶心、腹痛、体重减轻、打嗝会发出烂鸡蛋的气味。

8. 痢疾阿米巴：痢疾阿米巴是一种单细胞有机体，它能引起阿米巴病。这种寄生虫主要感染人类和其他灵长类。它可能存在于水中、潮湿环境中和土壤中，可能会污染水果和蔬菜。痢疾阿米巴通过粪便传播。不同于疟原虫，它比其他原生动物更能导致死亡。

四、防治绦虫病的措施有哪些

1. 向经过了产品卫生检查的商贩购买猪肉或牛肉，购买时应仔细挑选。

2. 猪肉和牛肉需煮熟、烧透后，才能食用。

3. 生、熟肉的切割工具要分开，切过生肉的砧板要经清洗消毒后，才可用来处理熟食。

4. 绦虫病患者应适当地食用具有杀虫功效的食物，如南瓜、薏米等，并遵医嘱吃药，但在服用驱虫药物期间，不宜食用产气的食物，如萝卜、红薯、豆类等。

5.养成良好的卫生习惯，坚持饭前便后勤洗手，防止误食虫卵。

五、应该如何预防肝吸虫病

通常情况下，肝吸虫病是由肝吸虫寄生在人体或其他保虫宿主肝内的中等大小胆管内所引起的一种寄生虫病。人可通过食入含有肝吸虫的鱼虾肉而感染，如吃鱼生、虾生或未煮熟的鱼虾，也可通过污染砧板、刀具、碗碟或饮用水等途径感染。

所以，要想更好地防止感染肝吸虫病，那么在食用海鲜或湖鲜时，就应该很好地进行清洗，更重要的还是要烧熟煮透，而且也必须要尽量少吃或不吃鱼生，这才是健康的饮食。

六、绦虫病的食疗方法有哪些

1.石榴皮 30 克，槟榔 120 克，水煎，早晨空腹一次服完，一小时后再服芒硝 15 克或大黄 6 克，可驱绦虫。

2.每次取椰子半至一个，先饮椰汁，后吃椰肉，每日早晨空腹一次食完，三小时方可进食、驱姜片虫、绦虫的效果与槟榔相似，且无副作用。

3.治绦虫病：新鲜南瓜子仁 50 克，研烂，加水制成乳剂，加冰糖或蜂蜜，空腹服。或将南瓜子炒黄，碾细末，每次服 30 克，每日 2 次，加白糖开水冲服。治血吸虫病以 15 天为 1 疗程。

4.南瓜子二百粒（最多可用 150 克），晒干生食或炒熟食，可驱绦虫，如不排虫，可连食两三口；南瓜子 50 克，捣烂与白糖水同服，服后一日勿食油腻食物，可驱绦虫；早晨空腹先吃南瓜子 120 克，过两小时后，再用槟榔 60 克水煎温服下，再过一小时服芒硝 15 克，亦可驱绦虫。

5.未熟木瓜，晒干研粉，每次 10 克，早晨空腹服，可驱绦虫、蛔虫。

九　一盘致命的下酒菜

事件回顾

阎师傅今年 50 多岁，在德清一个建筑工地上打工。前天下午收工后，他和另外 4 个河南老乡相约吃饭。这时候，一个姓杨的工友发现，工地旁的小山山路边，长了一些白色的蘑菇。

"看着和老家常吃的那种蘑菇很像，我们几个就采了一些，做了一小盘清炒蘑菇。"阎师傅回忆说，前天晚上 7 点多，他们 5 个人就着炒菜，总共喝了 2 斤白酒。一小盘蘑菇，每个人也就吃到一两片，感觉味道和普通的蘑菇没什么分别。

但是万万没有想到，这盘蘑菇险些要了他们的命。

当天晚上 9 点左右，5 个人开始出现腹痛、恶心、呕吐等症状，并且很快开始腹泻。大家一开始觉得没什么大碍，心想可能只是酒喝多了，于是打电话给老板请假。细心的老板听他们的描述，发现了异样，马上拨打了 120。

急救车迅速赶到，将他们送往德清武康一家医院。医生根据几个人的病情推断，他们可能是食用毒蘑菇中毒，立即安排转到杭州的医院。

第二天天凌晨 3 点左右，5 人被紧急送到上级医院抢救。

从医院院长那里了解到，患者送来时，表现出低热、心跳快的症状。医院对患者进行了胃肠道清洗，并进行相关的监测，同时使用抗毒药物。"但是由于没有办法知道毒蘑菇的种类和相关特性，只能采用一些常用的治疗手段。经过一夜的抢救，现在患者已经苏醒，暂时生命体征稳定。"

"误食毒蘑菇的重症患者，会出现脏器功能衰竭等症状，这类的患者死亡率高达 90%。根据以往的经验来看，患者病情会恶化较快，所以给患者进行了血浆置换，把血液当中的毒素给析出来。"黄院长说。

事件分析

毒蘑菇又称毒蕈，是指大型真菌的子实体食用后对人或畜禽产生中毒反应的物种。我国毒蘑菇约有 100 多种，引起人严重中毒的有 10 余种，分布广泛。我国每年都有毒蘑菇中毒事件发生，以春夏季最为多见，常致人死亡。2001 年 9 月 1 日，江西永修县有 1 000 多人中毒，为新中国成立以来最大的毒蘑菇中毒事件。多数毒蘑菇的毒性较低，中毒表现轻微，但有些蘑菇毒素的毒性极高，可迅速致人死亡。一种毒蕈可能含有多种毒素，一种毒素可存在于多种毒蕈中。目前确定毒性较强的蘑菇毒素主要有鹅膏肽类毒素（毒肽、毒伞肽）、鹅膏毒蝇碱、光盖伞素、鹿花毒素、奥来毒素。

民间传说的分辨部分毒蘑菇的方法，如菌柄上同时有菌环和菌托，菌褶剖面为逆两侧形的蘑菇多数有毒，颜色鲜艳的都是有毒等，都是不科学的。由于有些毒菌和食用菌的宏观特征没有明显区别，且至今还没有找到快速可靠的毒蘑菇鉴别方法，因而人们误食毒蘑菇而引发中毒的事件时有发生。根据传统的个别简单、特定经验和方法来识别不同地方复杂多样的毒菌和食用菌正是造成误食毒菌中毒的原因之一。2000 年广州市三起毒蘑菇中毒事件的患者，都有说是在家乡多次吃过"同样"的蘑菇而不会中毒。事实上它们并不一样，因为许多食用菌和毒菌是非常相似的，有时连专家也需要借助显微镜等工具才能准确辨别。

事件反思

一、常见的毒蘑菇有哪些

1.狗尿苔，学名半卵形斑褶菇，又称"致幻蘑菇"。菌盖小，半球形至钟形，烟灰色至褐色。误食中毒后一般无胃肠道反应，但病情发病较快，表现为精神异常、跳舞唱歌、狂笑，产生幻视，有的昏睡或讲话困难。

2.致命白毒伞，常见于鳖葧树的树荫下，一般与树根相连。新鲜毒菇中毒素含量很高，50克左右的白毒伞菌体所含毒素便足以毒死一个成年人，中毒表现为对人体肝、肾、中枢神经系统等重要脏器造成损害，危害极为严重。

3.白毒鹅膏菌，子实体中等大，纯白色，夏秋季分散生长在林地上。此蘑菇含剧毒，中毒症状主要以肝损害型为主，死亡率很高。

4.黄斑蘑菇，多在夏秋季林中地上或草原上单生或群生。与可食的四孢蘑菇相似，子实体较大，白色，受伤处速变金黄色。中毒表现为头痛及腹泻等病症。

二、毒蘑菇中毒的原因有哪些

引起严重的毒蘑菇中毒事故的多为野外采集误食所致，但也有食用了购买的干野生菌或到野生菌经营餐馆就餐后引起不适的例子。引起后两种情况的原因可能有：

1.餐馆或商家出售的野生食用菌品种不纯，野生食用菌产品中时混杂了不适宜食用的菌类。

2.食用者一次食用过多的菌类，肠胃不适应。按中医的说法，一些野生食用菌"性寒"，部分食用者因个人体质的适应性问题，食用量较大时会产生各种不适的症状。这种情况出现时往往同桌一起食用的其他人员并无不良的反应。

3.野生菌没有完全熟透。部分野生菌种类只有熟透时才可食用；未熟透时会带有一定的毒性，食用后即可能产生不适。食用者在用食火锅时更易出现这种情况。

三、毒蘑菇中毒类型有哪些

1.胃肠毒型。表现为腹痛、腹泻、水样便、恶心、呕吐、体温不高。潜伏期为 0.5～6 h。病程短，2～3 天，死亡率低。此型代表为黑伞蕈属和乳菇属的某些蕈种，毒素可能为类树脂物质。

2.神经精神型。导致此型中毒的毒蕈中含有引起神经精神症状的毒素。潜伏期为 0.5～4 h。临床表现除有胃肠反应外，主要是神经精神症状：流涎、瞳孔缩小、脉缓，重者出现谵妄、精神错乱、幻视、幻听等。误食牛肝蕈属的某些毒蕈中毒时，还有小人国幻觉。病程一般为 1～2 天，预后良好，死亡率低。引起此类型中毒的毒素有：毒蝇碱、蜡子树酸、光盖伞素、幻觉原等。

3. 溶血型。由鹿花蕈引起，有毒成分为鹿花毒素，属甲基联胺化合物，有强烈的溶血作用。中毒潜伏期一般为 6～12 h，多于胃肠炎症后出现溶血性黄疸，肝脾肿大，少数病人出现蛋白尿。

4. 脏器损害型。中毒最为严重，有毒成分主要为毒肽类和毒伞肽类，存在于毒伞蕈属、褐鳞小伞蕈及秋生盔孢伞蕈中。此类毒素剧毒，毒伞肽类对人致死量为 0.1 mg/kg，毒肽类则为 2 mg/kg。含此毒素的新鲜蘑菇 50 g 即可使人致死。发生中毒如不及时抢救死亡率很高，可达 90%～100%。

5. 过敏性皮炎型。因误食胶陀螺（猪嘴蘑）引起。中毒时身体裸露部位如颜面会出现肿胀、疼痛，特别是嘴唇、肿胀、外翻，形如猪嘴唇，指尖、指甲根部还会出血。

四、毒蘑菇中毒处理方法有哪些

误食了毒蘑菇后，应及早治疗，否则会引起严重的后果。治疗中毒病人时应首先帮助病人排除体内毒物，防止毒素继续吸收而加重病情。中毒初期进行排毒对各种中毒类型都是必要和有效的。

1. 催吐：可使用物理催吐或药物催吐。如先让病人服用大量温盐水，可用 4% 温盐水 200～300 ml 或 1% 硫酸镁 200 ml，5～10 ml 一次，然后可用筷子或指甲不长的手指（最好用布包着指头）（安全的物件）刺激咽部，促使呕吐；或者在医护人员的指导下，用硫酸铜、吐根糖浆或注射盐酸阿扑吗啡等催吐。注意孕妇慎用催吐。

2. 洗胃：严重呕吐者不必洗胃，如呕吐次数不多时则需要洗胃。洗胃越早越好，一般在摄入毒物 4～6 小时内洗胃效果最好。但即使超过 6 小时，甚至 12～18 小时仍可根据毒物的吸收状况进行洗胃。洗胃一般采用微温开水和生理盐水。也可以用高锰酸钾液（1∶2000～5000），洗胃后可灌入活性炭为吸附剂，用法是取 30～50 g 放入 500 ml 温开水中调拌成混悬，分多次口服或胃管注入胃内，或用蛋清等以吸附毒物。

3. 导泻：为清除肠道停留的毒物，可用 10% 硫酸镁口服，进行导泻，但有中枢神经系统、呼吸、心脏抑制的患者或肾功能不良者不宜用硫酸镁。使用硫酸镁可形成高镁血症，引起镁中毒。通常以硫酸钠导泻为好。还可以使用甘露醇或山露醇作为导泻剂，特别是灌入活性炭后，更能增加未吸收毒物的排出效果。也有人建议口服蓖麻油 30～60 ml 作导泻剂。

4. 灌肠：对未发生腹泻的患者可用盐水或肥皂水高位灌肠。每次 200～300 ml，连续 2～3 次。

5. 输液和利尿：早期可采用大量输液，以使毒素从尿中大量排出。输液可用 10% 葡萄糖、生理盐水等，同时静脉注射利尿剂，一般用速尿 20～40 mg 或 20% 甘露醇 250 ml 静注，必要时可多次重复注射。但要注意进出液体平衡，还要注意水、电解质平衡和对低钾病人补充氯化钾。

五、不靠谱的毒蘑菇识别方法有哪些

1. "颜色鲜艳的或外观好看的蘑菇有毒"。事实上，没有具体绝对的标准。色彩不艳、长相并不好的肉褐鳞小伞、秋盔孢伞等却极毒，而很漂亮的橙盖鹅膏，却是著名的食用菌。

2. "不生蛆、虫子不吃、味苦、腥臭的有毒"。实际上，著名毒菌——豹斑毒伞却常常被蛞蝓摄食，不少有毒种类可以生蛆。

3. "与银器、大蒜、米饭一起炒或煮后变黑色的有毒"。这种错误流传甚广，实际上蘑菇毒素不会与银器发生反应，这实为臆测的谬传。

4. "受伤变色、流汁液者有毒"。其实这并不绝对，像松乳菇、红汁乳菇受伤处及乳汁均变蓝绿色，却是味道鲜美的食用菌。

5. "菌盖上有疣、柄上有环和菌托的有毒"。虽然这类菌有毒种类的比例较大，但也并非绝对如此。许多毒菌并无独有的特征，如，外观很平常的毒粉褶蕈就很毒。

六、容易导致食物中毒的食物有哪些

1. 易中毒动物食品主要有：① 食用鲌鱼；② 食用河豚鱼；③ 食用鱼胆；④ 死虾加工的食物；⑤ 经搅肉机搅碎的鲜肉或鲜冻肉。

2. 易中毒的植物食品主要有：① 桐油、大麻油；② 苦杏仁、曼陀罗、银杏；③ 木薯、毒蘑菇、鲜黄花菜、发芽马铃薯、未腌好咸菜、未烧熟扁豆（猫儿豆、四季豆）；④ 烂姜、霉变甘蔗、赤霉病麦、霉玉米、久存蔬菜、腐烂蔬菜、久放的煮熟蔬菜、久放发黄的白糖；⑤ 刚施过有机磷农药的蔬菜水果；⑥ 生豆浆；⑦ 发霉花生、破衣花生、碎粒花生。

十　习武小伙得心梗

事件回顾

在很多人眼里，心梗是老年病。但是 26 岁的张某，年纪轻轻却患了急性心肌梗死，更令他郁闷的是，这个病是因吃鸡蛋引起的。

近几年张某迷上了练武，可最近练拳时，总感觉心口疼得厉害，他开始并不太在意，认为自己身体健壮没什么问题。可没想到，一天他觉得心口撕裂样的疼痛，竟疼得晕了过去，家人赶紧把他送到医院。经检查，诊断为心肌梗死。最后，医院紧急为他进行了心脏搭桥手术，才挽回一条性命。

"不会吧？我这么年轻，身体素质也好，怎么会得这个病？"他问。

"这是严重营养过剩造成的。"病区赵主任说，为补充能量，张良每天吃10个鸡蛋，还有含胆固醇、糖类高的食物，一吃就是四五年。经检查，他的血脂比平常人高出一倍多。类脂质沉着于动脉的内膜，慢慢形成血栓，从而引发心肌梗死。

赵主任说，我经常能看到身边不少人在吃鸡蛋上走了两个极端，要么因为害怕胆固醇，一两个月都不吃一个，要么就是为了长肌肉，拼命往肚子里塞。其实，一个正常人无论是过少还是过量，对身体都是很大的损伤。蛋黄内含有胆固醇，人体的代谢能力有限，所以从营养学的观点看，为了保证膳食平衡、满足机体需要，又不会营养过剩，一般情况下，每人每天吃1个鸡蛋为宜。不过，如果当天吃了大量鸡鸭肉，就别再吃鸡蛋了。

事件分析

心肌梗死是由冠状动脉粥样硬化引起血栓形成、冠状动脉的分支堵塞，使一部分心肌失去血液供应而坏死的病症，多发生于中年以后。发病时有剧烈而持久的性质类似心绞痛的前胸痛、心悸、气喘、脉搏微弱、血压降低等症状，服用硝酸甘油无效，可产生严重后果。心电图和血清酶检查对诊断有重要价值。发病后应立即进行监护救治。心肌梗死是冠心病的严重类型，若抢救不及时，常会要人性命。长期的高胆固醇饮食是冠心病危险因素之一。

胆固醇是一种脂类性质的物质，它存在于人体所有的细胞里。人体需要胆固醇来维持身体的正常功能。人体本身可以产生所需的所有胆固醇。胆固醇在人体中可以被转化为激素、维生素D等物质。

由于血液是水性的，而胆固醇是油性的，所以二者无法混合在一起。为了通过血液把胆固醇运输到身体的不同部位去，胆固醇会和脂蛋白结合在一起而形成一些小颗粒。这些小颗粒的内部是油性的，而外部是蛋白质，这样它们就可以在血液中流动了。人体中有两种不同的脂蛋白被用来运输胆固醇，人体中的脂蛋白必须达到正常的指数才能保持身体健康。

低比重脂蛋白胆固醇一般被称作坏胆固醇，它可以沉积在人的动脉血管壁上。血液中坏胆固醇越高，人们得心脏病的概率就越大。高比重脂蛋白胆固醇一般被称作好胆固醇，它可以将身体中其他地方的胆固醇运送到肝脏，而肝脏可以将胆固醇从身体中排除。好胆固醇越高，得心脏病的可能性就越小。

血栓一旦堵塞血管，心肌就会丧失血液和氧气的供应，持续一段时间后，心肌组织就会出现不可逆的坏死。心肌梗死发生 20~40 分钟，在心肌的内膜就会出现很薄的一层坏死；到了 4 小时左右，心肌就已经有一半出现了坏死；到了 6 小时几乎就全坏死了。也就是说从心痛开始到抢救开始在 6 小时以内是最好的，一旦超过 12 小时，无论用溶栓药物还是介入技术，花的钱是固定的，但是抢救的价值却越来越小。所以一旦出现了这些不良征兆，就应该马上拨打 120 进行抢救。

事件反思

一、人每天吃几个鸡蛋最为合适

据营养专家介绍，一个鸡蛋重约 50 克，含蛋白质 7 克、脂肪 6 克、热能 82 千卡。鸡蛋蛋白质的氨基酸比例很适合人体生理需要、易为机体吸收，利用率高达 98% 以上，营养价值很高。鸡蛋中钙、磷、铁和维生素 A 含量很高，B 族维生素也很丰富，还含有其他许多种人体必需的维生素和微量元素，是小儿、老人、产妇以及肝炎、结核、贫血、手术后恢复期病人的良好补品。

鸡蛋虽好，但在吃的数量上还应讲究科学。事实上，人体所需的 8 种必需氨基酸，每天吃 1~2 个鸡蛋，就可以满足需要。由于身体已不需要，也不会再吸收利用，就会转化为脂肪堆积体内导致肥胖，或当作热量被白白浪费掉，对肝脏和肾脏都不利。从营养学的观点看，老年人每天吃 1~2 个比较好。对于青年和中年人，从事脑力劳动或轻体力劳动的，每天吃 2 个鸡蛋也比较合适；从事重体力劳动，消耗营养多的每天可吃 2~3 个鸡蛋；少年和儿童，由于长身体，代谢快，每天也可吃 2~3 个。孕妇、产妇、乳母身体虚弱者以及实行大手术后恢复期的病人，由于需要多增加优良蛋白质，每天可吃 3~4 个鸡蛋。

二、吃鸡蛋应该注意些什么

1.吃完鸡蛋后不要立即吃糖。很多地方有吃糖水荷包蛋的习惯，其实，那会使鸡蛋蛋白质中的氨基酸形成果糖基赖氨酸的结合物。而这种物质不易被人体吸收，所以会对健康产生不良作用。

2.吃完鸡蛋后不要立即吃柿子。吃完鸡蛋后吃柿子轻则会得食物中毒，重则会导致急性肠胃炎、肺结石。一般而言，这两种食物同时吃会导致以上吐、下泻、腹痛为主的急性胃肠炎症状。所以如果服用时间在 1~2 小时内，可使用催吐的方法。立即取食盐 20 g 加开水 200 ml 溶化，冷却后一次喝下，如果不吐，可多喝几次，迅速促进呕吐。或者可用鲜生姜捣碎取汁用温水冲服。如果服用时间较长，尽快服用些泻药将有毒物质排出体外。

3. 吃完鸡蛋后不要立即喝豆浆。每天早晨，做妈妈的都会为孩子精心准备早餐。希望孩子可以在清晨得到充足的营养。所以很多妈妈都会在豆浆中打入鸡蛋花。或者在孩子吃完鸡蛋后让孩子用豆浆解渴。其实，单独饮用有很强滋补作用的豆浆含有一种特殊物质叫胰蛋白酶，它与蛋清中的卵松蛋白相结合，会造成营养成分的损失，降低二者的营养价值。

三、心肌梗死的常见诱因有什么

1. 过劳。做不能胜任的体力劳动，尤其是负重登楼，过度的体育活动，连续紧张的劳累等，都可使心脏的负担明显加重，心肌需氧量突然增加，而冠心病病人的冠状动脉已发生硬化、狭窄，不能充分扩张而造成心肌短时间内缺血。缺血缺氧又可引起动脉痉挛，反过来加重心肌缺氧，严重时导致急性心肌梗死。

2. 激动。有些急性心肌梗死病人是由于激动、紧张、愤怒等激烈的情绪变化诱发的。据报道，美国有一个州，平均每 10 场球赛，就有 8 名观众发生急性心肌梗死。

3. 暴饮暴食。不少心肌梗死病例发生于暴饮暴食之后，国内外都有资料说明，周末、节假日急性心梗的发病率较高。进食大量含高脂肪高热量的食物后，血脂浓度突然升高，导致血液黏稠度增加，血小板聚集性增高。在冠脉狭窄的基础上形成血栓，引起急性心肌梗死。

4. 寒冷刺激。突然的寒冷刺激可能诱发急性心肌梗死。这就是医生们总要叮嘱冠心病病人要十分注意防寒保暖的原因，也是冬春寒冷季节急性心肌梗死发病较高的原因之一。

5. 便秘。便秘在老年人当中十分常见，但其危害性却没得到足够的重视。临床上，因便秘时用力屏气而导致心梗的老年人并不少见。所以，这一问题必须引起老年人足够的重视，要保持大便通畅。

四、如何有效预防心肌梗死

心肌梗死的治疗原则是突出一个"早"字。对心肌梗死患者，关键是做好预防，要注意做到以下几点：

1. 定期体检。因为心血管疾病以及心脏性猝死经常会找上貌似健康的人，特别是心脏有器质性病变，但症状不明显的人。

2. 患有冠心病的中老年人要坚持治疗和控制高血压，是预防心梗的重要措施。

3.参加适度的体育锻炼。锻炼可增强人的心肺功能,可使冠状动脉建立起侧支循环,保证对心肌的供血。

4.生活要有规律,注意劳逸结合,保障充足的睡眠时间。老年人最理想的温度是室内外温差不要超过5℃～7℃,更不能贪图一时凉快,在睡觉时或活动后直对着风口。

5.平衡膳食。患者应选择高蛋白、易消化的食物。

6.不要吸烟。烟中的尼古丁等物质可促使冠状动脉发生痉挛,加重病情,引发心绞痛和心梗。

五、心肌梗死的食疗方有哪些

1.生蒲黄、丹参、薤白、瓜蒌各 15 克,桂枝、半夏、桃仁、红花、五灵脂各9 克,三七、琥珀各 3 克。水煎服,1 日 2 次,饭后服。

2.鸡腿肉 150 克,人参 15 克,麦冬 25 克。将洗好去皮的鸡腿肉和适量冷水同时入锅,在文火中煨开 10 分钟后,下入洁净的药物,直煨至肉烂,加入少量盐、味精,食用。本方适用于因心肌梗死引起的休克,具有复苏、抗应激、抗休克作用。

3.柠檬 1 个,马蹄 10 个。上二味水煎,可食可饮,常服有效。

4.兔肉 500 克,山楂 5 枚,食盐 8 克,姜、葱、料酒各 10 克,糖色 5 克,味精 3 克。将兔肉洗净切块放入砂锅内与山楂同煮烂,入食盐、姜、葱、料酒、糖色、味精调味服用。功用:补脾胃,益气血。适用于年老体弱、久病无力、气怯食少之人,以老年人食之最宜。此外,山楂有较持久的扩张血管和降压、强心作用,并能增加胃酶素和脂肪分解酶,故最适用于患心脏血管疾病的老人。

5.黑木耳 15 克,猪腿肉 50 克,豆腐 2 块,植物油、细盐、黄酒、酱油、米醋、蒜泥、豆瓣辣酱、花椒、辣油、味精适量。先将黑木耳用温水浸泡 1 小时;发胀后,除去杂质,洗净,再入冷水中浸泡,备用;猪肉洗净,切成肉碎,加细盐、黄酒、酱油拌匀,备用;豆腐切成小方块;起油锅,放植物油 2 匙,中火烧热油后,倒入肉碎、蒜泥,炒香,再下木耳,豆瓣辣酱,翻炒 3 分钟后,加淡肉汤或清汤一碗,倒入豆腐,然后加细盐少许;烧 10 分钟,加淀粉糊、米醋、花椒粉、辣油、味精,拌和成羹;小沸后装碗,佐膳食。本方调中益气,滋肾益胃,活血散血,祛除寒湿。此菜有良好的抗血凝块作用,对血管栓塞、心肌梗死有一定的防治效果。

第五章　不良习惯篇

一　八两酒两盆血一条命

事件回顾

　　亲友聚餐，觥筹交错，本该高兴，却不承想一时贪杯竟喝进了医院，甚至酿成无法挽回的悲剧。

　　家住武汉市的陈先生本来就有肝炎，加上长期大量饮酒，两年前又查出酒精性肝硬化，医生叮嘱他以后得戒酒，可酒瘾一犯他就管不住自己，家人怎么劝都没用。四十多岁的陈先生已经与酒朝夕相伴二十多年，就连早餐吃热干面都要喝点小酒。

　　那天中午，陈先生弄了几个小菜，请朋友到家里吃饭，一上酒桌就光顾着喝酒，也没怎么吃菜，席间差不多喝了八两酒，喝得酩酊大醉。等朋友都走后，陈先生躺在床上准备睡觉，可感觉胃里翻腾得难受，把好不容易吃进去的一点东西吐了出来。本以为吐出来会好受很多，可是很快他就开始吐血，用脸盆装了两盆子，约 2 000 毫升，几乎失去了人体一半的血。他的爱人回家后吓坏了，赶紧将他送到医院。

　　在来医院的路上，陈先生还在不停地吐血，到达医院时已经休克昏迷。尽管医生全力抢救，但因为失血过多，已经为时已晚。

　　据消化内科副主任医师廖医生介绍，他是典型的肝硬化门脉高压，此病最可怕的就是食管胃底静脉曲张，在饮酒或粗硬食物的刺激下，食管静脉极易破裂，一旦破裂出血，失血量很大。

事件分析

　　酒精性肝病是由于长期大量饮酒所致的肝脏疾病。酒精进入人体后只有 10% 自肠胃排出，90% 则在肝脏中代谢。酒精的主要成分是乙醇，乙醇进入肝细胞后氧化为乙醛。乙醇和乙醛都具有直接刺激、损害肝细胞的毒性作用，能使肝细胞发生脂肪变性，甚至坏死。连续 5 年以上每天摄入酒精超过 40 克，有 48% 会患上不同程度的酒精性肝病；每日摄入 80 ~ 100 克酒精时，酒精性肝病的危险性增加 5 倍；每日摄入超过 160 克则增加 25 倍；如果持续饮酒 8 年，每日平均消耗酒精 227 克，则 33% 嗜酒者会发生酒精性肝炎，14% 发生酒精性肝硬化。一次大量饮用的危险性比小量分次饮用大，早年饮酒发生肝病危险性高。陈先生从二十多岁起开始饮酒，饮酒二十多年，他患酒精性肝硬化的原因也就显而易见了。

酒精性肝病虽然危害巨大，但想从症状上进行早期发现有一定难度，因为酒精性肝病早期一般无特异性症状和体征，只是随着病情的继续发展，继而出现一些消化系统和肝病的指征。如未采取有效的措施，病情将继续恶化加重，逐渐会出现酒精性肝炎、肝纤维化，甚至发生肝硬化。酒精性肝硬化引起的门脉高压症使贲门食管邻接处出现侧支循环开放，引起食管胃底静脉曲张。饮酒会导致食管胃底曲张静脉破裂出血，如果不能及时有效的处理和应对，会出现休克等危急情况，死亡的概率较高。陈先生的死亡就是由于这个原因。

事件反思

一、酒精性肝硬化的并发症有哪些

1. 电解质与酸碱平衡失调。酒精肝患者的摄入量减少、排泄增多、胃肠道与肾小管有吸收不良症状，而乙醇在肝脏内又堆积过多，因此经常出现电解质与酸碱紊乱，同时并发低钾、低镁、低钙、低磷血症，出现各种酸碱失衡的情形。

2. 感染。由于酒精肝患者的营养状态较差，免疫力也呈低下状态，所以酒精肝患者极易出现感染，特别是肺部感染和细菌性自发性腹膜炎。一份最近的调查报告表明，酒精肝患者患上肺炎的可能性是普通人群的 3 ~ 4 倍，并且是引发死亡的一个重要原因。

3. 腹水。酒精肝患者的肝细胞出现恶性坏死之后，血浆中胶体渗透压会出现降低反应，一部分液体容易从毛细血管漏入腹腔，引起腹水并发症。

4. 肝昏迷。酒精肝会引起消化道出血、电解质与酸碱紊乱、继发感染等病症，这些病症严重发作时，若救治不当，很容易引发肝昏迷。肝昏迷的死亡率极高。

5. 上消化道出血。酒精肝会引起门脉高压症、胃溃疡、食管静脉曲张破裂出血等，从而并发上消化道出血。上消化道出血可能会引起休克。

二、早期肝硬化的表现有哪些

早期肝硬化患者大多无任何特殊表现，只有部分患者可出现全身不适和慢性消化不良症状，如全身乏力、容易疲倦、体力减退、腹胀、便秘、腹泻、肝区隐痛，劳累后明显等。少数患者可见蜘蛛痣，脾脏可正常或轻度肿大，这些症状表现常易与原有慢性肝病相混淆而引不起患者的重视。因此慢性肝病、澳抗阳性的患者长期无症状，有时检查身体时才发现肝功能不正常，或有症状时一就诊已是肝硬化晚期。故慢性肝病患者，如有下列情况应警惕早期肝硬化的可能：① 原因未明的消化不良症状，特别是食欲减退、腹胀、腹泻等。② 原因未明的脾肿大者。③ 原因未明的男性乳房发育者。④ 反复肝功能或转氨酶异常者。⑤ 反复慢性肠道感染或溃疡性结肠炎患者。有以上症状者，应及时进行肝功能、蛋白比值、血清Ⅲ型前胶原肽及有关酶学检查，并做 B 超观察肝脾大小变化。

三、预防酒精性肝硬化的方法有哪些

1. 切莫贪杯。少量、适量地喝，既可以怡情，也有利于身体健康。这是预防酒精肝的重中之重。喝酒的量（ml）× 酒的度数（%）×0.8（酒精比重）= 摄入纯酒精含量（克）。通常情况，低度酒不能超过 2 两，中度酒不能超过 1 两，而烈性高度酒最好不要超过半两，啤酒不要超过一玻璃瓶，或者两听，红酒不超过 3 两。女性酌减。

2. 不要空腹喝酒。空腹喝酒对身体的刺激性很强，因此饮酒前可先喝一杯牛奶或酸奶，或者吃几片面包。

3. 估计饮酒多时，可提前服用维生素 B 族，也可有意识地多吃富含维生素 B 族的猪牛羊肉或者蛋黄，以便把酒精对肝脏的损害降到最低点。

4. 喝酒的同时多喝水。喝水多了就会排尿，尿液可以将酒精一同带出体外。因此喝啤酒时，要勤上厕所；喝烈酒时，则最好加冰块。

5. 喝酒的同时多吃绿叶蔬菜。绿叶蔬菜中富含抗氧化剂和维生素，可抵消酒精的转化物对肝脏的强氧化性，从而保护肝脏。

6. 喝酒的同时多吃豆制品。豆制品中的卵磷脂，有保护肝脏的作用。

7. 喝酒的同时不要喝碳酸饮料。喝酒时搭配可乐、汽水等碳酸饮料，会加快肝脏对酒精的吸收，造成肝损伤。

8. 喝酒不宜过快过猛，应当慢慢喝，这样才能保证肝脏有充分的时间分解体内的乙醇，不会给肝脏运转造成太大的负担。酒桌上罚酒数杯或一口闷，很容易诱发醉酒和酒精肝。

四、肝硬化的饮食禁忌

1. 忌酒。酒精除可直接损伤肝脏外，亦可在代谢过程中产生一种致癌物质——乙醛，所以肝硬化饮食应绝对忌酒。

2. 忌辛辣、刺激食物。辛辣食物可刺激胃肠道黏膜，增加胃酸分泌，从而导致机体出现胃肠道不适症状，对病情不利，所以肝硬化饮食应忌辣椒、麻椒、芥末等辛辣、刺激性食物。

3. 忌高蛋白质食物。肝硬化时肝脏代谢功能较差，易引起蛋白质不能及时、有效排出，从而可产生过多的氨，诱发肝昏迷，所以肝硬化患者蛋白质摄入量应控制在每天每公斤体重 2 ~ 3.5 克左右。

4. 忌食粗糙、坚硬食物。肝硬化时，门静脉高压引起食道下端和胃底血管变粗、管壁变薄，粗糙、坚硬食物可能刺破或擦破血管而引起大出血，所以肝硬化忌食粗糙、坚硬食物。

5. 忌食高糖食物。肝硬化时肝细胞严重破坏，肝脏将单糖合成糖原贮存和转化为脂肪的功能明显降低，如此时食用大量的糖，宜并发肝性糖尿病，从而加大了治疗难度，所以肝硬化忌食高糖饮食。

6. 忌食高铜食物。肝硬化时肝脏功能较差，不能很好地调节体内铜的平衡，如此时进食高铜食物，极易诱发肝腹水、黄疸等症，所以肝硬化忌食海蜇、乌贼、虾、螺等含铜多的食品。

7. 除此之外，肝硬化的病人饮食还应严格控制食盐的摄入量，以防止并发肝腹水、浮肿等症。

五、不宜喝酒的人群有哪些

1. 有高血压、冠心病等心脑血管疾病的患者。这部分人因为自身疾病的关系，如果喝酒会造成大脑过度兴奋、血管贲张、心跳加速、心律不齐等症状，严重的可能会引起血管痉挛或休克。

2. 有胃、肠疾病的患者。这部分人因为胃肠器官多少都有病灶存在，如饮酒过量会造成消化不良、胃炎、胃出血、肠炎等疾病，严重者可能会大出血。

3. 有肝脏疾病的患者。因为肝脏是人体的解酒器官，如果肝脏有疾病的人其解酒功能本来就比一般人差，长期或者大量饮酒会诱发酒精肝等疾病。

4. 有糖尿病的患者。喝酒会使得人体内的糖代谢紊乱，导致胰岛功能受损，引起血液中葡萄糖含量过高，加重自身糖尿病的症状。

5. 睡觉打鼾的人。一般睡觉打鼾的人呼吸道都比较狭窄，酒会让呼吸道的肌肉处于麻痹状态，酒后入睡容易造成呼吸道堵塞，出现窒息现象。

6. 孕妇或哺乳期妇女。孕妇过量饮酒可能会导致婴儿畸形、智力迟钝，严重的会造成死胎；哺乳期的妇女如饮酒，酒精会顺着乳汁进入宝宝的体内，造成宝宝醉奶。

六、酒精性肝硬化的食疗方法有哪些

1. 白术枣：白术、车前草、郁金各 12 克，大枣 120 克。将白术、车前草、郁金纱布包好，加水与枣共煮，尽可能使枣吸干药液，去渣食枣。

2. 鱼脑粉：鱼脑（或鱼子）适量。将鱼脑或鱼子焙黄研细末。温开水冲服，每次服 3 ~ 5 克。适用于脂肪肝。

3. 黄芝泽香饮：黄精、灵芝各 15 克，陈皮、香附子各 10 克，泽泻 6 克。将以上各味加水煎煮，取汁。分 2 ~ 3 次饮服。

4. 金钱草砂仁鱼：金钱草、车前草各 60 克，砂仁 10 克，鲤鱼 1 尾，盐、姜各适量。将鲤鱼去鳞、鳃及内脏，同其他 3 味加水同煮，鱼熟后加盐、姜调味。

5. 当归郁金楂橘饮：当归、郁金各 12 克，山楂、橘饼各 25 克。将上述 4 味同加水煎煮取汁。分 2 ~ 3 次饮服。

6. 黄芪郁金灵芝饮：黄芪 30 克，灵芝、茯苓各 15 克，郁金 10 克，茶叶 6 克。将上述 4 味水煎取汁，煮沸后浸泡茶叶。

7. 红花山楂橘皮饮：红花 10 克，山楂 50 克，橘皮 12 克。将上述 3 味加水煎煮，取汁。分 2 ~ 3 次服。

8. 脊骨海带汤：海带丝、动物脊骨各适量，调料少许。将海带丝洗净，先蒸一下；将动物脊骨炖汤，汤开后去浮沫，投入海带丝炖烂，加盐、醋、味精、胡椒粉等调料即可。食海带，饮汤。

9. 玉米须冬葵子赤豆汤：玉米须 60 克，冬葵子 15 克，赤小豆 100 克，白糖适量。将玉米须、冬葵子煎水取汁，入赤小豆煮成汤，加白糖调味。分 2 次饮服，吃豆，饮汤。

10. 八珍醒酒汤：青梅 10 克，莲子 10 克，红枣 20 克，百合 5 克，白果 5 克，白醋 5 克，白糖 50 克，冰糖 50 克，核桃仁 10 克，橘子瓣 50 克，山楂糕 50 克。将上述材料一同放入炖锅中熬煮，调入食盐后服用。

二　不良习惯终致生育艰难

事件回顾

江苏省盐城市有一对小张夫妇，两人特别恩爱，但却有一件事始终困扰着小两口，那就是两人一直都没有自己的宝宝。小张夫妇今年都 29 岁，结婚

5年，一直想要自己的宝宝，但却一直不成功，医生诊断为不孕不育症。小张夫妇很疑惑为什么他们会得此病，医生为他们分析了原因：小张是典型的"IT男"，很少运动，整天在电脑旁，长期接触各种电子产品，接受辐射较多；小张在外企工作，压力较大，睡眠质量不高，有时甚至会失眠。而且小张爱吃油炸食品，且平时吃肉多，吃蔬菜少，喜欢喝酒，经常为了应酬外出喝酒。最重要的一点，小张小时候得过流行性腮腺炎并发了睾丸炎，这些都影响了小张的精子质量和生殖能力，导致不育。

同时，小张的妻子也存在问题。小张的妻子体重严重超标，曾有过药物流产1次，有慢性妇科炎症，治疗后并没有痊愈，曾经做过输卵管造影，造影结果显示有输卵管上举，平时月经基本规律。这些都不利于精卵结合和受精卵的种植，从而引起不孕。

小张夫妇的案例只是中国众多不孕不育患者的一个缩影，中国有越来越多的夫妇受到不孕不育的困扰。一组数字显示不孕不育已成我国第三高发疾病：如今，全国平均每8对育龄夫妇中就有一对面临生育方面的困难，不孕不育的比率攀升到12.5%～15%，接近发达国家15%～20%的比率，已成为继心脑血管、肿瘤后人类第三大疾病表现。这来势汹汹的不孕不育疾病，应该引起我们的思考。

事件分析

男性不育是指育龄夫妇同居2年以上，性生活正常，未采取任何避孕措施，女方有受孕能力，由于男方原因而致女方不能怀孕的一类疾病。男性不育可能是多种因素的综合作用，其原因可概括为精液异常、生精障碍、精子与卵子结合障碍，以及精神和环境、营养、内分泌疾病等全身性因素，导致精子生成、精子输送、精子和卵子相结合的障碍，而引起不育。不孕症是指婚后同居，有正常性生活，未避孕达1年以上而未能怀孕者。根据婚后是否受过孕又可分为原发性不孕和继发性不孕。原发性不孕指从未妊娠过；继发性不孕指曾有过妊娠，以后1年以上未避孕而未再妊娠。女性排卵障碍或不排卵。输卵管不通、功能不良、炎症、结核或子宫内膜异位症，免疫因素等，均会引起不孕症。小张妻子曾经药物流产过，说明其有受孕能力，所以小张妻子属于继发性不孕。

从中医看，不育症与肾、心、肝、脾等脏有关，且与肾脏关系最为密切。不育症的病因可以概括为肾气虚弱，肝郁气滞，湿热下注，气血虚弱。肾气虚弱，命门火衰，可致阳痿不举；情志不舒，肝气郁结，或气郁化火，肝火亢盛，灼伤肾水，肝木失养，宗筋拘急，精窍之道被阻，亦可影响生育。素嗜肥甘滋腻、辛辣炙煿之品，损伤脾胃，脾失健运，痰湿内生，郁久化热，阻遏命门之火，可致阳痿、死精等症而造成不育。大病久病之后，元气大伤，气血两虚，血虚不能化生精液而精少精弱，甚或无精，亦可引起不育。

不孕症的主要病机为肾气不足，冲任气血失调。其发病与肾虚、肝郁、痰湿内阻、瘀滞胞宫等因素有关。肾阳虚弱，命门火衰，冲任不足，胞宫失于温煦，宫寒不能摄精成孕；脾为水谷之海，生血之源，气血虚弱，无血化精，阳虚宫寒而不孕；肝藏血，肾藏精，若肝肾亏损，精亏血少，冲任俱虚而致不孕。肝失条达，气机郁滞，肝气郁结，疏泄失常，则气滞血瘀；气为血帅，血赖气行，郁而不舒，气血失和，冲任不能相资而月事不调，难以受孕。又肝郁克伐脾土，脾伤不能通任脉而达带脉，任带损伤，胎孕不受。因情志内伤，气机不畅，血随气结；或经期产后，余血未净，续外感内伤致使宿血停滞，凝结成瘀；或寒凝瘀阻；或热灼血凝；导致血瘀气滞，筋瘤积聚，积于胞中，阻碍气血，经水失调，精难纳入，难以受孕成胎。

此案例中，小张小时候得过腮腺炎，腮腺病毒影响了睾丸的生长发育，这是影响小张不育的最主要原因，同时，小张长期接受大量辐射，饮食作息无规律导致内分泌失调，这一系列因素最终导致小张不育。小张妻子有慢性妇科炎症，虽然治疗过，但并没有痊愈，炎症的存在必然会影响小张妻子的受孕能力。小张妻子曾经也做过输卵管造影，造影结果显示其输卵管上举，这十分不利于输卵管伞部拾卵，以致精卵结合障碍。同时，小张妻子体重过重，说明体内内分泌是紊乱的，影响了卵泡的生长和排卵，这些因素都最终导致了不孕。

事件反思

一、育龄期夫妇应注意些什么

1. 提倡进行婚前教育，宣传生殖生理方面的有关知识，科学地指导青年男女正确认识两性关系，夫妻和睦，性生活和谐。

2. 勿过量饮酒及大量吸烟，不食棉籽油。

3. 消除有害因素的影响，对于因接触放射线、有毒物品或高温环境而致不育者，可适当调动工作。

4. 性生活适度。性交次数不要过频，也不宜相隔时间太长，否则可影响精子质量。如果能利用女方排卵的时间进行性交，往往可以提高受孕的机会。

5. 保持良好的心态，切勿过于求子心切，顺其自然，保持心情舒畅。

二、育龄期夫妇在饮食上应注意什么

1.高蛋白：主要包括肉、蛋、奶、豆等，其含量超过25%，就会干扰胚胎发育初期的正常基因印记，影响胚胎着床和胎儿发育，导致流产概率增加。

2.胡萝卜：含有丰富的胡萝卜素、多种维生素以及对人体有益的其他营养成分，但妇女过多吃胡萝卜后，摄入的大量胡萝卜素会引起闭经和抑制卵巢的正常排卵功能，所以欲生育的妇女不宜多吃胡萝卜，否则容易引发不孕不育。

3.吃得过少：现代女性中有很多人为追求窈窕身材，经常节食，从而造成身体缺乏某些营养素。而卵子是否能够受精，与它们的活力有很大关系；如果营养不足，会使卵子的活力下降，或月经不正常，导致难以受孕。而且，孕前营养不足还会影响孕初刚形成的胚胎发育，孕初正是心、肝、肾、肠、胃等重要器官分化时期，脑也在快速发育，必须从母体获得各种充足的营养，而这些营养需要母体在孕前就进行储备，否则胎儿的早期发育会受到影响，如低体重儿概率增大或发育畸形；另外，孕前营养不足还会影响乳房发育，造成产后泌乳不足，影响母乳喂养。

4.酒：众所周知，酒的主要成分是乙醇，乙醇能使身体里的儿茶酚胺浓度增高，可导致女性月经不调、闭经、卵子生成变异、无性欲或停止排卵等。

5.咖啡：咖啡对受孕有直接影响。经调查表明，每天喝一杯咖啡以上的女性，怀孕的可能性只是不喝此种饮料者的一半。因此，女性如果打算怀孕，就应该少饮咖啡。

三、育龄期夫妇应食用哪些食物

1.各种蛋和鱼子

蛋类是机体消化吸收后制造卵子或精子的上佳原料，属高蛋白，应多食。蛋类每日可1～2颗。鸡蛋偏热，鸭蛋偏凉，可交替食用。若属宫寒不孕者，可多食鸡蛋；而湿热下注，经常尿路感染、黄带、赤带的可食鸭蛋。另外鱼子更是上等的蛋白质食品，但需要注意的是吃鱼子要细嚼慢咽，有轻微的"吱吱"声发出，细细品尝卵黄的美味。如果囫囵吞枣，卵膜抗胃酸的能力很强，就会穿肠而过，完整排出，既未能吸收营养，又容易消化不良。鱼子一次进食以30～50g为宜，不宜过多，每周1～2次。

2.荤、腥食物可以多食

野味、鱼类这些食品富含人体所需的各种营养成分，蛋白质比素食类高得多。比如麻雀、野鸡、野兔、鸽子、乌鸡、牛、羊、猪、鱼、虾、龟、鳖等，这些血肉有情之品可滋养血肉有情之躯。但当今营养过剩者越来越多，热补不如平补的稳妥，而水产品则多性平偏凉。生虾仁浸油，滋阴补肾，有助于生精，可以一试。其他像甲鱼、龙虾、大闸蟹等价格比较昂贵，也不必一味追赶潮流，选择效价适合个体经济状况的即可。

3. 鳗鱼

鳗鱼鲜美，是日常饮食的佳肴之一，其性平味甘，自古入药。《本草汇言》曰："补肾脏，壮虚羸。"淡水河鳗格外鲜嫩，且入药无海货多发物的弊病，不孕不育者可以尝试。

4. 自制牛鞭膏

牛鞭如选带睾丸者效更佳。方法如下：先洗净，斩段，清水煮沸，弃去腥水，再仔细去毛及杂物，注意要用筷子通净尿道内的"臊物"，最后加入黄酒500~1000 ml，白酒 250 ml，葱、姜适量，放入高压锅，煮开后用小火炖烂至膏状。窍门是加入一匙红糖和半杯啤酒，不要加水。牛鞭膏富含蛋白质和各种水解物。另外还可以请中医开方，煎成浓汁后混入膏内。每天空腹服用 50 ml 左右。自制若麻烦的话，市面上也有成品出售。

5. 猪牛骨汤

骨头汤富含骨髓，骨髓的有效物质有助于造血、生精、改善性功能，提高性生活质量。煮之前先将汤骨敲断，煮时加少量米醋，这样能使骨髓的有效物质更多地溶入汤内。

6. 木耳冰糖羹

白木耳润肺，黑木耳补肾。黑白木耳同用有金水相生之妙。黑白木耳比例自定，先煮开黑木耳，文火煨 3 个小时，再加入白木耳，煮开后文火煨 1 小时至烂似细泥，加入冰糖适量备用，每日 250 ml，空腹服用，冬季可加入适量红枣。

7. 人参类

人参益气、生精，又壮阳之功，男子服用效果更佳。

平时饮食要清淡而有营养，多食新鲜蔬菜水果，注意荤素搭配，少食酸辛辣苦的调料。

三 糖尿病患者因饮食生活无节制险失明

事件回顾

家住东阳市的吕大叔最近十分烦躁，他的眼睛看东西一天比一天模糊起来了，妻子站在他的对面，他却只能够看到一个模糊的轮廓，有东西在眼前却看不到，时常会被绊倒。家人知道了这个情况，便火急火燎地把他送到东阳市人民医院。

一番检查后，眼科赵主任给出了答案：糖尿病性视网膜病变、白内障、玻璃体积血、新生血管性青光眼。仔细询问吕大叔，才知道罪魁祸首竟然是长期不知节制的饮食生活习惯。

5年前，吕大叔因为经常口渴去医院检查，这一查，才知道自己得了糖尿病。医生千叮咛万嘱咐，要控制饮食，按时吃药，还必须戒烟。吕大叔开始还极为遵循医嘱，少吃甜食，少吃饭，少喝酒吃肉，就连抽了二十多年的烟都由一天两包而减为了每天一包。吕大叔是一个重视享受的人，极为重视口腹之欲，因而体型十分肥胖，也不爱活动。"不抽烟喝酒，不吃肉，人生活着还有什么乐趣啊。"吕大叔这样想着就把医嘱全然抛在了脑后。果然，吕大叔的血糖控制效果不好，需要改打胰岛素。本来有希望治好的疾病，被硬生生变成了伴随他一生的疾病。

两年多前，吕大叔的右眼突然看不见了。他非常慌张，跑到医院，医生诊断是糖尿病引起的青光眼，并为他做了手术，遗憾的是，不久他右眼完全失明。可悲的是，右眼的失明并未给吕大叔敲响警钟，吕大叔依旧我行我素，虽然饮食稍有控制，但是烟依旧没有戒。病情持续发展，终于导致了这次的悲剧。

赵主任说，糖尿病性视网膜病变、白内障、玻璃体积血、新生血管性青光眼，这四种疾病全是要致盲的，且第一种和第四种都非常难治。医生断断续续给吕大叔做了3次手术，左眼视力终于恢复到了0.2。虽然不是完全失明，但是也对正常的工作生活产生了巨大的影响。虽然吕大叔才44岁，然而他的后半辈子却要笼罩在病魔的阴影之下了。

事件分析

糖尿病是一组以高血糖为特征的代谢性疾病。高血糖则是由于胰岛素分泌缺陷或其生物作用受损，或两者兼有引起。糖尿病时，长期存在的高血糖能导致各种组织，特别是眼、肾、心脏、血管、神经发生慢性损害和功能障碍。

临床研究至今，一致认为糖尿病是一个多病因的综合病征。肥胖是糖尿病发病的重要原因。肥胖者本身存在着明显的高胰岛素血症，而高胰岛素血症可以使胰岛素与其受体的亲和力降低，导致胰岛素作用受阻，引发胰岛素抵抗。这就需要胰岛 β 细胞分泌和释放更多的胰岛素，从而又引发高胰岛素血症。如此呈糖代谢紊乱与 β 细胞功能不足的恶性循环，最终导致 β 细胞功能严重缺陷，引发 2 型糖尿病。体力活动可增加组织对胰岛素的敏感性，降低体重，改善代谢，减轻胰岛素抵抗，使高胰岛素血症缓解，降低心血管并发症。案例中吕大叔的体力活动非常少，成为吕大叔患糖尿病的另一重要因素。高脂肪饮食可抑制代谢率使体重增加。吕大叔爱吃肉食，肉食中的脂肪、蛋白质热量较高，故使吕大叔的血糖一直控制不好。另外抽烟喝酒均能使血压升高，血糖波动。

中医上看，吕大叔饮食失节，长期过食肥甘、醇酒厚味，损伤脾胃，脾胃运化失司，积热内蕴，消谷耗液，损伤阴津，故发为消渴病。酒性酷热，吕大叔长期饮酒使三焦猛热，五脏干燥，引发消渴。消渴日久，肝肾亏虚，目络瘀阻，精血不能上承于目则视物模糊，引发白内障，甚则目盲失明。

事件反思

一、糖尿病人在饮食上需要注意些什么呢

糖尿病人的饮食有"三宜""三不宜"。

1. 糖尿病人饮食要多吃"三宜"。

（1）五谷杂粮宜吃，如莜麦面、荞麦面、燕麦片、玉米面等富含维生素 B、多种微量元素及食物纤维的主食，长期食用可降低血糖、血脂。

（2）豆类及豆制品宜吃，豆类食品富含蛋白质、无机盐和维生素，且豆油含不饱和脂肪酸，能降低血清胆固醇及甘油三酯。

（3）苦瓜、冻干桑叶、洋葱、香菇、柚子、南瓜等宜吃，可降低血糖，是糖尿病人最理想食物，如能长期服用一些植物活性硒，则降血糖和预防并发症的效果会更好。

2. 糖尿病人日常饮食也要警惕"三不宜"。

（1）不宜吃各种糖、蜜饯、水果罐头、汽水、果汁、果酱、冰淇淋、甜饼干、甜面包及糖制糕点等。因为这些食品含糖很高，食用易出现高血糖。

（2）不宜吃含高胆固醇的食物及动物脂肪。如动物的脑、肝、心、肺、肾、肥肉，以及蛋黄、黄油等，这些食物易使血脂升高，发生动脉粥样硬化。

（3）不宜饮酒。酒精能使血糖发生波动，空腹大量饮酒时，可发生严重的低血糖，而且醉酒往往能掩盖低血糖的表现，不易发现，非常危险。

二、糖尿病眼部病变有什么危害

糖尿病引起眼部病变最常见的是糖尿病性视网膜病变，除此之外较常见的有白内障、眼部神经系统病变、青光眼，以及角膜、结膜、眼睑等部位的病变。常见的症状有如下情况：

1. 突然视力下降。糖尿病引起视神经病变是颅神经病变的一部分，往往是缺血性的，表现有视力突然下降，视野缺损，眼底可见视神经水肿或萎缩，如果伴有其他颅神经病变则可发生其他相应症状。

2. 视物成双或斜视。糖尿病除引起视神经病变外，还可引起动眼神经、滑车神经、外展神经病变。常发生视力下降、视物成双、头痛、恶心、眼睑抬不起等症状。颅神经病变可单一发生，亦可同时发生；可单眼，亦可双眼发生。糖尿病引起颅神经病变的发生，一般认为是由于营养其神经的小血管发生微血栓引起。同时糖尿病患者的血浆纤维蛋白较正常人增多，血浆凝固性增强，血液黏滞度增高，血小板对血管壁黏着机会及血小板互相凝集机会也增多。由于梗塞范围小，即使 CT 扫描或磁共振成像检查也难以发现梗塞灶。

3. 青光眼发病率明显高于正常人群。有糖尿病的青光眼患者在相同眼压情况下，比没有糖尿病的青光眼者更容易出现眼底青光眼视神经损害。糖尿病性视网膜病变达一定程度，视网膜缺血状态可产生新生血管性青光眼。此类青光眼眼压不易控制，失明率极高。

4. 眼睑也可发生改变。糖尿病患者抵抗力低，易发生化脓性感染，常有眼睑反复发作的疖肿、麦粒肿、睑缘炎等，常久治不愈。由于脂肪代谢异常，糖尿病患者较多发生眼睑黄色瘤，多位于上睑内侧，双侧对称，黄色皮肤斑，轻隆起。

5. 球结膜发生变化。糖尿病患者常可见球结膜小血管扩张，管径不均匀，部分呈索状或不规则。也可有小血管破裂而出血，表现为球结膜变红。这种现象可以出现在糖尿病人群中，也可以发生在一般老年人身上，不需特殊治疗，几日后可自行吸收。

三、为预防糖尿病视网膜病变的发生，糖尿病患者应怎么做

1. 定期检查。

糖尿病视网膜病变是不可逆转的，必须早发现、早治疗，因此糖尿病人一定要定期检查视力及眼底。1 型糖尿病人应在发病 5 年后每年检查一次；2 型糖尿病人则应从发现糖尿病起，每年检查一次。如有眼部异常感觉，则应缩短眼科随诊时间。糖尿病人一旦发生眼部不适，请及时到医院就诊，听从医生的治疗建议。

2. 养成良好的生活习惯和规律，戒除不良嗜好。

糖尿病人一定要戒烟；饮食要清淡，少吃辛辣、刺激和高脂肪的食品；适当锻炼，但避免剧烈运动；脑力劳动者要注意用眼卫生，避免长时间阅读、使用电脑等造成的视疲劳，从而尽量延缓糖尿病视网膜病变的出现。另外，糖尿病人和家属对糖尿病及其引起的多种并发症都要加强重视。

3. 控制血糖。

严格控制血糖是防治糖尿病眼病的根本措施。有人进行过长达20余年的观察，发现80%以上血糖控制不好的糖尿病人在20年后会发生视网膜病变，而控制良好的病人只有10%左右出现视网膜病变，差别非常大。

4. 控制血压。

血压、血脂、血糖对预防糖尿病眼病都很重要。有人曾研究过两组糖尿病人，一组是高血压，一组是正常血压，观察血压对眼底病变的影响，结果发现：高血压组的糖尿病视网膜病变发生率比正常血压组高了34%。每个人的视力主要是靠黄斑区的光反射，黄斑区出现水肿即影响视力，有人认为糖尿病最影响视力的是黄斑区的水肿。有些病友现阶段血压不好，可能暂时没有任何反应，但长此以往，10年后出现糖尿病视网膜病变的概率非常大，还会导致失明。

5. 控制血脂。

血脂也很重要，当病人有严重高脂血症时，血液中含有大量甘油三酯的脂蛋白可使视网膜血管颜色变淡而近乳白色。这些脂蛋白有可能进一步从毛细血管中漏出，这就是视网膜脂质渗出，在视网膜上呈现出黄色斑片。如果脂质渗出侵犯到黄斑则可严重影响视力。

高脂血症引起的视网膜静脉血栓后果非常严重，且不易被及早发现。高浓度的血脂可以激活血小板，造成血小板聚积性增高，在血管内形成血栓。若血栓发生于眼睛内，可以造成视网膜血管阻塞。中央静脉阻塞可表现为视盘周围环状出血和渗出及视网膜静脉扩张，可引起视力严重下降，老年人严重的视力下降可造成双目失明。

四、糖尿病并发症有哪些

1. 糖尿病肾病。它是糖尿病患者最重要的并发症之一。由于其存在复杂的代谢紊乱，一旦发展到终末期肾脏病，往往比其他肾脏疾病的治疗更加棘手。

2. 糖尿病眼部并发症。（1）糖尿病性视网膜病变。这是糖尿病性微血管病变中最重要的表现，是一种具有特异性改变的眼底病变，是糖尿病的严重并发症之一。（2）与糖尿病相关的葡萄膜炎。大致上有以下4种情况：① 与糖尿病本身相关的葡萄膜炎；② 感染性葡萄膜炎；③ 伴有一些特定的葡萄膜炎类型，但二者是偶然的巧合，抑或是有内在的联系，尚难以肯定；④ 内眼手术后的感染性眼内炎或无菌性眼内炎。（3）糖尿病性白内障。发生在血糖没有很好控制的糖尿病患者。多为双眼发病，发展迅速，甚至可于数天、数周或数月内发展为完全混浊。

3. 糖尿病足。足部是糖尿病这个多系统疾病的一个复杂的靶器官。糖尿病患者因周围神经病变与外周血管疾病合并过高的机械压力，可引起足部软组织及骨关节系统的破坏与畸形形成，进而引发一系列足部问题。

4. 糖尿病心血管并发症。包括心脏和大血管上的微血管病变、心肌病变、心脏自主神经病变，是引起糖尿病患者死亡的首要病因。冠心病是糖尿病的主要大血管并发症，其病理机制是动脉粥样硬化，高血糖、高收缩压、高胆固醇、低密度脂蛋白增高、高密度脂蛋白下降，以及年龄、性别、吸烟、家族史均是其发病的危险因素。

5. 糖尿病性脑血管病。是指由糖尿病所引起的颅内大血管和微血管病变，主要表现为脑动脉硬化、缺血性脑血管病、脑出血、脑萎缩等，是糖尿病患者的主要死亡原因之一。

6. 糖尿病神经病变。糖尿病神经病变是糖尿病最常见的慢性并发症之一，病变可累及中枢神经及周围神经，后者尤为常见。其中远端感觉神经病变是最常见的病变，占所有糖尿病神经病变的 50% 以上。

五、中医如何论治糖尿病

糖尿病在中医上称为"消渴"。消渴是以多饮、多食、多尿、乏力、消瘦或尿有甜味为主要临床表现的一种疾病。中医将消渴分为三类："渴而多饮为上消，消谷善饥为中消，渴而便数有膏为下消。"

上消为肺热津伤证。肺主气，为水之上源，敷布津液。肺受燥热所伤，则津液不能敷布而直趋下行，随小便排出体外，故小便频数量多；肺不布津则口渴多饮。治以清热润肺，生津止渴，方用消渴方加减。

中消分为胃热炽盛证和气阴亏虚证。胃为水谷之海，主腐熟水谷，脾为后天之本，主运化，为胃行其津液。脾胃受燥热所伤，胃火炽盛，脾阴不足，则口渴多饮，消谷善饥，大便干结。脾气虚不能转输水谷精微，则水谷精微下流而为小便，故小便味甘；水谷精微不能濡养肌肉，故形体日渐消瘦，倦怠乏力。胃热炽盛证治以清胃泻火，养阴增液，方用玉女煎加减。气阴亏虚证治以益气健脾，生津止渴，方用七味白术散加减。

下消分为肾阴亏虚证和阴阳两虚证。肾为先天之本，主藏精而寓元阴元阳。肾阴亏虚则虚火内生，上燔心肺则烦渴多饮，中灼脾胃则胃热消谷。肾失濡养，开阖固摄失权，则水谷精微直趋下泄，随小便而排出体外，故尿多味甜。肾阴亏虚证治以滋阴固肾，方用六味地黄丸加减。阴阳两虚证治以滋阴温阳，补肾固涩，方用金匮肾气丸加减。

另外，糖尿病并发的白内障，主要病机为肝肾精血不足，不能上承耳目所致，宜滋补肝肾，益精补血，可用杞菊地黄丸或明目地黄丸。

六、糖尿病人的代茶饮有哪些

1. 黄玉茶

黄芪 15 g，鲜玉米须 30 g（干玉米须 10 g）。将上述药材一起放入瓦锅内，中火烧沸，再用小火煮 40 分钟，即可饮用。有益气利水、降糖的作用。适用于糖尿病或糖尿病肾病脾胃气虚者，表现为面色萎黄无华、容易疲劳、乏力、水肿、尿蛋白日久不消等。

2. 番瓜绿茶

番石榴干 10 g，苦瓜干 10 g，绿茶适量。将上述茶料一起放入杯中用沸水冲泡，盖严温浸 20 分钟，即可饮用。有清热利湿、生津止渴、消脂减肥的作用，适用于糖尿病燥热偏盛者，表现为烦渴多饮、口燥咽干、小便混浊、肥胖、血脂高等。该茶饮性寒凉，体质虚寒者慎用。

3. 山楂荷草茶

山楂 10 g，荷叶 10 g，草决明 15 g。将上述药材一起放入杯中用沸水冲泡，盖严温浸 20 分钟，即可饮用。有清热泻火、活血化瘀、消脂降压的作用。适用于糖尿病胃热炽盛者，表现为消谷善饥、口臭、口渴、大便秘结、小便黄、血脂高、高血压等。该茶饮性寒凉，体质虚寒者慎用，有泄泻或低血压者慎用。

4. 桑菊子茶

桑葚子 15 g，菊花 10 g，枸杞子 10 g。将上述药材一起放入杯中用沸水冲泡，盖严温浸 20 分钟，即可饮用。有养阴清热、明目的作用。适用于糖尿病患肝肾阴虚者，表现为头晕目眩、目干、耳鸣、口干唇燥、腰膝酸软、皮肤干燥、瘙痒等。

四 长期躺着追剧，妙龄女颈椎似中年人

事件回顾

躺在沙发上用平板电脑、手机看电视剧、玩游戏，一躺就是几个小时，这是时下不少年轻人喜欢的放松方式。但 23 岁的女白领小高因长期这样做，导致颈椎出了问题。2016 年 4 月份，她在厦门某医院被诊断为中度颈椎病。

小高痴迷韩剧，下班回家后一连五六个小时都躺在沙发上用平板电脑追

剧。半个月前，她觉得脖子酸疼、手臂发麻，休息后能缓解就没当一回事，照常躺着看剧。前几日，小高准备休息时却发现浑身剧痛，还头晕眼花，不得不到医院就诊。

医院针灸理疗科郭主任诊断小高为中度颈椎病，颈椎椎体压力累积变形，生理曲线变直，椎间隔变窄，产生骨刺，压迫神经，相当于超过40岁中年人的颈椎，需要进行按摩、牵引、理疗等方式综合治疗，以缓解症状。

"长时间保持半坐半卧的姿势，比低头伏案更伤颈椎。"郭主任表示，人坐在沙发上，臀部下陷，背肌在骨盆后部被拉长。在这种姿势下看书、看手机等，双眼自然向下注视，同时颈部弯曲，患颈椎病的概率很大。"最重要的是要纠正不良习惯，减少颈部疲劳，不可长时间低头工作或玩手机。"郭主任建议手机党和低头族，玩手机时最好抬头挺胸，同时抬高手机，与视线平齐，使颈肩部放松；还应在工作一两个小时后，让头颈部向前后左右转动数次，缓解颈椎关节疲劳。

随着平板电脑，智能手机等各种电子产品越来越普及，人们也越来越依赖于这些电子产品，好多人几乎都是手机不离手，坐着看，躺着看，各种姿势看。人们沉浸于网络带给自己的快乐中，却忽略了各种不良的习惯给自己的身体造成的危害，而且受到损害的大多是年轻人。这些损害伴随这些年轻人一生，给他们造成终生的痛苦，这应该引起广大年轻人及全民的重视。

事件分析

颈椎病又称颈椎综合征，是颈椎骨关节炎、增生性颈椎炎、颈神经根综合征、颈椎间盘脱出症的总称，是一种以退行性病理改变为基础的疾患，主要由于颈椎长期劳损、骨质增生，或椎间盘脱出，韧带增厚，致使颈椎脊髓、神经根或椎动脉受压，出现一系列功能障碍的临床综合征。表现为椎节失稳、松动，髓核突出或脱出，骨刺形成，韧带肥厚和继发的椎管狭窄等，刺激或压迫了邻近的神经根、脊髓、椎动脉及颈部交感神经等组织，并引起各种各样症状和体征的综合征。颈椎病可分为：颈型颈椎病、神经根型颈椎病、脊髓型颈椎病、椎动脉型颈椎病、交感神经型颈椎病、食管压迫型颈椎病。

颈椎病的症状多样而复杂，多数患者开始症状较轻，之后逐渐加重，也有部分症状较重者，常以一个类型为主合并有其他几个类型，称为混合型颈椎病。颈椎病常见主要症状有：（1）颈肩酸痛可放射至头枕部和上肢；（2）一侧肩背部沉重感，上肢无力，手指发麻，肢体皮肤感觉减退，手握物无力，有时不自觉的握物落地。（3）其严重的典型表现是下肢无力，行走不稳，二脚麻木，行走时有如踏棉花的感觉。（4）最严重者甚至出现大、小便失控，性功能障碍，甚至四肢瘫痪。（5）常伴有头、颈、肩、背、手臂酸痛，脖子僵硬，活动受限。（6）有的伴有头晕，房屋旋转，重者伴有恶心呕吐，卧床不起，少数可有眩晕，猝倒。（7）当颈椎病累及交感神经时可出现头晕，头痛，视力模糊，两眼发胀、发干、张不开，耳鸣，耳堵，平衡失调，心动过速，心慌，胸部紧束感，有的甚至出现胃肠胀气等症状，也有吞咽困难、发音困难等症状。

颈椎病多数起病时轻且不被人们重视，多数能自行恢复，时轻时重，只有当症状继续加重而不能逆转，影响工作和生活时才引起重视。如果疾病久治不愈，会引起心理伤害，产生失眠、烦躁、发怒、焦虑、忧郁等症状。

颈椎病的好发人群主要有：（1）长时间低头看书、坐办公室人员。因长期保持头颈部处于单一姿势位置，导致局部过度活动，损伤局部椎间盘、韧带等，易发生颈椎病。（2）头颈部外伤人员。头颈部外伤并不直接引起颈椎病，但却往往是颈椎病产生症状的加重因素，一些病人因颈椎骨质增生，颈椎间盘膨出，椎管内软组织病变等造成颈椎管处于狭窄临界状态中，外加颈部外伤常诱发症状的产生，甚至发生瘫痪。不适当的颈部按摩也常有瘫痪发生的报道。（3）不良姿势。如躺在床上看电视，看书，高枕、坐位睡觉等；卧车上睡觉，睡着时肌肉保护作用差，刹车时易出现颈部损伤。（4）颈椎结构的发育不良。先天性小椎管也是颈椎病发病基础。颈椎中央椎管、神经根管狭小者颈椎病的发病率比正常人高 1 倍。

本事件中小高长期在沙发上躺着看手机，长时间保持着这种半坐半卧的姿势，使得臀部下陷，背肌在骨盆后部背拉长，造成颈椎压力过大，使椎管狭窄，同时伴有骨质增生，压迫神经，故出现颈部疼痛，手指及臂部等各种症状，即发生颈椎病。

事件反思

一、如何预防颈椎病

1. 阅读有关颈椎病的书，掌握用科学的手段防治疾病。

2. 保持乐观精神，树立与疾病艰苦抗衡的思想，配合医生治疗，减少复发。

3. 加强颈肩部肌肉的锻炼，在工间或工余时，做头及双上肢的前屈、后伸及旋转运动，既可缓解疲劳，又能使肌肉发达，韧度增强，从而有利于颈段脊柱的稳定性，增强颈肩顺应颈部突然变化的能力

4. 避免高枕睡眠的不良习惯，高枕使头部前屈，增大下位颈椎的应力，有加速颈椎退变的可能。

5. 注意颈肩部保暖，避免头颈负重物，避免过度疲劳，坐车时不要打瞌睡。

6. 及早、彻底治疗颈肩和背部软组织劳损，防止其发展为颈椎病。

7. 劳动或走路时要防止闪、挫伤。

8. 长期伏案工作者，应定时改变头部体位，按时做颈肩部肌肉的锻炼。

9. 注意端正头、颈、肩、背的姿势，不要偏头耸肩，谈话、看书时要正面注视。要保持脊柱的正直。

10. 中医认为胡桃、山萸肉、生地、黑芝麻等具有补骨髓之功，合理地少量服用可起到强壮筋骨、推迟肾与关节退变的作用。

二、颈椎病的自我治疗方法

1. 用枕适当。枕头的高低、软硬对颈椎有直接影响，最佳的枕头应该是能支撑颈椎的生理曲线，并保持颈椎的平直。枕头要有弹性，枕芯以木棉、中空高弹棉或谷物皮壳为宜。习惯仰卧的，枕头的高度为 5 cm 左右（受压以后的高度）；习惯侧卧的，高度为 10 cm 左右。仰卧位时，枕头的下缘最好垫在肩胛骨的上缘，不能使颈部脱空。

2. 颈部保暖。颈部受寒冷刺激会使肌肉血管痉挛，加重颈部板滞疼痛。在秋冬季节，最好穿高领衣服；天气稍热，夜间睡眠时应注意防止颈肩部受凉；炎热季节，空调温度不能太低。

3. 姿势正确。颈椎病的主要诱因是姿势不正确，良好的姿势能减少劳累，避免损伤。低头时间过长，使肌肉疲劳，颈椎间盘出现老化，并出现慢性劳损，会继发一系列症状。最佳的工作姿势是颈部保持正直，微微前倾，不要扭转、倾斜；工作时间 >1 h，应该休息几分钟，做些颈部运动或按摩；不宜头靠在床头或沙发扶手上看书、看电视。

三、颈椎病注意事项

1. 颈椎病患者需定时改变头颈部体位，注意休息，劳逸结合。抬起头并向四周各方向适当地轻轻活动颈部，不要老是让颈椎处于弯曲状态。伏案工作不宜一次持续很长时间，超过 2 个小时以上的持续低头工作，则难以使颈椎间隙内的高压在短时间内得到有效的恢复缓解，这样会加重加快颈椎的退变。

2. 已经有颈椎病症状的患者，应当减少工作量，适当休息。症状较重、发作频繁者，应当停止工作，绝对休息，而且，最好能够卧床休息。这样在颈椎病的治疗期间，有助于提高治疗的效果，促使病情早日缓解，机体早日康复。

3. 颈椎病患者在工作中应该避免长时间吹空调、电风扇。由于颈椎病的发病是多种因素共同作用的结果，寒冷和潮湿容易加重颈椎病的症状。应当尽量减少在气温过低或者寒冷潮湿的条件下长期低头伏案工作的时间，以防止颈椎病症状的出现，或者颈椎病诱发颈肩背部酸痛的症状。

4. 颈椎病患者应当避免参加重体力劳动、提取重物等，平常应当注意保护颈部，防止受伤。上肢应该避免提取重物，当上肢提重物时，力量可以经过悬吊上肢的肌肉传递到颈椎，从而使颈椎受到牵拉，增加了颈椎之间的相互压力。颈椎病患者在参加重体力劳动后症状有可能会加重。

四、颈椎病的食疗方法

1. 川芎白芷炖鱼头

川芎 15 克，白芷 15 克，鲜鳙鱼头 1 个，生姜、葱、盐、料酒各适量。川芎、白芷分别切片，与洗净的鳙鱼头一起放入锅内，加姜、葱、盐、料酒、水适量，先用武火烧沸后，改用文火炖熟。佐餐食用，每日 1 次。可祛风散寒，活血通络。这是颈椎病食疗中常用的方子。

2. 天麻炖鱼头

天麻 10 克，鲜鳙鱼头 1 个，生姜 3 片。天麻、鳙鱼头、生姜放炖盅内，加清水适量，隔水炖熟，调味即可。可补益肝肾，祛风通络。适用于颈动脉型颈椎病。

3. 葛根煲猪脊骨

葛根 30 克，猪脊骨 500 克。葛根去皮切片，猪脊骨切段，共放锅内加清水适量煲汤。饮汤食肉，常用有效。可益气养阴，舒筋活络。适用于神经根型颈椎病。

4. 桑枝煲鸡

老桑枝 60 克，母鸡 1 只（约 1000 克），食盐少许。鸡洗净，切块，与老桑枝同放锅内，加适量水煲汤，调味，饮汤食鸡肉。可补肾精，通经络。适用于神经根型颈椎病。

5. 生姜粥

粳米 50 克，生姜 5 片，连须葱数根，米醋适量。生姜捣烂与米同煮，粥将熟加葱、醋，佐餐服食，可祛风散寒。适用于太阳经腧不利型颈椎病。

6. 川乌粥

生川乌 12 克，香米 50 克，慢火熬熟，下姜汁 1 茶匙，蜂蜜 3 大匙，搅匀，空腹啜服，可散寒通痹。适用于经络痹阻型颈椎病。

7. 姜葱羊肉汤

羊肉 100 克，大葱 30 克，生姜 15 克，大枣 5 枚，红醋 30 克。所有原料加水适量，做汤 1 碗，日食 1 次。可益气，散寒，通络。适用于经络痹阻型颈椎病。

8. 杭芍桃仁粥

杭白芍 20 克，桃仁 15 克，粳米 60 克。先将白芍水煎取液 500 毫升，再把桃仁洗净捣烂如泥，加水研汁去渣，二汁液同粳米煮熟。饮此粥可活血，养血，通络。适用于气滞血瘀型颈椎病。

9. 葛根五加粥

葛根、薏苡仁、粳米各 50 克，刺五加 15 克。所有原料洗净，葛根切碎，刺五加先煎取汁，与余料同放锅中，加水适量。武火煮沸，文火熬成粥，加冰糖适量，调味食用。可祛风，除湿，止痛。适用于寒湿痹阻型颈椎病。

10. 木瓜陈皮粥

木瓜、陈皮、丝瓜络、川贝母各 10 克，粳米 50 克。将原料洗净，木瓜、陈皮、丝瓜络先煎，去渣取汁，加入川贝母（切碎），加冰糖适量即成。可化痰，除湿，通络。适用于痰湿阻络型颈椎病。

11. 薏米赤豆汤

薏苡仁、赤豆各 50 克，山药 15 克，梨（去皮）200 克。将所有原料洗净，加水适量，武火煮沸后文火煎，加冰糖适量即可。可化痰除湿。适用于痰湿阻络型颈椎病。

12. 参芪龙眼粥

党参、黄芪、桂圆肉、枸杞子各 20 克，粳米 50 克。将原料洗净，党参、黄芪切碎先煎取汁，加水适量煮沸，加入桂圆肉、枸杞子及粳米，文火煮成粥，加适量白糖即可。可补气养血。适用于气血亏虚型颈椎病。

13. 参枣粥

人参 3 克，粳米 50 克，大枣 15 克。将人参粉碎成细粉，米、枣洗净后入锅，加水适量，武火煮沸，文火熬成粥，再调入人参粉及白糖适量。可补益气血。适用于气血亏虚型颈椎病。

五　5 岁儿童玩手机 3 年变斜视

事件回顾

2016 年 4 月初，家住汉川的 5 岁男孩小鹏一觉醒来，发现家里的门窗桌椅统统变成了双份，不由得被吓哭。应声赶来的奶奶更是被眼前一幕吓坏，只见孙子的黑眼珠完全偏到了一边，眼睛里几乎只剩下了眼白，吓坏了的奶奶赶紧拨打了 120，将小鹏送往医院。

接诊的市中医医院眼科副主任医师杨主任介绍，小鹏检查后，被确诊为斜视。人们不禁要问，五岁的小鹏为什么会得斜视呢。原来，孩子的父母长期忙着做生意，怕孩子一个人无聊，专门买了最新款的平板电脑、手机等电子产品供孩子玩耍。于是，小鹏从两岁开始就成了"手机一族"，3年来，几乎每天都会用它们看动画片、玩游戏。"孩子斜视与频繁使用电子产品有很大关系"。小鹏的父母以为这样是爱孩子，平时对小鹏也没有限定，小鹏长此以往，形成习惯，危害了健康也没有察觉，最终导致了不良后果的发生。

杨大夫决定对小鹏采取保守治疗，采用针灸疗法，扎了一个星期的针灸后，小鹏的眼睛已基本恢复正常，但要彻底治愈，还需要治疗较长一段时间。

杨主任介绍，随着电子产品在日常生活中使用越来越频繁，患斜视和近视的小孩也在显著增加。要避免孩子的眼睛出问题，除了改变生活习惯，尽量远离电脑、手机等电子产品之外，还要注意孩子的饮食，尽量少吃油炸食品、大鱼大肉和甜食，要多摄取蔬菜水果。

小鹏的经历是不幸的，但又是万幸的，虽然小鹏因此承受了不少的痛苦，但好在视力没有受到影响。小鹏的经历值得广大家长们重视，家长要多花时间陪孩子，要重视培养孩子形成良好的生活习惯，不要以工作忙没借口就可以逃避对孩子的关心，这些都是值得人们反思的。

事件分析

斜视是指两眼不能同时注视目标。属眼外肌疾病，可分为共同性斜视和麻痹性斜视两大类。共同性斜视以眼位偏向颞侧、眼球无运动障碍、无复视为主要临床特征；麻痹性斜视则有眼球运动受限、复视，并伴眩晕、恶心、步态不稳等全身症状。斜视又有潜在性眼位偏斜之分，此又称为隐斜视，是指眼球仅有偏斜趋向，但能被大脑融合机能所控制，使斜视不出现，并保持双眼单视。儿童轻度的内、外隐斜视不会引起眼睛不舒服，斜度高的才有眼睛不适。垂直性隐斜视有较明显的眼睛不舒服，旋转性隐斜视引起眼睛及全身不适症状很明显。隐斜视的症状也与全身健康情况、精神状态等因素有关。

隐斜视常出现以下症状：（1）久视之后常出现头疼、眼酸疼、畏光，这是由于持续使用神经肌肉的储备力而引起眼肌疲劳的缘故。（2）阅读时出现字迹模糊不清或重叠、串行，有时可出现间歇性复视和间歇性斜视，如果用单眼看反而觉得清晰、省力等，甚至发生双眼视觉紊乱。（3）立体感觉差，不能精确地判定空间物体的位置和距离。隐斜视还可出现神经放射性症状，如恶心、呕吐、失眠、结膜和睑缘充血等症状。

斜视的危害也是相当严重的。首先是外观的影响，这也是患者就医的主要原因。更重要的是，斜视影响双眼视觉功能，严重者没有良好的立体视力。立体视力是只有人类和高等动物才具有的高级视觉功能，是人们从事精细工作的先决条件之一。如没有良好的立体视觉，在学习和就业方面将受到很大的限制。大部分斜视患者都同时患有弱视。由于斜视患者长期一只眼注视，另一只眼将造成失用性视力下降或停止发育，日后即便戴合适的眼镜，视力也不能达到正常。在儿童时期患上斜视还会影响全身骨骼的发育，如先天性麻痹斜视的代偿头位，会使颈部肌肉挛缩和脊柱发生病理性弯曲及面部发育不对称。

斜视的治疗分保守治疗与手术治疗两种，要根据具体情况经正规医院专科医生检查确定。斜视治疗的年龄越小，治疗效果越好。斜视手术不仅为了矫正眼位、改善外观，更重要的是建立双眼视功能。手术时机以 6、7 岁为最佳。当儿童视觉发育终止（约 7 岁至 10 岁）后，手术仅能改善患儿外观，双眼视功能将很难提高。保守治疗适用于那些年龄较小，症状较轻，身体基础状况较好的患者，根据不同的情况，采用药物治疗或者是戴镜矫正等方法。

事件反思

一、日常生活中如何预防斜视

据临床观察，引发儿童出现看电视时歪头性斜视的主要眼病是单眼性内斜，即注视眼固定于一侧，多因两眼视力相差悬殊，经常用视力较好的眼注视，视力差的眼则沦为内斜。

1. 预防斜视要从婴幼儿时期抓起，家长要注意仔细观察孩子的眼睛发育和变化。

2. 婴幼儿在发热、出疹、断奶时，家长应加强护理，并经常注意双眼的协调功能，观察眼位有无异常情况。

3. 要经常注意孩子的眼部卫生或用眼卫生情况。如灯光照明要适当，不能太强或太弱，印刷图片字迹要清晰，不要躺着看书，不可长时间看电视及打游戏机与电脑，不看三维图等。

4. 对有斜视家族史的孩子，尽管外观上没有斜视，也要在 2 周岁时请眼科医生检查一下，看看有无远视或散光。

5. 孩子看电视时，除注意保持一定距离外，不能让小孩每次都坐在同一位置上，尤其是斜对电视的位置。应时常左中右交换座位，否则孩子为了看电视，眼球老往一个方向看，头也会习惯性地向一侧歪，时间久了，6 条眼肌的发育和张力就不一样，失去了原来调节平衡的作用，一侧肌肉老是处于紧张状态，另一侧则松弛，就会造成斜视。

二、预防斜视的按摩小方法有哪些

生活中除养成良好的生活习惯外，还有一些有用的小方法能够有效地预防和改善斜视，例如按摩矫正斜视法，其具体操作方法如下：

1. 患儿坐或仰卧，家长以拇指指腹从印堂穴开始，先沿一侧眼周轻轻揉动1~3分钟。然后如法操作另一侧。

2. 以食指和中指指端，同时置于双侧睛明穴上，逆时针旋转，反复操作1分钟。

3. 以两手拇指指腹，同时按揉双侧鱼腰穴1分钟。

4. 以两手中指指腹，同时按揉双侧太阳穴1分钟。

5. 以两手食指指腹，同时按揉双侧四白穴1分钟。

6. 拿捏合谷穴15~30次。

7. 患儿仰卧双眼闭合，家长以两手拇指桡侧面从睛明穴开始，向太阳穴轻抹50次。操作时不要触及眼。

8. 患儿俯卧，家长以指按揉肝俞、肾俞穴各1分钟。

三、斜视手术后的注意事项

1. 术后会出现眼部酸胀、眼球转动困难、眼内异物感等不适，有些可能感到不同程度的眼痛或难以入睡，以上现象是手术后的正常反应，其轻重程度和时间长短因人而异，一般2~5天可缓解，不必过于担忧。

2. 术后48小时内可用冰袋冷敷以减轻疼痛及出血。手术后第二天换药，换药后局部点滴抗生素眼药水与眼膏。术后一周拆线，拆线后继续局部用药至术后3~4周。

3. 按时滴眼药。点药前要洗净双手，眼药瓶口不要接触眼睛和手，以免污染。点药时用手向下拉下眼皮，滴入眼药，如需使用两种以上药物，间隔10~15分钟即可。一般白天用可乐必妥眼药水和贝复舒眼药水，点手术眼，一日4~6次；晚上睡前用迪可罗眼膏。注意贝复舒眼药水需冷藏保存。

4. 术后2周内尽量减少眼球转动，手术眼严禁外力碰撞、按压、低头、揉眼，午睡和夜间睡眠要平卧或向非手术眼侧卧，以防伤眼。洗脸、洗头、洗澡时注意不要让污水进入手术眼内，防止感染。

5. 恢复期避免长时间用眼看书报，以防术眼疲劳。外出时要防风沙，需配戴眼镜等，防止异物进入眼内。术后尽量避免用力咳嗽、提拉重物、剧烈运动等，以防眼内压波动。应戒烟忌酒，一个月内不吃辛辣有刺激性的食物，多吃蔬菜水果，保持大便通畅。

6.术后按医嘱到医院复查,常规为术后1周、1个月、3个月、半年、一年各一次。如出现复视现象或感到眼部疼痛剧烈等其他特殊情况,请立即告知医生,并按照医嘱进行训练。

四、中医治疗斜视有何优势

针灸治疗目偏视,在中医古籍文献中未查阅到有关记载。自20世纪70年代末80年代初开始,该病的治疗得到了针灸界的关注,尤其是共同性斜视,在幼儿中发病率较高,而现代医学又缺乏有效的措施,故成为针治重点。治疗方法上,以针灸为主。近年用梅花针按辨证分型叩刺治疗,取得较好的经验。此外,用电针、头针、穴位贴敷、穴位注射、磁电疗法以及传统的隔核桃壳灸等,都有一定疗效。针灸对麻痹性斜视和共同性斜视都有效果,其有效率均在80%~90%左右。

治疗共同性斜视采用皮肤针的方法,主穴每次均取,配穴据证型酌加。在具体选穴时,则分三阶段,第一阶段为有屈光不正者,先增进视力,配穴之内关必加;第二阶段是在上述基础上纠正斜视,则百会或肝俞、胆俞每次必加;第三阶段为巩固阶段,则均酌取最后一组配穴。

主穴:正光1、正光2、风池。

1.肝血不足型:眼斜,发病与高热抽搐有关,目干畏光、急躁头痛、口苦多梦,脉细稍弦或小数,苔薄白。

配穴:肝俞、胆俞、内关、百会。

2.脾气虚弱型:眼斜,视物不清,面色㿠白,神倦纳少,头晕体瘦,时有便溏,脉细弱或缓,苔薄白。

配穴:脾俞、胃俞、中脘、百会、内关、足三里。

3.肾虚型:眼斜,多自幼发病,屈光度较薄,视力较差,头晕发枯,面色欠华,常有遗尿,苔薄或净,舌质淡或尖红。

配穴:肾俞、肝俞、胆俞、大椎、腰椎两侧、内关。

调理巩固:眼位已正或基本恢复,视力未达到正常。选穴:胸椎第8~12椎和腰椎两侧,百会、大椎、肝俞、胆俞、脾俞、肾俞、中脘。

治疗麻痹性斜视可采用体针加穴位贴敷的方法。主穴:四白、合谷、球后。配穴:内斜肌麻痹者,阳白透鱼腰、瞳子髎透丝竹空;外斜肌麻痹者,攒竹透睛明、四白透承泣。主穴每次均取,四白、球后针患侧,合谷选任1侧,左右交替。配穴据症而取。令患者取卧位(如患儿不合作,可由家属抱坐)。四白穴应摸准穴位进针,以引出触电感为佳,球后针深1.5寸,使眼眶酸胀感明显,合谷局部得气。透穴要求进针快,沿皮下送针须慢。均用平补平泻法,留针 30 分钟，每隔 10 分钟，刮针柄半分钟。如为不合作小儿，可采取快速进针，轻度捻转不留针法，不予透刺。针后，可在配穴取 1 ~ 2 穴贴敷马钱子片，用胶布固定，酌情保留 12 ~ 24 小时。每日或隔日针刺贴敷 1 次，10 次为一疗程，疗程间隔 1 周。

六 憋尿十年产下两斤重的"巨婴"

事件回顾

临近中午，连云港市某医院泌尿外科孙主任门诊，一个脸色蜡黄的 40 岁男子在家人的搀扶下走进诊室，询问得知病人已经三天无尿，腹部胀痛。孙主任一看在外院拍的 CT，显示是一例巨大结石，结合病情诊断，认为该男子病情严重，已经出现急性肾功能衰竭，再拖延下去，必将危及性命。

孙主任立即电话通知蔡医生做好"经皮肾镜双肾穿刺造瘘手术"准备。经过一个小时，在彩超定位下施行微创造瘘术，成功解除结石梗阻导致的尿潴留，当混浊的小便从造瘘管中顺畅排出后，男子才觉得腹胀减轻了。然而病情只是得到了减轻，病根却并没有消除，膀胱里的结石还在。经过改善肾功能，度过每天尿量多达 5 000 ml 的 10 余天多尿期后，孙主任站上手术台为他进行手术，切开发现膀胱里紧紧包裹着一块约 10×6×4 厘米的大石头，坚硬无比，取出后重达 2 斤，实属罕见。随后发现，膀胱黏膜长期被结石磨损出现了炎性病变。

术后病人泪水涟涟，告诉孙主任："整整 3 年来，每天小便十多次，夜里要爬起来三四次，每次尿不多，还排不净。"正当青壮年的他因为小便问题夜不能寐，精神恍惚，40 岁的人看起来像个小老头。经了解，他的病史至少长达 10 年时间，只是近 3 年来情况越来越重而已。患者抽烟饮酒，喜欢吃大鱼大肉等油腻的东西。患者是司机，由于工作原因喝水很少，长期憋尿。正是这些不良的生活习惯导致他经受了如此折磨。本来膀胱结石是泌尿外科的一种常见病，如果病人在最初出现排尿异常时及时就诊，通过体外碎石或者微创输尿管软镜取石，就能轻松解决问题，不至于发展到肾衰，还要开刀才能取出大石头。何况，结石长期磨损膀胱黏膜，会导致炎性病变进而引发癌变。

病人身体不适后只知道一味忍耐，却让病情进一步加重，从而使自己的身体和精神饱受折磨。

事件分析

膀胱结石是指在膀胱内形成的结石，分为原发性膀胱结石和继发性膀胱结石。前者是指在膀胱内形成的结石，多由于营养不良引起，多发于儿童，现已较为少见。后者则是指来源于上尿路或继发于下尿路梗阻、感染、膀胱异物或神经源性膀胱等因素而形成的膀胱结石，主要发生于老年男性，且多患前列腺增生症或尿道狭窄。

结石的形成过程是某些因素造成尿中晶体物质浓度升高或溶解度降低，呈过饱和状态，析出结晶并在局部生长、聚集，最终形成结石。我们可以用水垢（水锈）的形成来进行对比。我们都知道，当锅炉用得久了，水中的钙离子、镁离子等会沉积得越来越多，直到我们可以用肉眼看到这些结晶，水锈就出现了，膀胱中的石头也是由于类似的原因而出现的。

膀胱结石的主要症状是排尿中断和膀胱刺激症状，如尿频、尿急、尿痛和排尿困难。结石在膀胱内活动时，排尿困难的症状时轻时重，有时排尿至中途，结石突然堵塞尿道内口而中断，要继续排尿时必须改变体位，如卧床后才能再继续排出。结石较大时这种症状更加严重。结石在膀胱中的刺激使排尿次数增多。膀胱炎性病变也会引起尿频、尿急、尿痛症状，且症状长期存在，反复发作，并造成黏膜溃疡，故案例中病人会出现尿频、尿量少的症状。结石嵌于膀胱颈口时可出现明显的排尿困难，并有典型的排尿中断现象，还可引起急性尿潴留，故患者出现无尿的症状。膀胱结石会导致双侧性的尿流突然受阻，最终必然导致肾小球滤过率的降低，这正是该患者出现急性肾衰的原因。

在中医看来，膀胱结石属淋证，是湿热蕴结下焦，肾与膀胱气化不利导致的。患者多食辛热肥甘之品，且嗜酒太过，使脾胃运化失常，积湿生热，下注膀胱，湿热久蕴，煎尿成石。久淋不愈，砂石阻塞尿路，脾肾亏虚日久，膀胱气化不利，故出现故事中的无尿症状。

事件反思

一、膀胱结石的类型和易高发人群

根据成分的不同，结石可分草酸钙结石、磷酸钙结石、尿酸结石、磷酸铵镁结石、胱氨酸结石及嘌呤结石六类。大多数结石可混合两种或两种以上的成分。膀胱结石患者中男性患者占92.81%，50岁以上发病率占87.32%。所以男性、高龄是膀胱结石患病的危险因素。

二、哪些不良的生活习惯会导致膀胱结石

结石病因复杂，与自身代谢障碍、饮食、排尿习惯、感染等都有很大关系。膀胱结石的高发人群是中老年男性，这一人群在饮食生活习惯上更需注意，须反思自己在以下几个方面是否不当。

1. 喝水少，经常憋尿。水能稀释尿液，降低尿液中各种物质的浓度，减少积聚并防止高浓度的盐类及矿物质聚积成结石，同时大量的水分还可使已形成的细小肾石排出体外。然而有些人饮水不足，导致排尿少，易患结石；经常憋尿，使易致结石的物质不能及时排出体外，也会大大增加形成结石的机会。

2. 常喝啤酒。有人认为啤酒能利尿，可防止膀胱结石的发生。其实不然，酿啤酒的麦芽汁中含有钙、草酸和嘌呤核苷酸等酸性物质，这些物质相互作用，可使人体内的尿酸增加，成为形成膀胱结石的重要诱因。

3. 口味重，吃得太咸。盐和钙在体内具有协同作用，易引发结石，另外，太咸的饮食会增加肾脏的负担，并可以干扰预防和治疗膀胱结石药物的代谢过程，不利于细小结石的溶解、排出。

4. 喜欢吃糖。吃糖后尿中的钙离子浓度、草酸及尿的酸度均会增加，尿酸度增加，可使尿酸钙、草酸钙易于沉淀，促使结石形成，三者同时增加更易形成结石。

5. 过食含草酸钙的食物。我国的尿路结石大多数为草酸钙结石。如果食物中草酸盐摄入量过多，导致尿液中的草酸钙处于过饱和状态，多余的草酸钙晶体就会从尿中析出而形成结石。在食物中，含草酸盐最高的是菠菜，其他草酸盐含量较高的食物有芦笋、核桃、甜菜、巧克力、豆腐、牛奶、榨菜、海带、芝麻酱、猪脑、虾米皮等，食用时要适可而止。

6. 过量摄入动物性蛋白、脂肪。有研究表明，经常食用动物器官如肝、脑、肾等，会在体内生成较多的草酸和尿酸，并能促进肠道对钙的吸收，而摄食过多的脂肪则可增加尿中的草酸盐，会增加泌尿结石的发病率。

三、不同结石类型的患者有什么饮食禁忌

如果已经患有结石，则更需在饮食生活上多加注意，以预防结石的复发。患者若能将排出体外的碎石及时送去化验，确定出是属于哪一类型的结石，就可有针对性地通过禁食或少食某类食物来达到辅助治疗的目的。

1. 草酸钙结石患者。在酸性或中性尿中形成，发病多为男性青壮年。忌食草酸含量高的食物，如菠菜、豆类、葡萄、可可、茶叶、橘子、番茄、土豆、李子、竹笋等。

2. 磷酸钙结石患者。结石在碱性尿中形成，也以男性青壮年多发。忌食含钙高的食物，如牛奶、蛋黄、虾皮、豆腐、芝麻酱以及含钙高而呈碱性的青菜和水果等。

3. 尿酸结石患者。结石在酸性尿中形成，以男性多见。忌食高嘌呤食物，如动物内脏、肥肉、猪脑、鸡、带鱼、黄鱼、虾、可可、咖啡等。另外含嘌呤较

多的如花生、栗子、菠菜、菜花、香菇等也应该忌食或尽量少食,同时忌高蛋白食物以减少尿酸的产生。

四、为预防膀胱结石我们能做些什么

1. 平时一定要多喝水,增加尿量,有利于体内多种盐类、矿物质的排出。合理饮水量应该不少于每天两千毫升。特别是在夏天或剧烈运动后也要及时补充水分。

2. 保持清淡的饮食,多食用富含纤维的粗粮,限制钠盐的摄入,少食含草酸、高钙的食品。豆制品和动物内脏等高蛋白、高胆固醇食物适量食用。

3. 要及时治疗泌尿系统的感染。

4. 一定要养成及时排尿的习惯,不要憋尿。养成晚上睡觉前排尿的习惯,以免夜间憋尿。

五、膀胱结石在中医上怎么治疗

膀胱结石病属中医砂淋、血淋、石淋、腰痛、小便不利等病范畴,可分为下焦湿热证、气滞血瘀证和脾肾两虚证。

湿热蕴结下焦,膀胱气化失司,尿液煎熬成石可形成下焦湿热证。症见尿中夹砂石,排尿涩痛,或排尿时突然中断,尿道窘迫疼痛,少腹拘急,往往突发,一侧腰腹绞痛难忍,甚则牵及外阴,尿中带血,舌红,苔薄黄,脉弦或数。治以清热利湿,排石通淋。代表方为石韦散加减。

气机郁结,膀胱气化不利,故为气滞血瘀证。症见患者腰部或下腹部阵发绞痛,或有血尿,或仅见腰或少腹胀痛,尿涩滴沥不尽,症状时重时轻,舌质暗红或有瘀点,苔薄白,脉弦涩。治以理气疏导,通淋利尿。代表方为沉香散加减。

湿热留恋,脾肾两虚,膀胱气化无权故为脾肾两虚证。症见结石日久,腰痛,腿膝酸软无力,精神倦怠,饮食欠佳,大便溏薄,排尿不畅,舌淡苔白,脉沉细无力。治以补脾益肾。代表方为无比山药丸。

六、膀胱结石食疗方法

1. 沙参淮山鲤鱼粥

鲤鱼 250 克,淮山 30 克,北沙参 30 克,白米 50 克。常法煲粥,调味食。

2. 金钱草薏苡仁粥

取金钱草 30 克,薏苡仁 90 克。将金钱草加水煎取药汁一碗,薏苡仁煮粥3 碗,两者和匀即成,随意食用,具有利尿,排石,通淋的功效,适用于尿路结石。

3. 苜蓿粥

取苜蓿 200 克,粳米 100 克,猪油、盐、味精各适量。先将苜蓿洗净切成

碎段，猪油下锅，放入苜蓿炒散，加盐和味精炒入味，备用。将粳米淘洗干净入锅，加水 1000 克，用旺火烧开，再转用文火熬煮成稀粥，调入苜蓿即成，日服 1 剂，温热食用。可治疗膀胱结石、浮肿、筋骨疼痛、神经痛、白血病、维生素 K 缺乏症等。凡脾胃虚寒及素体阳虚者不宜服用。

4. 茵玉汤

以玉米须 60 g，茵陈 30 g，山栀子 15 g，广郁金 15 g，水煎，去渣，一日 2 ~ 3 次分服。此方可降低血脂、胆固醇和血糖含量，除能治愈胆囊炎外，对膀胱结石、糖尿病或黄疸型肝炎都有治疗效果。

七　总把零食当饭吃，6 岁男童患胃癌

事件回顾

不爱正餐，拿各种零食当饭吃，尤其偏爱颜色鲜艳的甜点，6 岁的童童（化名）因此患上了胃癌。

年近 40 岁的儿子终于肯结婚生子后，家住安徽的郭阿姨巴不得把所有的好东西都给宝贝"金孙"童童。童童才长两颗乳牙，还不太会咀嚼时，郭阿姨就托人从国外买了很多入口即化的小零食给童童吃。

小家伙渐渐长大，能吃的越来越多，郭阿姨更是不断买回蛋糕、面包、糖果、薯片等零食，早餐奶也被旺仔牛奶替代了。

时间久了，6 岁的童童不爱吃正餐，手里总是捧着各种零食吃。老伴和儿子反对，但郭阿姨却不以为然。

这几个月，童童总嚷嚷肚子疼，还经常呕吐，有段时间还拉黑便。去医院化验，他的大便里有隐血，怀疑胃出血。进一步检查证实，童童竟然"惹"上了胃癌，医生说，这和他总吃零食脱不了干系。

"总吃零食，不仅会让孩子发胖，还会引起胃部病变，后果很严重。"医院消化内科副主任医师肖主任说道。她介绍，现在的胃病发病率很高，10 个人中至少有 5 人患胃病，40 ~ 70 岁多发胃癌。近几年，胃病的低龄化趋势明显，肖主任的患者中，十几岁以下的小孩子不在少数，有一些还得了癌症，最小的胃癌患者才 5 岁，"大部分患儿都有一个共同点，不爱吃正餐，总拿零食当饭，尤其垃圾食品吃得多。"

事件分析

胃癌是指发生在胃上皮组织的恶性肿瘤。临床早期 70% 以上毫无症状，

中晚期出现上腹部疼痛、消化道出血、穿孔、幽门梗阻、消瘦、乏力、代谢障碍以及癌肿扩散转移而引起的相应症状。任何年龄均可发生，以 50~60 岁居多，男女发病率之比为 3.2~3.6∶1。胃癌具有起病隐匿、早期常因无明显症状而漏诊、易转移与复发、预后差等特点。我国胃癌发病率高，其死亡率又居各种恶性肿瘤首位，因此，胃癌是一个严重危害我国人民健康的常见病，应引起重视。

现在的胃病发病率很高，10 个人中至少有 5 人患胃病，胃病的低龄化趋势明显，大部分患儿都是不爱吃正餐，总拿零食当饭吃，尤其是垃圾食品吃得多。当我们喂养孩子时更需要谨慎，有一些食物应少给孩子吃。排在首位的是颜色鲜艳的食物。"颜色越鲜艳，五颜六色的，越不能给孩子吃。"其次是买来的面包和蛋糕。"这两种食物中多数富含反式脂肪酸，反式脂肪酸在体内代谢非常慢，长期食用会使身体里的反式脂肪酸越来越多，加重身体负担。"

烧烤致癌，孩子最好也不要吃。香喷喷的烤肠在加工过程中会添加亚硝酸盐，在体内转化为亚硝胺，可导致胃癌和食道癌，因此也不要给孩子吃。此外，肉松在制作过程中会加入糖、酱油、脂肪等，有很高的热量和盐分，孩子最好也不要吃。孩子吃肉别买成品，最好现做，炒、红烧、炖汤都可以，尽量不要炸、煎、烤。

孩子得胃病，幽门螺旋杆菌也是"元凶"之一。"幽门螺旋杆菌致癌，孩子一旦感染，病程进展很快。给孩子喂饭时，父母最好别用舌头试温度，也别和宝宝用同一副碗筷，有幽门螺旋杆菌的父母更要格外注意。"孩子若是反复腹痛，最好去医院检测一下。

事件反思

一、胃癌的原因有哪些

1. 嗜烟：过量吸烟是青年人易患胃癌的重要因素之一。香烟的烟雾中含有多种可致细胞突变的物质。

2. 酗酒：经常过量饮酒，致使胃部屡屡遭受乙醇的劣性刺激，特别是乙醇含量较高的烈性酒，容易引起胃部慢性炎症，进而使胃黏膜重度增生。

3. 饮食不当：如嗜食咸鱼、咸肉、咸蛋等腌制食品，或喜好熏烤食物，这些食物中含硝酸盐较多，而硝酸盐在胃内可转化为亚硝胺类化合物，是诱发胃癌的"元凶"。

有的青年吃饭狼吞虎咽或食之过饱，会加重胃肠负担，还有年轻人嗜食火锅及麻辣烫，这也为胃癌的发生创造了条件。因此，应多食新鲜蔬菜，其中的维生素 C 能阻断亚硝胺在体内的形成。

4. 精神紧张：青年人的工作节奏及生活节奏加快，社会上的竞争亦使青年人的心理压力增加，精神上处于持续应激状态，亦会反馈性地诱发胃部疾病以致胃癌。

5. 生活无规律：吃饭饥一顿，饱一顿，经常不吃早餐，有时又暴饮暴食，加之经常开夜车，生活无规律，亦是胃癌发病的诱因。

二、胃癌的早期症状有哪些

1. 腹部疼痛：在临床上，腹部疼痛是胃癌的早期症状最典型的一种，一般发作时其疼痛非常明显，一般的人是承受不了的，但疼痛时间不会很长，这种情况经常被医生误诊为胃炎或溃疡病等。

2. 腹部不适：很多胃癌患者出现饱胀感或烧灼感，这种症状跟有没有吃东西没有关系，通常过一段时间自然就会恢复，但往往过了一段时间又会出现腹部不适的现象。

3. 食欲减退：一旦患胃癌，病人就会对某种食物反感，吃什么食物都没有食欲，即使是自己最喜欢吃的东西也一样。

4. 乏力消瘦：胃癌病人长期不进食食物，最后会导致营养不良并出现贫血现象，身体也会逐渐的消瘦，经常无精打采，心不在焉，做什么事都没有兴趣。

5. 大便发黑：在生活中，一般正常的人吃了各种动物的血会让大便的颜色发生变化，成为黑色，但是胃癌病人没有吃动物的血，大便的颜色也会出现发黑的现象。

三、一些常见零食所含的添加剂

1. 派（蛋黄派、巧克力派）。它含氢化油（含反式脂肪酸，危害心血管系统）、甜味剂、防腐剂、乳化剂、膨松剂、香精、色素、增稠剂、抗氧化剂等。

2. 方便面。一包方便面最多可有 25 种食品添加剂，常见的有谷氨酸钠、焦糖色、柠檬酸、特丁基对苯二酚等。儿童长期食用含柠檬酸的产品，可能导致低钙血症。

3. 火腿肠。所含添加剂包括亚硝酸钠、山梨酸钾等。其中亚硝酸钠可能在体内生成致癌物亚硝胺。

4. 蜜饯。所含添加剂为柠檬酸、山梨酸钾、苯甲酸钠等。其中苯甲酸钠会破坏维生素 B_1，并影响儿童对钙的吸收。

5. 果冻。山梨酸钾、柠檬酸及卡拉胶等添加剂运用最普遍。过多摄入山梨酸钾会导致过敏反应，并影响孩子对钙的吸收。

6. 冰激凌。人工香精、增稠剂、人工合成色素等添加剂使用最普遍。而其中有的人工色素，国外规定不能用于食品。

7. 饼干。所含添加剂包括焦亚硫酸钠、柠檬酸、山梨糖醇。大量的焦亚硫酸钠会损伤细胞，具有生物毒性。

8. 奶茶。所含添加剂包括山梨酸钾、六偏磷酸钠等。后者过量会引起钙代谢紊乱。

9. 口香糖。可能含阿斯巴甜、山梨糖醇、柠檬酸等添加剂。过多的山梨糖醇会引起腹泻。

10. 薯片。可能含有的添加剂包括谷氨酸钠、鸟苷酸二钠等。上述两种都是被禁止用于婴幼儿食品的。

四、如何进行合理的人工喂养

1. 饮食应定时定量，除每日规定就餐外，不要随意给孩子吃糖果和零食，吃饭时不要让孩子边吃边玩。

2. 培养小儿吃多样化食物的习惯，避免偏食或挑食。孩子稍懂事时，每给孩子吃一种新食物时，应说明吃这种食物的好处。

3. 钙片、钙粉应单独喂服，不能调入牛奶或奶糕中喂小儿。因为牛奶含有脂肪酸，与钙混合便会变成不溶的钙皂，妨碍钙的吸收。奶糕虽不直接与钙发生作用，但如果制作的奶糕酸碱度不合适，也会影响钙的吸收。另外菜汤中含有单酸、籽酸，能妨碍钙的吸收，故服钙片不要与菜汤同服。

4. 市场供应的牛奶、奶粉虽已经消毒灭菌处理，但在喂宝宝时仍需烧开。因为牛奶营养丰富，细菌容易繁殖，若在消毒后至食用前的这一阶段，一旦受到细菌污染，则会大量繁殖，对小儿健康有害。

5. 人工喂养除主食外，辅食应多样化，如 1 个月内，应给牛奶或羊奶，并加少量豆浆、代乳糕；2～3 个月，喂牛奶或羊奶，并加菜汤、米汤、橘汁、西红柿汁、奶糕、鱼泥；4～6 个月，喂牛奶或羊奶，并加菜泥、蛋黄、奶糕、鱼泥、肉末；7～9 个月，喂牛奶或羊奶，并加碎菜、碎肉、豆腐、肝、鸡蛋、糊类、饼干、面条、馒头；10 个月后可给粥类、鸡蛋、蒸烘的肉和鱼、烂饭、乳类、豆浆等。

五、儿童喂养的误区有哪些

1. 贵的食品才有营养价值。一些家长对食物的营养认识不够，盲目追求高价位的食物，认为贵就是有营养。例如，不吃普通米面而常吃精白米面；不吃新鲜蔬菜和鱼肉，常买罐头食品；轻视普通膳食，让孩子吃过多的零食或盲目食用各种补品等。这样容易导致孩子缺乏一些基本的维生素和微量元素。

2. 不吃或草草吃早餐。不吃早餐或早餐吃得不好，对身体健康危害很大。研究发现，经常不吃早餐的儿童，既可能发生营养缺乏，影响生长发育，也可能因为午饭吃得过多而导致肥胖。经常不吃早餐，还容易诱发胃炎、胆结石等消化系统疾病。

3. 把洋快餐当作奖励。很多家长总认为洋快餐是营养好的食品，并且作为孩子表现好的奖励。这种奖励，使孩子的胃口越调越高，嘴巴也越吃越刁。快餐属于高能量、高脂肪的食品，常吃易引起孩子肥胖。肠胃功能不好或者体态肥胖的儿童，更不宜吃洋快餐。

4. 水果替代蔬菜。从营养学角度看，水果所含的营养远远比不上蔬菜，蔬菜中所含的纤维素在人体中有着极其重要的作用。水果、蔬菜两类食物只能互相补充，不可偏废，更不可互相取代。

5. 零食喧宾夺主。贪吃零食是儿童不良饮食行为的突出表现。零食过量会影响食欲，妨碍正餐的摄入量。当然，零食也不是完全不能吃，对于生长迟缓的孩子，在两餐之间可以适当吃一些高营养、糖分合适的零食。

6. 营养在汤里。把整只鸡、甲鱼烹调之后只给孩子喝汤，以为精华都在汤里，肉里已经没营养了。其实，按一般的烹调方法，汤中的营养只有5%～10%，绝大部分的营养都在肉中。

八　晚上喝奶不刷牙，5岁孩子牙全烂

事件回顾

刷牙洗脸，是我们每天都做的事。但是，如果对孩子来说，他们的刷牙方式对了吗？去医院看牙的小患者大多都是因为龋齿问题，其中，不刷牙、刷牙方法不对是发病的重要诱因之一。

前几天，宁波市某医院口腔科刘医生就遇到个5岁的小患者天天（化名）。天天到医院时，一张嘴，满口黑乎乎的牙齿，有几颗已经只剩下牙根，剩下的也都参差不齐；再一检查发现，一颗好牙都没有了。天天的妈妈说，最近，孩子每天都泪汪汪地喊牙疼。

"平时吃糖也不多，怎么会这么严重？"天天的妈妈难以理解，经过仔细询问，刘医生了解到，原来，天天特别爱喝奶，不但白天喝，每天晚上都要喝完奶粉才睡觉，父母工作忙，他一直由外公外婆照顾，老人没有给他刷牙的习惯。

两三年前，天天有牙齿出现了小黑点，慢慢越来越大，蔓延到整颗牙齿，

随后就偶尔有小碎片从牙齿上掉下来，时间久了，黑牙齿也越来越多。因为想着六七岁就换牙了，妈妈就没给他治疗，直到最近天天疼得吃不下饭，才来医院。

"不少家长都觉得孩子乳牙早晚要换，蛀了就蛀了；还有些家长，孩子牙齿出了问题，全怪孩子乱吃零食糖果。"刘医生说，这个观点真的不对，孩子的乳牙钙化程度低，更容易受细菌侵蚀而蛀坏。

比如天天，虽然没直接吃糖，但奶粉中也是含糖的，更重要的是他不刷牙，口腔就会滋生细菌，特别是乳酸杆菌，能令糖和其他食物残渣发酵，产生乳酸，破坏牙齿结构，成为蛀牙。

"其实龋齿很影响孩子健康，如果疼，他们会偏侧咀嚼，久了造成面部发育不对称、颌面部畸形，而且蛀牙还能引起牙周炎、牙源性囊肿等其他问题，严重的导致全身性感染。"刘医生说，严重的龋齿还会引起孩子营养不良，影响发育。

即便孩子六岁以后换牙，情况也未必真正改善，"乳牙尖周炎还能波及恒牙，导致恒牙硬组织发育不全"。

全国第三次流行病学调查结果显示：5岁组儿童乳牙患龋率是66.00%，乳牙龋均（平均每个人龋齿的个数）是3.50，而未治疗率达到97.1%。龋齿问题，预防是关键，口腔清洁十分重要。别以为小孩子刷牙就是用沾着牙膏的牙刷在牙齿上随便摩擦摩擦，这里面的学问还挺多，需要家长们好好学习。

事件分析

龋齿俗称虫牙、蛀牙，是一种由口腔中多种因素复合作用所导致的牙齿硬组织进行性病损，无机质脱矿和有机质分解，随病程发展而从色泽改变到形成实质性病损的演变过程。表现为牙釉质受到腐蚀，变软、变色，逐渐发展为牙体硬组织缺损，最后形成龋洞。青少年发病率较高，城市一般高于农村。在中国中小学生中，龋齿患病率均为60%～70%。龋病特点是发病率高，分布广。它是口腔主要的常见病，也是人类最普遍的疾病之一，世界卫生组织已将其与肿瘤和心血管疾病并列为人类三大重点防治疾病。

龋齿是细菌性疾病，因此它可以继发牙髓炎和根尖周炎，甚至能引起牙槽骨和颌骨炎症。龋齿的继发感染可以形成新病灶，或可致得关节炎、心骨膜炎、慢性肾炎和多种眼病等全身其他疾病。

按龋坏程度可分为5类：（1）浅龋。龋蚀破坏只在釉质内，初期表现为釉质出现褐色或黑褐色斑点或斑块，表面粗糙，继而形成表面破坏。邻面龋开始发生在接触面下方，窝沟龋则多开始在沟内，早期都不容易看到。只有发生在窝沟口时才可以看到，但儿童牙齿窝沟口处又容易有食物的色素沉着，医师检查不仔细也会误诊或漏诊。浅龋没有自觉症状。（2）中龋。龋蚀已达到牙本质，形成牙本质浅层龋洞。受冷水、冷气或甜、酸食物刺激会感到牙齿酸痛，但刺激去掉以后，症状立即消失。这是牙本质对刺激感觉过敏的缘故。中龋及时得到治疗效果良好。（3）深龋。龋蚀已达到牙本质深层，接近牙髓，或已影响牙髓。患儿对冷、热、酸、甜都有痛感，特别对热敏感，牙败掉以后，疼痛仍持续一定时间才逐渐消失。这时多数需要作牙髓治疗以保存牙齿。深龋未经治疗，则会导致牙髓继发感染或牙髓坏死。细菌可以通过牙根到达根尖孔外，引起根尖周围炎症，可能形成病灶感染。牙冠若已大部破坏或只留残根时，应将其拔除。（4）根龋。当牙龈退缩，根面暴露，牙根表面发生的龋齿称为根龋，也称根面龋。（5）猛性龋。短期内（6~12个月）全口牙齿或多个牙齿、多个牙面同时患龋，病变呈现急性龋的特征，多数发生在有特殊的致病因素或有全身背景的易感人群。鉴于此类病变过程异常迅猛，临床上称为猛性龋或猖獗龋。

龋齿病因通常认为有三大因素，一是口腔存在致龋菌，如变形链球菌和乳酸杆菌；二是牙面有食物残留，尤其是黏稠、含糖的食物，使细菌黏附其上产酸；三是牙成分和结构存在缺陷，牙列不齐，牙的成分中缺氟，以至容易藏匿食物，牙组织遭受侵蚀。三种因素相互关联、共同起作用。

龋齿的危害是严重的，对于儿童和成年人危害不同。成人龋齿的危害主要包括：（1）经常造成牙根尖等部位的炎症，严重时局部肿胀；如脓液和细菌被吸收，可引起败血症或菌血症。（2）坏牙根不能咀嚼食物，加重胃肠道负担。（3）对于老年人来说，严重龋坏可造成大部分牙齿缺失或全部缺失，加重了老年人的胃肠负担，不利于老年人的身体健康。

龋齿对儿童造成的危害主要是：（1）牙体缺损，涉及多个乳磨牙时可降低咀嚼功能。（2）龋洞内食物残渣滞留，细菌聚集，使口腔卫生恶化，影响恒牙，发生龋患。（3）乳牙根尖周炎影响继承恒牙牙胚，造成其釉质发育障碍及正常萌出。（4）乳牙因龋早失，造成恒牙间隙缩小，因间隙不足发生位置异常。（5）乳牙龋坏破损的牙冠易损伤局部的口腔黏膜组织。（6）乳牙龋坏严重的能造成咀嚼功能降低，影响儿童的营养摄入，对颌面含氟牙膏和全身的生长发育造成影响。（7）乳牙龋病发展为根尖周病，可作为病灶牙使机体的其他组织发生病灶感染。（8）影响美观和正确发音，还会给儿童心理造成一定影响。

事件反思

一、如何预防龋齿

防龋工作应从牙齿一萌出就开始。

1. 少吃甜食，合理饮食。

平常应少吃糖果等甜的食物，特别是小孩子，要控制好他们吃糖的量，尤其是晚上睡觉前，一定不能吃糖。黏性比较大的甜食易黏附在牙面上，为牙菌斑中的致龋菌提供了充足的养分，经代谢后产生的有机酸致龋性很强，很容易发生龋齿。

2. 预防牙菌斑的产生。

如果牙齿出现牙菌斑，就容易得龋齿，因此平常要注意多咀嚼粗纤维性食物，如蔬菜、水果、豆角、瘦肉等，咀嚼时这些食物中的纤维能摩擦牙面，去除牙面上附着的菌斑。而且在喝茶、喝咖啡后尽量漱漱口，也能减少牙菌斑产生。

3. 及时治疗牙列不齐。

有的孩子牙列不齐，容易使食物嵌塞或滞留在牙齿里面，从而易发生牙齿龋坏，所以要防止牙列不齐的发生，如替牙期应及时拔除滞留的乳牙及多生牙，修复缺失牙。

4. 有条件的家庭尽早给孩子做窝沟封闭。

如果孩子到了五六岁，建议给孩子做个窝沟封闭，能很好地保护孩子牙齿，减少发生龋齿的概率。在做窝沟封闭前，应该咨询好牙科医师，先仔细检查检查孩子的口腔。此外，应该去正规的口腔医院检查。

5. 每天按时刷牙，保证口腔清洁。

每天要最少刷两次牙，饭后及时刷牙能比较好的清洁牙齿，保持口腔清洁。小孩 3 岁以后就要鼓励他们刷牙。刷牙的方法很重要，刷牙时，要将牙刷刷毛轻放在牙龈与牙齿的交界处，自牙龈顺着牙缝向下刷，在同一部位反复数次；刷下牙时则同样的方法从下往上刷，这样可以把牙缝中的食物残渣和牙菌斑清洁掉。牙膏选择时，尽量使用含氟的，预防龋齿效果会更好一些。

6. 定期检查牙齿。

龋齿初期无症状而不易被察觉，直到出现疼痛症状时人们才到医院就诊，此时往往已错过良好的治疗时机。所以应该定期检查一下牙齿，看看有没有发生龋齿的迹象，越早发现越容易治疗。

二、如何正确刷牙

（1）竖刷法：这种刷牙方法是把牙刷毛束与牙面呈 45 度角，转动牙刷头，上牙从上往下刷，下牙从下往上刷，两旁的后牙旋转刷。上下牙列颌面、前后部牙齿都要刷到，各部位要重复刷 8～10 次，约 2～3 分钟。

（2）按摩牙龈：为避免人到中老年的牙龈萎缩或推迟牙龈萎缩，用牙刷轻轻按摩牙龈，可促使牙组织血液循环。也可在早晚用手指在唇外按摩或用舌尖按摩牙龈，使牙龈更加健康。

（3）闷二分钟：里外上下牙缝牙龈都刷到后，一定要闷二分钟以上，充分发挥牙膏药物或生物功能的杀菌作用，然后漱口刷净。凡使用药物牙膏都必须闷二分钟以上。

（4）刷牙要做到"3、3、3"制：即儿童从 3 岁开始刷牙，每天刷 3 次，即早晨、中午、晚上饭后刷牙，每次刷 3 分钟。

（5）选好用好牙刷：人们如果使用大头硬毛牙刷，会造成牙龈萎缩，牙根外露，牙颈部被刷出沟槽，引起牙齿过敏。超期服役的牙刷可以成为细菌繁殖的温床，被污染的牙刷是口腔疾病的传染渠道。所以用牙刷也有学问。

三、儿童预防龋齿如何护理口腔

宝宝一般 6 个月长牙，长牙前，家长应该在喂奶后再喂点白开水，清除残留乳汁，并每天用纱布蘸温开水或淡盐水轻轻擦拭宝宝牙龈和口腔。

出生 6 个月以后，家长可以用"手指套牙刷"，帮宝宝清理口腔，包括牙齿、舌头和齿缝等。

1 岁半后到 3 岁，宝宝乳牙基本长齐，家长要开始教他们饭后漱口，并教他们使用儿童牙刷，但不能用牙膏，可吞咽牙膏也不行，另外，家长每晚最好用牙线帮他们清理牙缝。

3 岁以后，宝宝除了饭后漱口，可以使用儿童专业牙刷和含氟牙膏，每天早晚坚持刷牙三分钟。

四、龋齿补牙后的注意事项

对于补好的牙，应予及时、必要的保护，注意的事项有：

1. 听从医嘱，不用刚补好的牙咀嚼食物及硬物。补牙后一般应在第 2 或第 3 天再用患侧嚼食物，以防牙折及补料脱落。

2. 补牙后如出现轻微的疼痛，可先行自我观察，有的轻微不适及疼痛可自行消失。如疼痛非但不减轻，反面进一步加重或出现咬合痛、跳痛、冷热刺激痛、夜间自发性疼痛时，应及时去医院复诊检查治疗，以查明病因，消除疼痛。

3. 对于龋坏较为严重的大面积缺损的牙，牙体修复后往往由于牙体本身抗力不足，在咀嚼时易发生牙折，为此，这类牙齿补牙后应根据医师的建议及时做患牙的壳冠保护，以防牙冠折。

九 一家三口因吸烟接连患肺癌

事件回顾

在沈阳某医院，54岁的李女士刚刚接受完治疗，又要去照看做化疗的女儿。"我不能再垮掉，不然女儿怎么办？"接连的厄运，让她不得不更加坚强。

2010年初，李女士的丈夫被查出肺癌鳞癌（肺癌的一种分类）晚期，半年后就过世了。在照料丈夫最后的那段时间里，李女士感觉身上乏力，时常咳嗽，痰中还带血丝。一经检查，她竟然也患上了肺癌鳞癌！好在发现及时，能控制癌症的发展。可是2012年9月，厄运再次降临，29岁的女儿在单位体检中被查出肺部异常，经确诊为小细胞肺癌。这种肺癌相比于鳞癌，转移更快、恶性程度更高，女儿开始了持续的化疗。

为何一家三口接连患上肺癌？在详细询问病史时，李主任了解到，李女士的丈夫烟瘾很重，每天要抽两三包烟，李女士和女儿常常被动地吸二手烟。"吸烟、二手烟与肺癌鳞癌、小细胞癌发病有密切的关系，这是医学教科书上都已经十分明确的。"李主任介绍到，他们每年接诊肺癌患者700余例，其中鳞癌、小细胞癌占到75%，询问病史时，93%患者有长期吸烟、被动吸烟史。

事件分析

肺癌是发病率和死亡率增长最快，对人群健康和生命威胁最大的恶性肿瘤之一。近50年来许多国家都报道，肺癌的发病率和死亡率均明显增高，男性肺癌发病率和死亡率均占所有恶性肿瘤的第一位，女性发病率占第二位，死亡率占第二位。肺癌的病因至今尚不完全明确，大量资料表明，长期大量吸烟与肺癌的发生有非常密切的关系。已有的研究证明：长期大量吸烟者患肺癌的概率是不吸烟者的10～20倍，开始吸烟的年龄越小，患肺癌的概率越高。此外，吸烟不仅直接影响本人的身体健康，还对周围人群的健康产生不良影响，导致被动吸烟者肺癌患病率明显增加。城市居民肺癌的发病率比农村高，这可能与城市大气污染和烟尘中含有致癌物质有关。

肺癌分为以下四种类型：（1）鳞状细胞癌。一般认为鳞癌由支气管上皮化生而来，多数专家强调其与吸烟程度密切相关。鳞状细胞癌分为高分化、中分化、低分化三种，最多起源于肺段和亚段支气管。（2）腺癌。腺癌分为腺泡状癌、乳头状腺癌、细支气管-肺泡细胞癌三种，近90%发生于肺的周围，多认为与慢性炎症、肺结核、支气管扩张、慢性脓肿和各种原因引起的肺纤维化及痊愈了的肺梗死有关。腺癌细胞倍增时间最长。（3）大细胞癌。它大体可分为巨细胞性、透明细胞癌性两型，生长快，恶性程度高。（4）小细胞癌。它可分为淋巴细胞型、中间型、混合型。小细胞肺癌以肿瘤急剧进展和早期出现远处转移为特征，好发于较年轻患者，生长迅速，癌细胞倍增时间最短，恶性程度高，常有合并异位生长激素综合征的临床征象。

事件反思

一、肺癌的早期症状有哪些

1.咳嗽。咳嗽是典型的肺癌表现，其发病初期同感冒极为相似。肺癌因长在支气管肺组织上，通常会产生呼吸道刺激症状而发生刺激性咳嗽。

2.痰血。咳嗽同时，往往会伴随不同程度的痰液表现。有甚者，还会出现痰中带血丝。肿瘤炎症致坏死、毛细血管破损时会有少量出血，往往与痰混合在一起，呈间歇或断续出现。很多肺癌病人就是因痰血而就诊的。

3.发烧。长时间持续性低烧是肺癌的早期症状之一。肿瘤堵住支气管后往往有阻塞性肺叶存在，程度不一，轻者仅有低热，重者则有高热，用药后可暂时好转，但很快又会复发。

4.胸痛。胸痛这一临床表现是十分常见的，往往会在早期肺癌患者身上出现。肺癌早期胸痛较轻，主要表现为闷痛、隐痛，疼痛部位不一定，与呼吸的关系也不确定。如胀痛持续发生则说明癌症有累及胸膜的可能。

5.肩痛。肺癌病灶往往会累及病人肩背，出现肩背疼痛。肺外围型肺癌常向后上发展，侵蚀胸膜，累及肋骨和胸壁组织，从而引起肩背痛。这类患者很少有呼吸道症状。

6.声嘶。声音嘶哑常常随咳嗽之后出现，亦是肺癌常见的早期症状之一。肺癌转移灶压迫喉神经，可使声带单板机痹而致声音嘶哑。由于肺癌的转移灶在早期即可出现，并且转移灶有时可长得比原发灶快，因此转移灶的临床表现可先于原发灶出现。

7.关节痛。若是突然出现不明原因的关节痛，务必要及时就医。由于肺癌细胞可产生某些特殊的内分泌激素（异源性激素）、抗原和酶，这些物质运转作用于骨关节部位，而致骨关节肿胀疼痛，常累及胫、腓、尺、桡等骨及关节，指趾末端往往膨大呈杵状指，X线摄片检查可见骨膜增生。

二、临床最常见的肺癌转移部位有哪些

1.肺癌脑转移：肺癌病人出现无原因的头疼、呕吐、视觉障碍，以及性格、脾气改变可能为肺癌转移到脑部引起的颅内高压或脑神经受损所致。常见于

小细胞肺癌、腺癌类型。头痛为最常见的症状，呕吐多出现在头痛激烈时，特点为喷射性呕吐；视力障碍则说明肿瘤已经影响压迫或侵犯到视神经，除上述常见症状之外，肺癌脑转移还可出现阵发性黑蒙、猝倒、意识障碍、血压增高、脉搏减慢，严重者可因肿瘤压迫产生脑疝导致呼吸停止，危及病人的生命。另外，近年来由于对肺癌病人，脑 CT 检查的普遍应用，发现了许多无症状的脑转移患者，为治疗赢得了时间。因此对诊断为肺癌的病人，脑 CT 应列为常规检查，以尽早发现脑转移。

2. 肺癌骨转移：大约有 50% 肺癌病人最终会出现多个部位的骨转移。骨转移早期一般无任何症状，骨同位素扫描可发现有病变的骨骼。骨转移症状与肿瘤转移的部位、数量有关，如肺癌肋骨转移引起的胸痛，多表现为胸壁部位局限的、有明确压痛点的疼痛。脊髓转移引起后背部正中或病变部位疼痛，而四肢或躯干的骨转移引起相应部位的局限性疼痛。骨转移并非是威胁肺癌病人生命的直接原因，但如肿瘤转移到机体承重骨如颈椎、胸椎、腰椎等部位则可造成瘫痪的严重后果。因此对肺癌出现骨转移患者应及时治疗。

3. 肺癌肝转移：肝脏也是肺癌常见的转移部位，约有 28%~33% 的肺癌出现肝转移。肝转移是原发性肺癌的癌细胞脱落后通过血液循环侵入肝脏并在肝脏中生长。肝转移可以是单发或多个结节转移灶。最常见的症状为肝区疼痛，为持续性胀痛，同时可伴有食欲不振、消化不良等肝功能受损的表现。

4. 肺癌肾及肾上腺转移：肾及肾上腺均是肺癌晚期出现血道转移的结果，约有 17%~20% 的肺癌病人出现肾及肾上腺转移，患者常无症状，部分病人可出现肾区胀痛，但很少出现肾功能问题。

5. 肺癌其他部位转移：肺癌除上述几种常见转移部位外，较少见有皮肤、皮下组织、肌肉、腹腔内、心脏等部位的转移，症状常与转移部位相关。如转移到心脏可出现胸闷、心悸，甚至气急、晕厥、心律失常等症状。

三、如何预防肺癌

1. 改变不良的生活方式。研究证实多种水果和绿叶蔬菜对肺癌有预防作用。均衡营养，进食高蛋白、高维生素、高纤维素、适当脂肪和热量的食物。不吃发霉变质的食物，尽量少吃煎、炸、熏、烤食物，每餐七八分饱。坚持体育锻炼，作息时间规律，睡眠充足。

2. 严禁和控制吸烟。吸烟已经被公认是导致肺癌的最主要因素。应通过多种方式加以控制。吸烟者，尤其是长期大量吸烟者，应立即禁烟。杜绝"二手烟"，在公共场所应标明禁止吸烟，以减少被动吸烟的危害。经证实，不吸烟的妇女因丈夫吸烟所致被动吸烟患肺癌的死亡率，要比丈夫不吸烟的妇女

（无被动吸烟）高 1～2 倍。开始吸烟的年龄、吸烟时间、每天吸烟支数、香烟种类都与肺癌有着密切的关系。应严禁青少年吸烟，对 45 岁以上每日吸烟 20 支以上者，进行定期的体格检查。

3. 时刻注意有无肺部疾病。对于突然出现的刺激性咳嗽、痰中带血、胸闷不适、胸痛等症状，要及早到医院检查。

4. 职业防护。在污染的环境中的工作者，应采取有效的防护措施，以减少有害物质的吸入；改造生产的工艺流程，减少有害物质的产生；改善工作场所的通风环境，减少空气中的有害物质浓度等。

5. 保持愉快的心情。适时给自己放松心情，过大的压力、紧张的情绪都可能引起机体功能的紊乱。

四、如何戒烟

1. 拖延。当想买或拿起烟之前，先等一等，尽量把动作或脚步放慢，或在心中慢慢地念 1 到 10，趁这时间回想一下自己戒烟的原因。如果已经把烟拿了出来，先把它握在手中而不要点燃它，再重复以上的步骤。只要能顺利度过这几分钟的时间，烟瘾就可以退却下来。

2. 分散注意力。可以洗个脸、听听喜爱的音乐、找人聊天，或者吃点零食、做些伸展运动等。

3. 深呼吸，多饮水。千万不要小看这两种方法，它们可以有效地舒缓紧张情绪和提高注意力。

4. 远离刺激吸烟的事物或环境：（1）避免充满二手烟的环境，坚决拒绝别人的邀请。（2）避免饮酒，因为酒精会减低对吸烟的警觉性。（3）避免含咖啡因的饮料，如：咖啡、浓茶、可乐等，因为它们会刺激吸烟的欲望。（4）如果是习惯在无聊和沉闷的时候吸烟，那么可以尝试建立一些新的嗜好和兴趣，例如：种花、看书、散步、下棋等。

五、肺癌的食疗方法有哪些

1. 蜂蜜润肺止咳丸：露蜂房、僵蚕各等份，蜂蜜适量。将 3 味药研末，炼蜜为丸。每日 2 次，每次 6 克。

2. 甘草雪梨煲猪肺：甘草 10 克、雪梨 2 个、猪肺约 250 克。梨削皮切成块，猪肺洗净切成片，挤去泡沫，与甘草同放砂锅内，加冰糖少许，清水适量，小火熬煮 3 小时后服用。每日 1 次。

3. 冰糖杏仁糊：甜杏仁 15 克，苦杏仁 3 克，粳米 50 克，冰糖适量。将甜杏仁和苦杏仁用清水泡软去皮，捣烂加粳米、清水及冰糖煮成稠粥，隔日一次。

4. 白果枣粥：白果 25 克、红枣 20 枚、糯米 50 克。将白果、红枣、糯米共同煮粥即成。早、晚空腹温服，有解毒消肿作用。

5. 白芷炖燕窝：白芷 9 克，燕窝 9 克，冰糖适量。将白芷、燕窝隔水炖至极烂，过滤去渣，加冰糖适量调味后再炖片刻即成。每日 1~2 次，具有补肺养阴，止咳止血作用。

6. 银杏蒸鸭：白果 200 克，白鸭 1 只。白果去壳，开水煮熟后去皮、蕊，再用开水焯后混入杀好去骨的鸭肉中，加清汤，笼蒸 2 小时至鸭肉熟烂后食用。可经常食用，具有补虚平喘，利水退肿作用，适宜于晚期肺癌喘息无力、全身虚弱、痰多者。

7. 五味子炖肉：五味子 50 克，鸭肉或猪瘦肉适量。五味子与肉一起蒸食或炖食，并酌情加入调料。肉、药、汤俱服，补肺益肾，止咳平喘，适宜于肺癌肾虚型病人。

8. 莲子鸡：莲子参 15 克，鸡肉适量。莲子参与鸡肉共炖熟，适当加入调料即可。经常服用可补肺，益气，生津，适用于肺癌气血不足者。

9. 冬瓜皮蚕豆汤：冬瓜皮 60 克，冬瓜子 60 克，蚕豆 60 克。将上述食物放入锅内加水 3 碗煎至 1 碗，再加入适当调料即成，去渣饮用。功效除湿，利水，消肿，适用于肺癌有胸水者。

十 戴隐形眼镜致角膜长出米粒白斑

事件回顾

隐形眼镜尤其是美瞳，当下成了许多美丽女士的必备品。只是，这个直接黏附在眼球上的小东西，容易导致眼睛发炎、红肿、疼痛。若不当心，还会遭遇更严重的毛病。

暑假到了，浙江某医院眼科中心进入就诊高峰，其中学生和毕业生特别多。最近，屈光手术中心主任杨教授，就接连收治了几个有角膜斑翳的女孩。她们由于多年佩戴隐形眼镜或美瞳，角膜因长时间缺氧发生病变，有的甚至在眼膜上留下疤痕，长出一块块白斑来。

杨教授刚刚给杭州的小王姑娘做了全飞秒激光手术。小王姑娘今年 20 岁，说话轻声细语。她说自己戴隐形眼镜有足足 10 年了，无论是透明的镜片、彩片，还是年抛、半年抛、月抛的隐形眼镜，全戴了个遍。日子久了，眼睛红肿、刺痛，还经常流泪、怕光。

"再后来，我连日抛也戴不了，就算勉强戴上也止不住地流眼泪。"小王说，让她更难过的是，几个月前起床对着镜子，发现自己眼睛里长了个白白的东西。

杨教授凑上前一看，的确，小王左眼角膜上有个米粒大小的白斑，好像黑眼珠有了白蒙蒙的一块，即使眨眼、揉眼也消不掉。

杨教授解释，这是典型的角膜斑翳，就好比是角膜上的疤痕，消退不了。发病是因为角膜缺氧，眼镜佩戴不卫生导致角膜感染，愈合后就留下疤痕，角膜不透明就发白了。

小王很后悔，道："虽然看东西没影响，但也后怕的。医生说角膜斑翳病情重的话，影响视力，还需要做角膜移植手术呢。"

也是因为角膜上有了白斑，给这次做激光近视手术增加了不少难度，尤其是对疤痕化的角膜进行手术分离，这样的操作一般医生做不来。

于是，小王慕名找到了杨教授。杨教授是中国全飞秒专家技术组委员、中国全飞秒技术的 6 位导师之一。

每次门诊，看到二三十岁姑娘眼睛红红的，还有角膜斑翳，杨教授心里就有数了，大多是因为隐形眼镜戴久了，她们往往一天 10 多个小时都戴着隐形眼镜，甚至睡觉时也不取下来。

角膜是需要呼吸的，绝大部分氧气都是从空气中获取，而戴着隐形眼镜，角膜长时间缺氧，眼睛怎么能不生病？

据了解，隐形眼镜已纳入医疗器械范畴，进行严格管理。但现在市场上卖的一些美瞳，只要十几、二十块钱，技术上其实达不到合格质量要求。有的甚至是直接在内层镜片上刷颜料、烤干，直接佩戴会导致角膜磨损，甚至角膜染色。

"佩戴隐形眼镜还是有很多讲究和注意的。"杨教授给出建议，"每天佩戴最好不要超过 8 小时，尽量不要使用半年抛和年抛。女性怀孕期、月经期不要戴，以免因荷尔蒙变化引起眼压增高，对眼球产生不良影响。感冒期间也不要戴，防止手上的病毒在取、戴隐形眼镜时，进入眼睛。"

得知自己的病情后，小王感到十分后悔也十分后怕，小王检讨了自己不良的生活习惯，也充分认识到了戴隐形眼镜的危害。目前，小王只想手术后尽快恢复，不留有后遗症。小王想通过自己的亲身经历给更多的人提一下醒，佩戴隐形眼镜一定要注意，要养成良好的生活习惯，在追求美丽的同时一定要多关注自己的健康，切勿因小失大。

事件分析

角膜斑翳属于角膜血管翳的一种，痕即为角膜翳，它是角膜炎症痊愈的标志，多为永久性，不易消退。角膜血管翳是因为角膜缺氧、外伤、炎症，对角膜基质层留下的创伤，由于基质层是不可自我修复的，所以一般浑浊区域都是无法消退的，角膜上本无血管，但因为缺氧（如佩戴隐形眼镜）等原因，角膜无法与空气直接接触，获得的氧气减少，于是结膜上的血管会长入角膜，为其供氧以保证角膜的正常活动，血管一般会长入角膜5层中的第3层基质层，外来的血管异物会导致角膜产生损伤，角膜翳也就产生了，此时如果让角膜与空气接触，角膜血管就会停止生长，但不会消退，由于血管的进入和角膜翳的产生，角膜的屈光度发生了变化，从而视力会受到损害，如果此时角膜仍然缺氧，血管会长向瞳孔，将整个角膜包裹，从而导致失明。角膜上虽然没有血管，但是布满了丰富的神经末梢，异物的入侵会导致角膜神经处在兴奋状态，于是眼睛就容易疲劳，同时也会造成视力下降。角膜血管翳其实是人体组织自身修复系统的漏洞，角膜血管翳的手术难度较大，因为血管的切割会导致出血，从而降低手术成功率。

角膜翳促成黑眼珠"起蒙"，就像我们透过有呵气的玻璃窗朝屋外看，雾蒙蒙的，什么也看不清。它是各种角膜炎症、外伤、溃疡等痊愈后残留的局限性混浊，这种混浊多为永久性瘢痕，不容易消退。混浊有薄有厚，根据他们侵犯角膜的深浅及形态，又可以分为：云翳混浊，较薄，犹如天上浮云；斑翳混浊，比较厚，好像阴天时黄白色的云团；白斑混浊，为角膜全层性，呈瓷白色；还有一种角膜混浊，是角膜缘部的血管自上而下，像帘子一样，或从周围各个方向深入角膜中央实质层，临床上称为"角膜血管翳"。最常见的角膜血管翳是由沙眼引起的。角膜翳对视力的影响与发生的部位有密切的关系，位于角膜周边部的云翳或斑翳，如范围局限，一般不影响视力；如位于角膜中央，且遮挡瞳孔，即使很薄，也会严重影响视力。因此，得了角膜病后，尤其是角膜中央的病变，要及早治疗，以免留下角膜翳。

本事件中，小王为了追求美丽，长时间佩戴隐形眼镜，一方面这种做法会使角膜无法与空气接触，导致长期缺氧，出现炎症，给角膜基质造成损伤，留下永久性的疤痕；另一方面，佩戴隐形眼镜时，如果没有注意卫生，就会很容易造成感染，导致炎症等一系列问题，也会加剧角膜斑翳的出现。这些都是导致越来越多的佩戴隐形眼镜的年轻人出现问题的重要原因。

事件反思

一、角膜斑翳患者如何进行眼保健

1. 单眼角膜翳，由于视力较差，视觉的立体感受到很大的影响，对工作和学习带来许多不便。

2.双眼角膜翳，病人心理上的压力会更大。如何保护好有病的眼睛，应从以下3个方面加以注意：

（1）对病毒性角膜炎引起的角膜翳，要注意角膜炎的复发。平时注意锻炼身体，增强体质，预防感冒。患感冒或发热性疾病时，在治疗全身疾病的同时应预防性的点眼药水（抗病毒药）一周左右。

（2）对新生血管多又较厚的角膜翳，可酌情点用0.5%可的松或狄奥宁眼药水，以减少血管增殖，促使角膜翳吸收，为进一步治疗创造条件。

（3）预防眼外伤和其他传染性眼病。对范围较大、整个黑眼珠都变白的病人，可佩戴变色眼镜，一方面显得美观，同时也可防止外伤。

二、如何正确使用隐形眼镜

1.佩戴隐形眼镜前，务必清洁双手和脸部。隐形眼镜的佩戴主要是靠手指的接触来完成，而一天的工作和生活下来，手部细菌也是最多的，所以在摘取或佩戴隐形眼镜之前必须使用洗手液或者肥皂清洗双手，特别是指甲缝中的污垢。（最好不留长指甲，以免弄破镜片，或弄伤眼球。）

2.每日清洁，四个步骤不可少。首先，用清洁液给镜片去污渍。清洁时隐形眼镜要经手搓洗30秒以上才可达到清洁效果。有研究表明，手搓洗镜片比任何机器更能有效去除镜片上的杂质及沉淀物。（注意：自来水或开水没有清洁消毒作用，不可用来清洗隐形眼镜。）然后，使用护理液冲洗镜片。彻底冲净清洁液与污渍，可使用隐形眼镜专用护理液。（注意：护理液最好在有效期内用完，若护理液已经过期变质，必须换新，不要因贪图一时方便用过期的护理液。）再次，对镜片进行消毒处理。隐形眼镜全功能护理液消毒属于化学性消毒，由于全功能护理液有时与人眼表接触，消毒液可能会导致眼表出现毒性反应，所以隐形眼镜护理液要求做到低毒性，因此使用隐形眼镜全功能护理液消毒应该尽量多次揉搓冲洗，然后放在护理盒中用全功能护理液浸泡一定的时间。最后，保存于伴侣盒。洗干净后的镜片应放在隐形眼镜专用保存液内保存待用，存放镜片的器皿应消毒并加盖子，放在干燥通风的地方，避免光线直射或被尘埃污染。（注意：镜片不可放在生理食盐水中保存，生理食盐水没有杀菌作用，反而容易滋生细菌，造成眼睛的感染。）

3.佩戴正反面要注意，正面呈碗状，反面呈盘子状。

三、如何正确选择隐形眼镜

隐形眼镜属于三类医疗器械，一定要到有资质的眼镜店购买，要查看店堂内悬挂的证照公示栏，最好选择上年度被药监部门评为守信的眼镜店；隐形眼镜不宜长期配戴，而应该与框架眼镜交替使用：看电视、看电影、听课、听报告时宜配戴框架眼镜，参加各种运动锻炼、约会朋友及其他需要时可配戴隐形眼镜。

十一　36 岁 IT 男因疲劳过度猝死

事件回顾

2015 年 3 月 24 日上午 8 点 40 分左右，当酒店的工作人员去清理房间时，发现张某趴在马桶上，已经死亡。

年仅 36 岁的张某是清华大学计算机专业学士、清华大学计算机应用专业工程硕士。2014 年 5 月加入某公司，10 月份被公司指派负责封闭开发项目的软件开发管理工作。

由于项目进度紧、难度大，作为该项目的软件负责人，张某经常加班加点。张某妻子闫女士称，从项目组微信群及邮件中的记录看，张某经常连续加班到凌晨两三点甚至早上五六点，短暂休息后上午又开始工作。张某经常直到凌晨还在讨论工作，下班后只能吃路边的麻辣烫或者 24 小时营业的肯德基。

张某走前的那个周日还跟妈妈说："我太累了。"张某的同事李某说，3 月 24 日凌晨 0 点 40 分左右，她跟张某还在办公室加班，张某说感觉有点不舒服，想回去休息。"我当时还有事情需要处理，看到他脸色有点苍白，就让他先走了，我们平常很多时候都是一起下班的。"

张某回到酒店之后，又发出了一封工作邮件。此后无人知晓发生了什么。直到上午 8 点 40 分左右，张某被发现猝死在公司租住的酒店马桶上面。经法医尸表检查结果：死者并无外伤，属于猝死。能产生猝死的原因有两种，一种是脑源性猝死，一种是心源性猝死。脑源性猝死的人会瞳孔不对称，或因颅内增压产生呕吐现象，死者没有这样的症状。死者身上有缺血现象，眼结膜和嘴唇发白，还有典型的缺血现象且有小便失禁的现象，这些现象都是心源性猝死的反应。法医经过尸表检查后确定，他应该是疲劳过度引起心源性猝死。"长时间无法保证充足睡眠，精神压力过大，人会很疲劳。一旦发生心室性心动过速，极有可能在短时间内突然死亡。"

事件分析

猝死系一临床综合征，指平素看起来健康或病情已基本恢复或稳定者，突然发生意想不到的非人为死亡。大多数发生在急性发病后即刻至一小时内，最长不超过 6 小时。发病 1 小时内死亡者多为心源性猝死，主要由于原发性心室颤动、心室停搏或电机械分离，导致心脏突然停止有效收缩功能。猝死发生前可以有也可以没有心脏病表现，其发生的时间是无法预测的。心源性猝死大约经历先兆症状、起病、心脏骤停和生物死亡四个阶段。据相关数据显示，我国每年死于心源性猝死的人数近 55 万，平均每天有上千人猝死。引起猝死的器质性病变可见于人体各种不同的器官系统，其中以心血管系统疾病占绝大多数，诱因多是由于过度疲劳。

近年来，这些疾病发病率不断攀升，而且越来越年轻化，这与他们精神压力加大、过度疲劳、饮食不节、嗜烟酗酒等有很大的关联。一些中青年人平时没什么疾病，但如果长期处在高强度工作压力和持续熬夜等疲劳状态下，就很容易诱发潜在的心源性疾病，如劳累后胸闷、呼吸困难或夜间阵发性呼吸困难等症状。人体内生物钟从晚上 10 点起逐渐进入睡眠模式，各个脏器也会在此期间得到休息。夜间褪黑激素分泌量上升，此时不睡觉，就会过多地分泌肾上腺素和去甲肾上腺素，使血管收缩，心脏负荷过大，熬夜的危害是显而易见的。中青年人比老年人更容易发生猝死，因为他们工作节奏非常快，容易忽略发生猝死的先兆症状，以为只是工作累了或者没有休息好，然而，这种忽略往往是致命的。

从中医的角度来看，熬夜和猝死是有直接关系的，因为熬夜直接伤的是人肝肾之阴，肝肾损伤后直接影响人体的心与中气，且熬夜劳心必加重心血的暗耗，导致心肾不交，而肾气为人体生命活动的原动力，损耗过度就容易发生猝死。

事件反思

一、如何及时发现猝死的征兆

一般来说，猝死引发的死亡出乎意料，在急性症状出现后 1 小时内发生，因此，一旦发现有不明原因昏厥或出现胸闷、胸痛、心悸，以及卧床或睡眠时呼吸困难、烦躁不安、大汗淋漓、异常鼾声等；急性心肌梗死后频发心绞痛或疼痛剧烈，梗死面积广泛或前壁心梗伴有心力衰竭、休克、严重心律失常等症状时，就应及时到医院检查。

此外，工作压力大、烟酒过度的中青年男性最好做到定期体检，检查心电图是否有问题，如果没有问题但有高血糖、高血脂等情况也要警惕。

二、发生猝死时，同伴应该怎么做

一旦发现有意识丧失的病人时，应立即实施心肺复苏，同时尽快与 120 急救取得联系。只有对心脏骤停的病人进行及时、正确的抢救，才有起死回生的可能。如果心搏停止的时间超过 4～6 分钟才开始抢救，则很少复苏成功；超过 10 分钟，则无复苏成功的可能。急救方法如下：

1. 第一目击者不要忙于搬运病人。立即让病人就地仰卧，不要摇晃病人。

2. 用最短的时间判断患者有无呼吸和心跳，如果没有应立刻进行心肺复苏。医生提醒，先使病人仰卧，背部垫块硬板，或使其仰卧地上。

3. 迅速通畅气道，这是复苏成功的重要步骤。松开其领口和裤带，清除口、鼻异物，迅速清除口腔内异物，如假牙、呕吐物、血块、食物残渣等。头往后仰，确保气道通畅。

4. 按压胸廓。一旦发现心脏骤停，立即在患者胸骨下 1/3 交界处，或双乳头与前正中线交界处进行按压，按压时上半身前倾，腕、肘、肩关节伸直，以髋关节为支点，垂直向下用力，借助上半身的重力进行按压。频率：至少 100 次 / 分。按压幅度：至少 5 厘米；压下后应让胸廓完全回弹。

5. 人工呼吸。如患者不能自动呼吸，立即开始一手紧捏患者鼻孔，深吸一口气后将口唇与患者口唇密合，以不漏气为准，往患者口腔内用力吹气。然后，松开口鼻，让患者的胸廓自动回弹。一般人工呼吸与按压胸廓配合。连续吹气两次，立即进行按压胸廓 30 次，反复交替进行。同时每隔 5 分钟检查一次心肺复苏效果，每次检查心肺复苏不得中断 5 秒以上。

三、导致猝死的十大恶习有哪些

1. 在闹市骑车。在车辆密集的路段行走或者开车，都具有一定的危险性，主要原因是空气污染易导致心脏受损。如果人吸入过量的尾气，会突然供血不足，又耗费大量体力骑车，呼吸不畅，这样心脏病突然发作的概率会明显增高。心脏病发作可能会使人突然猝死。

2. 用力解大便。解大便用力会使人血压急剧升高，心脏压力也会随之急剧增加。心脏压力增加，血压则不稳，血压不稳就会导致血管斑块的活动性增加，从而诱发心脏病，导致猝死。老年人体弱多病，高血压患者血压偏高，习惯久坐者血气不畅，有心脏病史者心脏不良，这些人突然发力解大便或者搬桶装水都有可能突发心脏问题，导致猝死。日常，人们要多吃新鲜的蔬菜水果，避免大便干结。

3. 大量喝酒或咖啡。酒、咖啡本来对身体无害，但大量喝酒或咖啡就会对人的身体有害。长期酗酒的人，身体大多不健康，若不注意，很可能心脏衰竭。得病了仍旧喝酒或喝浓咖啡，血压会升高、心律会加快，由此诱发心脏病的可能性很高。

4. 心情抑郁。抑郁是诱发心脏病的原因之一。在日常生活中，人们可能由于事业不顺或感情不顺而抑郁，抑郁会导致情绪焦虑，睡眠质量下降，使心脏得不到休息。心脏休息不足会出现心率升高、血压升高的情况，影响身体健康。因此，日常人们要调整自己的情绪，不要大悲大喜，不要郁郁寡欢。

5. 暴饮暴食。肥胖的人喜欢暴饮暴食，心情不快的人喜欢暴饮暴食，而暴饮暴食对人体健康有害，会导致食物难以消化，血液流入心血管的量减少，由此供血不足，诱发心梗和脑梗。因此，人们不要放纵食欲，要营养均衡。

6. 性生活纵欲过度。青少年性欲旺盛，经常通过性生活来放纵自己。适度的性生活可以让双方都心情愉悦，而放纵的性生活则对健康不利，会导致心脏衰竭。人在性生活时会过度兴奋，而过度兴奋会导致血管痉挛，由此导致心肌缺血而发病。

7. 吸食毒品。毒品对人体有害。长期吸食毒品者患心脏病的概率更高，猝死的概率也更高。

8. 吸烟或被动吸烟。吸烟者发生心肌梗死的概率很高，而被动吸烟者发生心肌梗死的概率也很高。

9. 吃得太咸或太甜。吃得太咸不仅会使血浆胆固醇升高，而且会使血压升高。吃得太甜也如此。血浆胆固醇升高、血压升高会诱发心脏病，从而导致猝死概率升高。

10. 久坐不动。办公室一族或者宅男宅女都经常久坐不动，久坐不动则血气不畅，新陈代谢改变，容易形成血栓，诱发心脏病。

四、如何预防心源性猝死

1. 保持情绪稳定，加强自身修养。努力做到情绪乐观、性格开朗、随遇而安。脾气暴躁、易发火动怒的人，血压波动剧烈，易引发急性心肌梗死。

2. 日常生活应注意保健，饮食结构要合理。多吃水果和含纤维素多的食物，少吃胆固醇高和辛辣刺激性的食物，多食含维生素 C 丰富的蔬菜、豆制品等。烹调多用植物油，菜肴少放盐，口味清淡为好。

3. 预防心梗。首先要预防冠状动脉粥样硬化，重要措施就是远离和消除高血压、高血脂、糖尿病、肥胖、吸烟等。

4. 心梗发作时，做好急救。发作通常会伴有一些疼痛，大部分病人会出现持续性的胸痛，并超过半个小时，且疼痛的程度比一般心绞痛更重，伴胸闷、窒息感、濒死感、大汗、全身无力；有的病人还会出现牙疼、胃疼、头疼或是上腹疼等。病人出现上述情况，应呼叫 120 急送医院。

5. 药物自救。有冠心病的人，要随身携带装有硝酸甘油、消心痛、速效救心丸等药物的保健盒，在疾病发作之初可立即服用，以减轻发病的严重程度。此外，冠心病人每日服用肠溶阿司匹林片 50 毫克，对预防猝死也有效。

6. 定期体检。应随时检查血压、血脂。因为血压过高不仅可突然诱发中风而导致猝死，同时也会增加心脏猝死的危险。血脂过高容易导致动脉粥样硬化，而动脉硬化常可导致冠心病和心肌梗死。要坚决控制体重。有资料显示，体重超过标准 20%，则冠心病突发的危险性增加 1 倍。

十二　八旬吃素老太得了维生素 B_{12} 缺乏症

事件回顾

都说现在的人条件太好，很多毛病都是因为吃得太好而吃出来的。那么，如果要是一点荤腥都不沾，改吃素就会更健康吗？未必。

就在 2016 年夏天，杭州市某医院接诊了一位精神恍惚的老太太。据说她一见吃的就恶心，就诊时已经有整整 3 天没吃东西，结果医生一查，病因是由于长期吃素导致维生素 B_{12} 缺乏。

李奶奶已 83 岁高龄，长期居住在寺庙中，虔诚的她不沾荤腥，只吃主食、蔬菜、水果及少量的豆制品，成为一个素食主义者已经 30 多年。原本她一直以为身体尚佳是得益于健康的饮食。直到最近，她感觉恶心、食欲不振，时常情绪低落，记忆力大不如前，做事重复，而且还出现了皮肤瘙痒、泛黄等症状。

家属陪着老人到杭州市老年病医院就诊，接诊的刘主任详细询问了李奶奶的病史，并结合她的症状，考虑是"维生素 B_{12} 缺乏症"。接下来的检查也证实了这一猜测。

刘主任说，维生素 B_{12} 广泛分布在动物性食品里，如鸡蛋、牛奶、肉、鱼类及动物肝脏等，植物性食物中基本没有这种维生素。对大部分人而言，只要饮食正常，不太可能缺乏，但如果是长期纯素食，就会导致维生素 B_{12} 缺乏。维生素 B_{12} 缺乏不光会影响到食欲，还会通过身体的循环系统带来更大的破坏。

据资料显示，维生素 B_{12} 的主要功能是，促进红细胞的发育和成熟，防止恶性贫血；参与神经组织中一种脂蛋白的形成，防止大脑神经受到破坏。所以，如果缺乏维生素 B_{12} 会让红细胞变得易碎，释放胆红素而使皮肤泛黄，还会导致贫血。再发展下去，就会破坏神经细胞的正常形态和功能，引起情绪抑郁、感觉异常、记忆力减退等症状，这对神经细胞的损害是极大的，最终会导致痴呆。这也是为什么李奶奶长期吃素以后近来出现食欲不振、情绪低落、皮肤泛黄、记忆减退等症状的原因。

为了进一步证明这一点，刘主任还讲到了一个很有意思的现象，因为在专门诊治老年病的医院工作，她每天都要接触很多的老年人，奇怪的是有些老人到了 90 多岁精神还是很好，她特意去找这些老人聊过，发现他们有一个共同的生活习惯，就是每周至少吃一顿红烧肉。这也说明了纯粹只吃素食而不进食肉类是不正确的饮食方式。

另外，现在越来越多的年轻人为了追求美丽而减肥，很多想减肥的年轻人，往往都会选择在一段时间里坚持吃素。说起来是促进消化道排空，以达到减重的效果。但刘主任认为，这种做法偶尔尝试可以，但要是长期吃素的话，即使是年轻人也会伤害身体，损害健康。

事件分析

维生素 B_{12} 又叫钴胺素，是一种由含钴的卟啉类化合物组成的 B 族维生素，而且是唯一含金属元素的维生素。自然界中的维生素 B_{12} 都是微生物合成的，高等动植物不能制造维生素 B_{12}。维生素 B_{12} 广泛存在于动物食品中，尤其是肉类。植物中的大豆以及一些草药也含有 B_{12}，肠道细菌可以合成，故一般情况下不缺乏。此外，维生素 B_{12} 也是唯一含必须矿物质的维生素，因含钴而呈红色，又称红色维生素，是少数有色的维生素。维生素 B_{12} 虽属 B 群维生素，却能贮藏在肝脏，用尽贮藏量后，经过半年以上才会出现缺乏症状。人体维生素 B_{12} 需要量极少，只要饮食正常，就不会缺乏。少数吸收不良的人须特别注意。

食物中的维生素 B_{12} 与蛋白质结合，进入人体消化道内，在胃酸、胃蛋白酶及胰蛋白酶的作用下，维生素 B_{12} 被释放，并与胃黏膜细胞分泌的一种糖蛋白内因子（IF）结合。维生素 B_{12}-IF 复合物在回肠被吸收。维生素 B_{12} 的贮存量很少，约 2～3 mg 在肝脏。它主要从尿排出，部分从胆汁排出。

维生素 B_{12} 的生理功能主要有两个：① 作为甲基转移酶的辅因子，参与蛋氨酸、胸腺嘧啶等的合成。因此，维生素 B_{12} 可促进蛋白质的生物合成，缺乏时影响婴幼儿的生长发育。② 保护叶酸在细胞内的转移和贮存。维生素 B_{12} 缺乏时，人类红细胞叶酸含量低，肝脏贮存的叶酸降低，这可能与维生素 B_{12} 缺乏，造成甲基从同型半胱氨酸向甲硫氨酸转移困难有关。甲基在细胞内聚集，损害了四氢叶酸在细胞内的贮存，因为四氢叶酸同甲基结合成甲基四氢叶酸的倾向强，后者合成多聚谷氨酸。

维生素 B_{12} 的主要作用体现在：一是提高叶酸利用率，与叶酸一起合成甲硫氨酸（由高半胱氨酸合成）和胆碱，在产生嘌呤和嘧啶的过程中合成氰钴胺申基先驱物质如甲基钴胺和辅酶 B_{12}，参与许多重要化合物的甲基化过程。维生素 B_{12} 缺乏时，从甲基四氢叶酸上转移甲基基团的活动减少，使叶酸变成不能利用的形式，导致叶酸缺乏症。二是维护神经髓鞘的代谢与功能。缺乏维生素 B_{12} 时，可引起神经障碍、脊髓变性，并可引起严重的精神症状。维生素 B_{12} 缺乏可导致周围神经炎。小孩缺乏维生素 B_{12} 的早期表现是情绪异常、表情呆滞、反应迟钝，最后导致贫血。三是促进红细胞的发育和成熟。将甲基丙二酰辅酶 A 转化成琥珀酰辅酶 A，参与三羧酸循环，其中琥珀酰辅酶 A 与血红素的合成有关。四是维生素 B_{12} 还参与脱氧核酸（DNA）的合成，脂肪、碳水化合物及蛋白质的代谢等。

维生素 B_{12} 对人体非常重要，缺乏维生素 B_{12} 会严重影响健康，但是维生素 B_{12} 的补充也不能过量，过量的维生素 B_{12} 会产生毒副作用。据报道注射过量的维生素 B_{12} 可出现哮喘、荨麻疹、湿疹、面部浮肿、寒颤等过敏反应，也可能引发神经兴奋、心前区痛和心悸。维生素 B_{12} 摄入过多还可导致叶酸的缺乏。

维生素 B_{12} 一般被称为造血维生素，具有肌肤再生的优越效果。细胞再生与造血都少不了它，是促进人体新陈代谢的重要成分。因此，目前临床上应用维生素 B_{12} 治疗一些皮肤问题，包括有肌肤疲惫、暗沉、干燥等问题；因年龄增加所产生的细纹和皱纹；日晒、秋冬干冷等引起的肌肤红肿、脱皮、疼痛；痘疤痕迹、蚊虫咬伤的疤痕、烧伤烫伤的疤痕，以及整形手术后使用以避免留下疤痕。

事件反思

一、维生素 B_{12} 缺乏会带来哪些危害

1. 恶性贫血（红细胞不足）。

2. 月经不调。

3. 眼睛及皮肤发黄，皮肤出现局部（很小）红肿（不疼不痒）并伴随蜕皮。

4. 恶心，食欲不振，体重减轻。

5. 唇、舌及牙龈发白，牙龈出血。

6. 头痛，记忆力减退，痴呆。

7. 可能引起人的精神忧郁。

8. 引起有核巨红细胞性贫血（恶性贫血）。

9. 脊髓变性，神经和周围神经退化。

10. 舌、口腔、消化道的黏膜发炎。

11. 若出现食欲不振、消化不良、舌头发炎、失去味觉等症状，便是缺乏维生素 B_{12} 的警讯。

12. 小孩缺乏维生素 B_{12} 的早期表现为精神情绪异常、表情呆滞、少哭少闹、反应迟钝、爱睡觉等症状，最后会引起贫血。

13. 增加患心脏病的危险。

二、补充维生素 B_{12} 有哪些注意事项

1. 老人、素食且不吃蛋和奶制品的人必须补充维生素 B_{12}。

2. 如果经常应酬而大量喝酒，那么补充维生素 B_{12} 是非常重要的。

3. 在月经期间或月经前补充维生素 B_{12} 非常有益。

4. 孕妇及哺乳期妇女也应补充。

5. 应避免与氯霉素合用，否则可抵消维生素 B_{12} 具有的造血功能。

6. 体外实验发现，维生素 C 可破坏维生素 B_{12}，同时给药或长期大量摄入维生素 C 时可使维生素 B_{12} 血浓度降低。

7. 氨基糖苷类抗生素，对氨基水杨酸类药、苯巴比妥、苯妥英钠、扑米酮等抗惊厥药及秋水仙碱等，都可减少维生素 B_{12} 从肠道的吸收。

8. 消胆胺可结合维生素 B_{12} 减少其吸收。

三、日常生活中如何正确补充维生素 B_{12}

自然界中的维生素 B_{12} 都是微生物合成的，高等动植物不能制造维生素 B_{12}。维生素 B_{12} 只存在于动物性的食物中，以肝脏、肉为主，乳制品中亦含少量。如动物肝肾脏、牛肉、猪肉、鸡肉、鱼类、蛤类、蛋、牛奶、乳酪、乳制品、腐乳等。植物菜品一般只有发酵类的食品才有少量的维生素 B_{12}，如臭豆腐、腐乳、豆豉等。

维生素 B_{12} 在中性和弱酸环境中比较稳定，在碱性和强酸性环境中可被缓慢分解。有维生素 C 存在也不稳定。牛奶中的维生素 B_{12} 经巴氏消毒法消毒后损失 7%，煮 2~3 分钟会损失 30%。所以市场销售的消毒牛奶加热时，时间应短，不宜煮沸过久。

一般人通过合理的饮食即可补充到足够的维生素，但某类人群却要注意，如素食主义者、肉类缺乏的孕妇、消化吸收不良的人和因年龄而导致消化吸收功能下降的老年人，更要注意补充维生素 B_{12}。

四、维生素 B$_{12}$ 的日推荐量

组别	年龄（岁）	维生素 B$_{12}$（微克）
婴儿	0~1	0.52~1.5
儿童	1~10	2.0~3.0
青少年	11~18	3.0
成人		3.0
孕妇		4.0
乳母		4.0

十三 17 岁少年得腰椎间盘突出

事件回顾

腰椎间盘突出、脊椎退变、椎管狭窄等，这些原来是老年人的常见病，现在也出现在年轻人身上了。2016 年 4 月 18 号，记者从南京市某医院骨科获悉，该院曾接诊最年轻的腰椎间盘突出患者竟然只有 17 岁，而且当时如果不立刻进行相应治疗，这名学生就有瘫痪的风险。

为什么这么年轻的孩子，脊椎竟会出现这么严重的问题呢？

该科副主任医师孙主任告诉记者，当时，他接诊的男孩只有 17 岁，有腰椎间盘突出、椎管狭窄、腰椎滑脱等症状。

据悉，这名高二男生在课间被同学不小心从后面撞了一下，摔倒在地，结果出现了腰伤。于是，家人带着他到医院就诊，结果诊断出上面的疾病。如果不及时手术，这名学生有下半身瘫痪的风险。孙主任为他实施了手术。

孙主任解释说，这名患者有家族遗传史，发病还与他长期的不良生活习惯有关。例如：长期伏案写作业、玩游戏、缺乏锻炼，长时间一个姿势，日积月累之后导致这样的"腰病"。

孙主任坦言，最近几年，腰椎间盘突出明显呈年轻化趋势，过去主要发病人群为 40 岁以上，很多患者到了六七十岁发病，而近几年出现了不少 20 多岁的年轻患者，甚至不少是中学生。

从生活习惯方面来说，孙主任表示，保持良好坐姿是最好的预防，不要长时间维持一个体位不动，坐 40~60 分钟要起身活动一下，每隔 1~2 小时要让头部和颈部转动一下。休息时，多做"抬头"的动作，这样可以消除学习时低头做作业造成的颈椎疲劳。

　　孙主任提醒，很多上班族一坐就是三四个小时以上，导致椎间盘过度僵硬，容易病变。他提醒市民，上班时不要久坐，尽量少弯腰和负重，平时可多做一些有氧运动，如打羽毛球、练瑜伽等，锻炼腰部肌肉。

事件分析

　　腰椎间盘突出症是较为常见的疾患之一，主要是因为腰椎间盘各部分（髓核、纤维环及软骨板），尤其是髓核，有不同程度的退行性改变后，在外力因素的作用下，椎间盘的纤维环破裂，髓核组织从破裂之处突出（或脱出）于后方或椎管内，导致相邻脊神经根遭受刺激或压迫，从而产生腰部疼痛，一侧下肢或双下肢麻木、疼痛等一系列临床症状。腰椎间盘突出症以腰4到腰5、腰5到骶1发病率最高，约占95%。

　　腰椎间盘突出的病因现在尚不明确。但是一般认为精神压力大是首要问题，此外还与急性外伤，长期坐位劳损，椎间盘退化有关。所以，步入中老年之后，大部分人都有椎间盘突出的问题。有研究表明其与基因也有一定的关系。总的来说，可以总结为以下方面：（1）腰椎间盘的退行性改变。导致腰椎间盘退行性改变的主要原因是长期慢性积累性劳损。常见于30岁以上，退变的腰椎间盘纤维变性，弹性降低、变薄、变脆，髓核脱水，在此基础上，遇有一定的外力或椎间盘压力突然增高，即可使纤维环破裂，髓核突出。（2）创伤。常见的创伤形式有弯腰搬重物时腰部的超荷负重，在腰肌尚未充分舒张情况下的搬动或举动重物，各种形式的腰扭伤，长时间弯腰后突然直腰，臀部着地摔倒等，这些创伤均可使椎间盘在瞬间髓核受压张力超过了纤维环的应力，造成纤维破裂，髓核从破裂部突出。（3）腰椎间盘内压力突然升高。患者并无明显创伤史，只是在剧烈咳嗽、打喷嚏、大便秘结、用力屏气时引起的。还有的患者是由于受寒冷或潮湿引起。因为寒冷或潮湿可引起小血管收缩、腰肌反射性痉挛，使椎间盘的压力增加，而致纤维环破裂。（4）椎间盘先天性发育不良。少数椎间盘先天性发育不良是纤维环破裂髓核突出原因之一。

　　单纯的腰椎间盘突出可以没有任何症状，当腰椎间盘突出到一定程度，或者合并了腰椎后关节错位，刺激或压迫到相邻的神经根或脊髓时才会出现相应症状，一般表现为劳累后腰痛，伴一侧或双侧下肢放射痛、麻木，因疼痛产生的保护性痉挛，站立时，身体倾向一侧。患者行走困难，不愿迈步。严重时，可出现神经麻痹，肌肉瘫痪。腰椎间盘突出是最常见的腰痛原因，其腰痛的特点为：白天轻，晚上重，上午轻，下午重；劳累后重，休息后轻，站走坐重，卧床轻；咳嗽、大便、弯腰重，静止轻。发作的特点为：骤发，呈痉挛性剧痛，轻症可忍受，痛重如闪电状，沿臀部出现下肢放射痛，在后期常以腿痛重于腰背痛。

对于腰椎间盘突出的患者不提倡患者在家自行进行治疗，因为不适当的疗法有可能会导致病情的加重。对于病情较轻的患者，可在医生的指导下，进行吊单杠的锻炼，利用自身重量进行牵引，再配合卧床休息、热敷、适当的腰背肌功能锻炼、理疗等，不适症状是可以缓解的。对于症状较重的患者，需要通过医院的设备进行治疗。在日常生活中，应尽量减少弯腰动作，少拿重物。

腰椎间盘突出可以治愈，但是做到根治不复发就需要持续的康复锻炼和去除病因，行封闭治疗，95% 初次发病的患者可以得以缓解症状。症状反复发作或药物控制效果不佳，可考虑手术治疗。基本上都可以治愈（即没有症状）。定期复诊和功能锻炼可以降低复发率。

本事件中 17 岁的高三男生长期伏案，加之坐姿不正确，长期保持一个姿势，同时又缺乏锻炼，日积月累得了这种本该老年人才出现的"腰病"。而且，这名高三男生又受到了外力的撞击，对腰椎造成了直接的损伤，属于腰椎间盘突出中比较严重的情况，不及时治疗很可能会因腰椎髓核突出压迫神经，出现下半身瘫痪的不可逆转的后果。

事件反思

一、如何预防腰椎间盘突出

1. 加强锻炼，强身健体。

腰突症的基本病因是腰椎间盘退变、腰部外伤和积累劳损。因此通过锻炼，骨骼和腰背肌就会坚强有力，神经系统反应就会敏捷，在从事各种活动中，动作才会准确、协调，腰椎才不易发生损伤；同时运动有利于减轻腰椎负荷，延缓腰椎间盘的退行性变，从而防止腰突症的发生。锻炼的方式可因人而异，因地制宜，如做广播操、健美操，打太极拳等体育活动均可。

2. 保持正确的劳动姿势。

正确的姿势不但可以提高劳动效率，而且能防止腰部肌肉劳损，延缓椎间盘退变，从而有效预防腰突症。

下面是几种有助于保护腰椎的常用姿势：

（1）站立劳动者：髋、膝关节微屈，以 15 度左右为宜，自然收腹，双侧臀部肌肉向内收缩，使骨盆前倾，腰椎变直。

（2）坐位工作者：调整座椅的高度恰好使双膝关节能自由屈伸，上腰椎与靠背椅贴近，保持脊柱伸直。椅子坐板不能太窄，应能托住双侧大腿为宜。

（3）因工作性质需要半弯腰的劳动者（如炊事员、理发师等）：保持下腰部伸直，两足分开与肩平行，使重力落在双髋关节和双足上。弯腰搬重物时应先伸腰部，然后屈髋下蹲，再用力伸直髋、膝关节，挺腰将重物搬起；集体抬动重物时，要挺胸直腰，先屈髋下蹲，然后同时托起重物。

3. 做好劳动保护、改善劳动条件。

经常弯腰劳动者或挑重物者，可用宽腰带加强腰部的稳定性。但宽腰带只能在劳动时应用，平时要解下，否则可导致腰部力量减弱，甚至腰肌萎缩，反而产生腰背痛。

无论做什么劳动，在某个固定姿势下，时间都不要太久。特别是弯腰或反复扭转身体的工作，要定期更换姿势，使疲劳的肌肉得到休息。

汽车驾驶员长期在坐椅上承受颠簸、震动，久而久之，腰椎间盘承受的压力增加，易引起椎间盘退变，导致椎间盘突出。所以驾驶员要有一个设计合理的座椅，注意坐位的正确，避免或减少震动。驾驶期间要适当地让腰部活动和休息。

风寒湿的侵扰，可使机体免疫功能降低，小血管收缩和肌肉痉挛，引起腰腿痛。腰背肌肉持续性痉挛，可导致椎间盘内压力升高，诱发腰突症。因此，无论是在生产劳动中，还是在日常生活中，都要避免风寒湿的侵扰。

妇女在妊娠期和哺乳期，由于内分泌的改变，下腰部和骨盆的肌肉、关节囊及韧带松弛，下腰椎负荷增大，椎间盘内压升高，容易发生腰突症。因此，在妊娠期、哺乳期应避免重体力劳动。

4. 戒烟。

吸烟过多也能发生腰背痛，这是因为烟叶中某些化学物质可使血管收缩，血管壁缺血缺氧，椎间盘营养状况恶化，从而加速椎间盘退变。同时，吸烟可引起咳嗽，严重的咳嗽又会引起椎间盘内压力升高，促进椎间盘退变，导致腰椎间盘突出，故应戒烟。

二、腰椎间盘突出症的自我锻炼方法

1. 急性期：

（1）卧位。腰椎间盘突出症病人应睡较硬的床垫，仰卧时膝微屈，腘窝下垫一小枕头，全身放松，腰部自然落在床上。侧卧时屈膝屈髋，一侧上肢自然放在枕头上。

（2）下床。从卧位改为俯卧位，双上肢用力撑起，腰部伸直，身体重心慢慢移向床边，一侧下肢先着地，然后另一侧下肢再移下，手扶床头站起。

（3）坐位。坐位近腰部挺直，椅子要有较硬的靠背。坐位时，膝部略高于髋部，若椅面太高，可在足下垫一踏板。

（4）起座。从座位上站起时，一侧下肢从椅子侧面移向后方，腰部挺直，调整好重心后起立。

2. 恢复期：恢复期做自我锻炼，使腰背部肌力增强，一可增加腰椎活动度，二可增加腰脊柱的稳定性。

（1）仰卧抬起骨盆。仰卧位，双膝屈曲，以足底和背部作支点，抬起骨盆，然后慢慢落下，反复20次。该动作能矫正骨盆前倾，恢复腰椎曲度。

（2）抱膝触胸。仰卧位，双膝屈曲，手抱膝使其尽量靠近胸部，但注意不要将背部弓起离开床面。

（3）侧卧位抬腿。侧卧位，上侧腿可伸直，下侧膝微屈，上侧腿侧抬起，然后慢慢放下，反复数十次。

（4）爬行与膝触肘，双膝及上肢撑起俯卧。腰部放松慢慢下沉，重复10次后，一侧下肢伸直，屈膝使其尽量触及同侧肘关节，重复15次。

（5）直腿抬高。仰卧位，将双手压在臀下，慢慢抬起双下肢，膝关节可微屈，然后放下，重复15次。

（6）压腿。坐在床面上，一膝微屈，另一下肢伸直，躯干前倾压向伸直的下肢，然后交换成另一下肢。此动作也可在站位进行，下肢放在前面的椅背上。

（7）屈膝仰卧起坐。仰卧位，双膝屈曲，收腹使躯干抬起，双手触膝。

三、腰椎间盘突出患者如何正确选择座椅

1. 要选择高椅背的椅子。对于腰椎而言，人坐着的时候要承受比站着时更大的压迫，当坐姿不正确时，腰椎承受的重量更大，引发腰椎间盘突出。因此，选择高一点椅背的椅子，腰椎不会悬空，有所支撑，对腰部有好处。

2. 落座时屁股把凳面坐满。平时大家坐着的时候切勿使腰椎悬空，同时屁股把凳面坐满，若腰背靠不到椅背，最好垫个靠垫，靠垫要有一定硬度，给腰椎一个支撑，千万不能总是将身体依靠背部支撑，却把腰椎悬空了。

3. 椅子最好有扶手。有扶手，人在起立时有支撑，分担腰部的压力。

4. 座椅不是越硬越好。中老年人或比较瘦的人，臀部皮下脂肪比较少，坐太硬的座椅容易引起坐骨结节囊肿。太软的座椅，比如沙发，人坐上去，腰椎缺乏足够的支持，不利于腰椎和脊柱保持生理结构。

第六章 寻医用药篇

一 六旬老人长期服用阿司匹林出现胃出血

事件回顾

2016 年 4 月中旬，家住郑州的王先生突然感觉浑身乏力、脸色发白，家人看情况不妙，赶紧将王先生送到医院，经医生检查，诊断王先生为胃出血，而胃出血的原因是王先生长期服用阿司匹林。据了解，今年 62 岁的王先生是一位冠心病患者，两年前，心脏病发作的王先生做了心脏支架手术。术后，按照医嘱，阿司匹林成为王先生的常用药之一，每日饭前定时服用，在被查出胃出血之前都不曾间断。

"王先生服用的是 100 mmg 的阿司匹林肠溶片，虽然是肠溶片，但王先生是饭前服用，而且服用的是 100 mmg 的大规格，支架术后就一直服用。阿司匹林能对人的胃肠道黏膜形成直接损伤，长期服用易导致胃消化性溃疡、出血和穿孔。王先生的胃出血就是这样造成的。"河南省某医院心血管内科徐主任介绍。研究表明，长期服用阿司匹林可使消化道损伤危险增加 2~4 倍。

"就阿司匹林治疗疾病的种类来说，它除了可以解热、镇痛、抗炎、抗风湿、缓解阿尔茨海默病的发生、治疗川崎病外，最被世人所熟知的，就是其具有预防心脑血管疾病发作的功效。"徐主任说。

"服用阿司匹林，是预防心脑血管疾病最有效、最经济的办法。"专家介绍，"目前学术界已公认口服阿司匹林是预防动脉粥样硬化最有效的措施，不仅可以用于冠心病的急性期治疗，也可用于心脑血管疾病的二级预防和一级预防。通俗地说，当心脑血管疾病正处于急性发作期，或者已确诊患有心脑血管疾病，为了防止复发，都需要服用阿司匹林。"

阿司匹林之所以能够预防心脑血管疾病，是因为它能减少血液凝集在患病血管内的机会。因为其具有抑制血小板聚集、降低血小板的活性、阻碍血栓形成的功效。

"这就是像王先生这样得过心梗或脑梗的人需要服用阿司匹林的原因，此外有心梗风险的人同样可以服用阿司匹林以预防血栓的形成。"徐主任说。

"对阿司匹林过敏且不能耐受者，如需应用阿司匹林进行心脑血管病一级预防，建议用氯吡格雷替代。"徐主任提醒。

一旦发生急性消化道出血，应酌情减量或停用阿司匹林，立即住院治疗，并进行多学科会诊协商，权衡利弊，如果失血过多则要考虑进行输血。

事件分析

阿司匹林是应用最早、最广和最普通的解热镇痛抗风湿药，诞生于 1899 年 3 月 6 日，具有解热、镇痛、抗炎、抗风湿和抗血小板聚集等多方面的药理作用。它发挥药效迅速、稳定，超剂量易于诊断和处理，很少发生过敏反应。常用于感冒发热、头痛、神经痛关节痛、肌肉痛、风湿热、急性风湿性关节炎、类风湿性关节炎及牙痛等。近年来发现阿司匹林在体内具有抗血栓的作用，临床上据此广泛用于预防心脑血管疾病的发作。虽然阿司匹林一般用于解热镇痛时的剂量很小，也很少引起不良反应。但长期大量用药尤其是当药物血浓度 >200 μg/ml 时则较易出现副作用。药物血浓度愈高，副作用愈明显。常见的有：过敏反应、胃黏膜损害、肝损伤、肾损害，以及出血、凝血和造血功能障碍等。因此，哮喘、胃出血、胃溃疡、十二指肠溃疡、出血体质、严重的肾功能衰竭、严重的肝功能衰竭、严重的心功能衰竭、妊娠的最后三个月人群严禁使用阿司匹林。对于阿司匹林的用量一直以来都有争议，大量的临床试验显示，对大部分病人来说，包括慢性稳定性或不稳定心绞痛患者，阿司匹林 75 mg/ 日可有效降低发生急性心肌梗死和死亡的危险。这一剂量也可降低脑卒中和死亡的发生率。临床实践证明，患者即使服用剂量更高的阿司匹林，疗效也不会进一步增加，反而会使副作用加大。因此在治疗各种血栓性疾病中，患者应该使用最小的有效剂量，亦即长期应用 50 ~ 160 mg/ 日，以达到最大疗效，而毒副作用则减至最小，这才是患者服用阿司匹林的最佳剂量。

阿司匹林可引起胃黏膜糜烂、出血及溃疡等。多数患者服中等剂量阿司匹林数天，即见大便隐血试验阳性；长期服用者溃疡病发率高。除药物的酸性直接致胃黏膜损伤外，注射用药亦可发生。阿司匹林能透过胃黏膜上皮脂蛋白膜层，破坏脂蛋白膜的保护作用，于是胃酸就可逆地弥散到组织中损伤细胞，致毛细血管破损而出血。近来发现前列腺素具有一定地保护胃黏膜的作用，而阿司匹林已证明能阻止前列腺素的合成，故可使胃黏膜上皮脱落增加并超过更新速度, 加重溃疡的程度, 使胃黏液减少。为此, 应用阿司匹林时最好饭后服用或与抗酸药同服, 溃疡病患者应慎用或不用。因此, 增强胃黏膜屏障功能的药物, 如米索前列醇等, 对阿司匹林等非甾体抗炎药引起的消化性溃疡有特效。

本事件中, 王先生因冠心病做了心脏搭桥手术, 阿司匹林作为术后常规用药, 王先生一直在不间断地服用, 这是这次导致王先生胃出血的最大原因。

事件反思

一、使用阿司匹林的注意事项

1. 手术前一周应停用, 避免凝血功能障碍, 造成出血不止。

2. 饮酒后不宜用, 因为酒精能加剧胃黏膜屏障损伤, 从而导致胃出血。

3. 潮解后不宜用, 阿司匹林遇潮分解成水杨酸与醋酸, 服后可造成不良反应。

4. 凝血功能障碍者避免使用, 如严重肝损害、低凝血酶原血症、维生素 K 缺乏者。

5. 溃疡病人不宜使用。患有胃及十二指肠溃疡的病人服用阿司匹林可导致出血或穿孔。

6. 哮喘病人应避免使用, 有部分哮喘患者可在服用阿司匹林后出现过敏反应, 如荨麻疹、喉头水肿、哮喘大发作。

7. 孕妇不宜服用。孕后三个月内服用可引起胎儿异常; 定期服用, 可致分娩延期, 并有较大出血危险。

8. 不宜长期大量服用, 否则可引起中毒, 出现头痛、眩晕、恶心、呕吐、耳鸣、听力和视力减退, 严重者酸碱平衡失调、精神错乱、昏迷, 甚至危及生命。

9. 病毒性感染伴有发热的儿童不宜使用, 有报道, 16 岁以下的儿童、少年患流感、水痘或其他病毒性感染, 再服用阿司匹林, 出现严重的肝功能不全合并脑病症状, 虽少见, 却可致死。

二、不能与阿司匹林同时服用的药物

1. 口服降糖药: 降糖灵、优降糖及氯磺丙脲等药物不宜与阿司匹林合用, 因为阿司匹林有降血糖作用, 可缓解降血糖药的代谢和排泄, 使降血糖作用增强, 二者合用会引起低血糖昏迷。

2. 催眠药: 苯巴比妥 (鲁米那) 和健脑片可促使药酶活性增强, 加速阿司匹林代谢, 降低其治疗效果。

3. 降血脂药: 消胆胺不宜与阿司匹林合用, 否则会形成复合物妨碍药物

吸收。

4.利尿药：利尿药与阿司匹林合用会使药物蓄积体内，加重毒性反应；乙酰唑胺与阿司匹林联用，可使血药浓度增高，引起毒性反应。

5.消炎镇痛药：消炎痛、炎痛静与阿司匹林合用易导致胃出血，如非甾体镇痛药布洛芬和阿司匹林同用可能引起胃肠道出血。

6.抗痛风药：丙磺舒、保泰松和苯磺唑酮的治疗作用可能被阿司匹林拮抗，导致痛风病发作，不宜联用。

7.维生素：阿司匹林能减少维生素 C 在肠内吸收，促其排泄，降低疗效；维生素 B_1 能促进阿司匹林分解，加重对胃黏膜的刺激。

8.激素：长期使用强的松、地塞米松、强的松龙会引起胃、十二指肠，甚至食管和大肠消化道溃疡，阿司匹林可加重这种不良反应，因此不宜同服。

三、阿司匹林到底是饭前服还是饭后服好

众多因素决定用药时机。阿司匹林主要有 3 种剂型，以片剂为例，有普通阿司匹林片、阿司匹林泡腾片和肠溶阿司匹林片，前两者是非肠溶制剂，在胃内溶解会刺激胃黏膜，只可短期在饭后服用，用于解热镇痛和抗炎。且阿司匹林泡腾片主要用于发热、疼痛及类风湿性关节炎等，要放入温开水中溶解后服用。

为了减少阿司匹林对胃肠道的刺激，开发了肠溶制剂（肠溶片及肠溶胶囊），在普通阿司匹林外包了一层抗酸的保护层，其在胃内酸性环境下几乎不溶解，而在肠道的碱性环境下溶解，可显著降低胃肠道副作用，是长期服用的最佳剂型。

阿司匹林普通制剂在胃内已开始吸收，在小肠上部可吸收大部分。肠溶片则在肠道释放、吸收，吸收速度慢。阿司匹林被吸收后在肝脏代谢，经肾脏排泄。

建议所有患者均在饭后服用阿司匹林。阿司匹林能抑制前列腺素合成，削弱后者对胃黏膜的保护作用，导致胃更易受到传统危险因素（酸、酶、胆盐）的侵害，导致胃黏膜糜烂、溃疡、出血，甚至穿孔，以及胃食管反流病等并发症。为避免这种损害，建议阿司匹林用作解热镇痛、抗炎、抗风湿药，需中、大剂量服用时，一定要选择在饭后服，以减少其对胃黏膜的损害。

理论上，肠溶阿司匹林宜于空腹服用，药品可迅速通过胃，进入肠道，释放后快速吸收、起效。但是，对肠溶阿司匹林的安全性理解不能绝对化，不是所有的肠溶阿司匹林都适合空腹服用。因为，肠溶剂型并非完全不在胃内酸性环境下溶解。因此，作为抗血小板药的肠溶阿司匹林制剂，为了减少对胃的

刺激，也建议患者在晚饭后顿服。

夜间睡眠时血压低，血流缓慢，加上不补充饮水，每天的 18 时到 24 时又是人体新血小板生成的主要时段，血液黏度高，容易形成血栓。清晨交感神经兴奋性逐渐升高，血压短期快速升高，6 时到 11 时冠状动脉血流明显减少，心肌缺血，血小板聚集倾向增加，因此，心脑血管事件高发时段为凌晨到上午 10 时（此阶段又称魔鬼时间）。由于相对于普通片，肠溶阿司匹林片的吸收要延迟 3～6 小时。因此，有轻、中度高血压而同时服用阿司匹林预防心血管事件者，晚餐后 30～60 分钟是服用肠溶阿司匹林的最佳时间，饱腹服用既可减少对胃的刺激和协同降压（对于轻度高血压患者，晚间服用小剂量阿司匹林有轻度的降压效果，上午服用就无降压作用），又有利于抑制新生血小板的聚集倾向。此外，肠溶阿司匹林必须整片（胶囊）吞服，不得碾碎或溶解后服用。

二 女子吃自种"土三七"致肝腹水

事件回顾

过年期间亲戚好心送来了自家种的活血化瘀中药"土三七"，张女士连续服用 20 天后却越来越不舒服，经多天排查发现，原来是吃该中药中了"毒"，出现肝腹水。

作为大学退休老教师的张女士很重视养生保健，前年在医生的建议下每天服用一定剂量的"三七粉"活血化瘀，身体一直没有出现异常。今年春节，黄冈的亲戚送来了自家种的"土三七"，张女士认为自己种的品质肯定更好，于是晒干磨成粉后每天服用，20 天后，她觉得胃很不舒服，恶心想吐，就当胃病治疗。到本月 13 日，她不但吃不进东西，还昏昏沉沉走不动路，于是到医院就诊，居然查出肝腹水。

该院肝病科程主任追问张女士病史，发现她起病急、短期内肝腹水严重，怀疑是药物引起的，于是将目标锁定到张女士近期服用的药物上。果不其然，经过一段时间排查，"土三七"就是引起张女士不适的罪魁祸首。找到病因后，通过抽取腹水的同时进行利尿、护肝的中西医结合治疗，张女士病情很快得到控制。

程主任解释，"土三七"虽然也有活血化瘀的功效，但与"三七"是完全不同的中药，前者含有吡咯烷生物碱这种有毒物质，可造成肝脏小静脉的堵塞。

除了"土三七"，野百合碱、千里光、西门肺草、狗舌草、猪屎豆、天芥菜等，都含有吡咯烷生物碱，具有肝毒性，可引起肝细胞、肝窦和小静脉内皮的损伤，严重者可能需要换肝。所以不要盲目服用所谓的土中药，一定要在医生指导下使用。

事件分析

张女士的病因是过量服用土三七导致的肝小静脉闭塞病，属药物性肝损伤。肝小静脉闭塞病，是由吡咯双烷生物碱等中毒导致的肝内中央静脉和小叶下静脉的内皮肿胀或纤维化，从而引起管腔狭窄甚至闭塞，临床上患者急剧出现肝区疼痛，肝脏肿大、压痛和腹水，少数患者发展为肝硬化门脉高压。肝硬化腹水俗称肝腹水。正常人腹腔内有少量的游离腹水，一般为50毫升左右，起着维持脏器间润滑作用，当腹腔内出现过多游离液体时，称为腹水。肝硬化腹水是一种慢性肝病。病机是大块型、结节型、弥漫型的肝细胞性变、坏死、再生，再生和坏死能促使组织纤维增生和瘢痕的收缩，致使肝质变硬，形成肝硬化。肝硬化肝功能减退引起门静脉高压，导致脾肿大，对蛋白质和维生素的不吸收而渗漏出蛋白液，形成腹水症。

许多药物可引起肝病，包括急、慢性肝炎，脂肪肝，肝硬化，肝衰竭，甚至一些肝肿瘤。药物诱导的肝损伤的患者，当转氨酶中度升高时可无症状，或亦可引起严重的肝衰竭而需要肝移植，或处于两者之间。药物诱导的肝病可产生与其他非药物诱导的肝病相同的症状和体征。患者和医生应考虑所有患者正在服用的潜在性肝毒性药物，无论何时如怀疑对肝脏产生不利影响，应立即停药。当肝病相关症状和体征出现后，若继续用药，可增加严重肝损害的可能性。

药物造成的肝损伤通常出现在用药数日或数周后，有的患者仅仅表现为肝功能异常，有的患者可出现明显的临床症状，例如乏力、恶心、厌食、呕吐、眼黄、尿黄、发热、皮疹、肝区疼痛等症状。体检可见肝大、肝硬化，或肝萎缩，严重者甚至发生急性肝炎或肝脏肿瘤。

事件反思

一、引起药物性肝损伤的主要有哪些因素

1.药物剂量：一般对肝细胞有直接毒性的药物，剂量越大，肝损害越严重。

2.应用期限：有些药物引起肝损害与用药持续时间有关，如异烟肼引起的肝损害多在用药3个月以上发生。

3.年龄：一般老年人易发生药物肝毒性，主要原因是，肝细胞内微粒体酶系统的活性降低，对某些药物的代谢能力降低。且老年人常采用多种药物合

用，药物彼此干扰。有些药物主要经肾排出，老年人的肾小球滤道作用常减退，肾排泄减少，除造成药物的血液浓度增高外，尚可出现代偿性胆汁排出量增加。此外还有许多目前尚不明了的影响因素也可使老年人较易发生药物性肝毒性。

4. 性别：特异性变态反应引起的药物性肝损害多见于女性。

5. 营养状态：营养缺乏，尤其是蛋白质缺乏，可使肝内具有保护作用的分子如谷胱肽减少，能增加机体对药物肝毒性的易感性。

6. 肝脏的原有疾病：如肝硬化患者对许多药物的代谢作用均降低，以致药物易蓄积在肝内，造成肝损害。肝功能严重损害的肝病患者，往往对一般剂量的镇静药（如吗啡类药物）特别敏感，甚至可诱发肝性脑病。

二、中草药引起肝毒性损害的原因有哪些

1. 中草药的化学成分和药理活性非常复杂，许多植物拥有一套防御系统，通过合成化学物如生物碱和周期性多肽，对吃这些植物的动物产生毒性作用而获得自身保护。这些化学物可能直接作用于生物化学靶物，在一定的剂量范围内可供治疗使用，或者可能导致细胞死亡。肝脏作为处理化学物的工厂，发挥其清除和代谢亲脂性的内源性和外源性化学物的作用，有可能接触到反应性的中间代谢产物，导致损伤。

2. 传统上认为"无毒"的中药品种，现代临床却发现其具有肝毒性，如黄药子、天花粉、番泻叶、何首乌等。

3. 中草药中同名异物或异名同物的情况不少，可因误认误用而致中毒。如防己有广防己、粉防己等之别，广防己临床报道有肝、肾毒性。

4. 药物因产地、种植、采收季节、加工炮制、运输贮存等条件不同，也可影响其药效和不良反应，如服用大剂量未经炮制的生首乌会导致肝脏的损害。

5. 中草药引起的肝毒性损害也与剂型、剂量、配伍和使用方法等有关，如中药栀子常规剂量为 3～9 g，倘若服用 30 g 甚至更高的剂量，可能会导致肝脏的损伤。

三、可致肝损伤的常用中药有哪些

近年来报道的导致肝脏损伤的中药，其毒性物质与其含有的生物碱、苷、毒蛋白、萜、内酯，以及金属成分有关。如雷公藤含雷公藤碱，黄药子含薯蓣皂苷、薯蓣毒皂苷，苍耳子含毒蛋白，苦楝、艾叶、决明、贯众等含萜或内酯，砒石（红砒、白砒）成分为三氧化二砷。

至今临床发现可致肝损伤的常用中药有：黄药子、菊三七、苍耳子、何首乌、雷公藤、艾叶、望江南、苍术、天花粉、桑寄生、贯众、蒲黄、麻黄、柴胡、番泻叶、蜈蚣、合欢皮、丁香、川楝子、鸦胆子、毛冬青、蓖麻子、黎芦、丹参、罂粟、桑寄生、姜半夏、泽泻、大黄、虎杖、贯众、艾叶、千里光、防己、土荆芥、肉豆蔻、商陆、常山、大枫子、朱砂、斑蝥、穿山甲、黄芩、缬草、乌头、白果等。

已知临床上可引起肝损伤的中药复方制剂有：壮骨关节丸、小柴胡汤、大柴胡汤、复方青黛胶囊（丸）、克银丸、消银片（丸）、消核片、白癜风胶囊、白复康冲剂、白蚀丸、六神丸、疳积散、麻杏石甘汤、葛根汤、大黄牡丹皮汤、防风通圣散、湿毒清、血毒丸、追风透骨丸、消咳喘、壮骨伸筋胶囊、骨仙片、增生平、六神丸、牛黄解毒片、天麻丸、复方丹参注射液、地奥心血康、昆明山海棠片等，这些中药复方制剂需遵医嘱服用，不可擅自服用。

经动物实验发现可导致肝损伤或诱导肝癌的中药有：四季青、地榆、栀子、五倍子、石榴皮、诃子、石菖蒲、炒小茴香、川椒、炒麦芽、肉桂皮、八角、青木香、木通、硝石等。此外，一些外用中草药误服后也可致不同程度的肝损害，如鱼胆、鱼藤、海兔、雄黄、薄荷油、生棉籽油、桐子及桐油等。

必须指出的是，上述有一些中药的肝毒性尚缺少可靠的临床资料加以证实。而经动物实验证实的肝毒性，又因中毒剂量超出临床常用量数十倍甚至数千倍，不但对临床用药的指导意义不大，反而说明这些中药在临床常规应用是安全的。

四、如何诊断中草药所致药物性肝炎

对中草药所致药物性肝病的诊断，最重要的是要详细询问患者的病史和服药史。由于缺乏特异性的诊断方法，所以要考虑在服用中草药、疾病发作（出现肝炎样症状或黄疸，肝脏相关酶学的异常，同时可伴有发热、皮疹等变态反应表现）、停服该药后的反应，以及任何有意（伦理学不允许医生让患者停药后再服相同药物再引起肝损伤来加以验证）或无意的药物再激发的病史之间的时间关系。需要在排除其他肝病，如各种病毒性肝炎、酒精性肝病、非酒精性脂肪肝、血色病、自身免疫性肝病和西药所致的肝损伤等后，才能做出诊断。必要时需做肝穿刺活检。患者多有对其他药物过敏史。

五、中草药中毒的预防和治疗方法有哪些

1. 预防：

（1）正确认识中药的肝毒性。

（2）对患者加强宣传教育和指导，建议患者在医生指导下服用药物，防止或纠正其乱服保健品、民间偏方或中西药物，此举既可减轻肝脏的代谢负担，又可避免药物对肝脏潜在的毒性损伤。

（3）医生在诊疗过程中要尽量避免应用文献已有报道可引起肝损伤的药物，按照药典规定或推荐的剂量、服法和疗程合理处方用药。

（4）应用中草药或中成药治疗的患者一旦发现皮疹、黄疸，应立即停药，并检查肝功能。

2.治疗：

（1）一旦发现肝损伤，立即停服任何可疑的药物。

（2）卧床休息。

（3）给予足够的能量、蛋白质、维生素，可静脉输注高渗葡萄糖以加速药物的排泄。

（4）可在辨证施治基础上应用有保肝降酶作用的中药和成药，及时复查肝功能和 B 超以了解疾病进展和判断疗效。

（5）可能的话，根据药物性质给予解毒剂；明显淤胆者可给予熊去氧胆酸或肾上腺皮质激素。

三　有病乱投医，花费 20 万不治身亡

事件回顾

魏某是陕西咸阳人，生前在西安某大学读大二。2014 年，他查出自己患了滑膜肉瘤晚期。"这是一种很恐怖的软组织肿瘤，目前除了最新研发和正在做临床实验的技术，没有有效的治疗手段。"魏某生前描述说，父母得知他的病情后，先后带着他前往北京、上海、天津和广州等地求医，但均被告知治愈的希望不大。

万般无奈下，魏某和家人转而求助"百度"。他用百度搜索滑膜肉瘤的治疗方法，排在搜索结果首位的就是武警二院的"生物免疫疗法"。魏某的父母马上和武警二院联系，见到了一个姓李的主任。

"这位李主任称，这个技术不是他们的，是美国斯坦福研发出来的，有效率达到百分之八九十。"魏某生前说。这名医生看了他的报告单，告诉其父母"保我 20 年没问题"。为稳妥起见，一家人还专门了解了一下这名医生，发现他"上过好几次 CCTV10"。

2014 年 9 月至 2015 年底，魏某在武警二院先后做了四次生物免疫疗法的治疗，共花了二十多万元。"结果没几个月就转移到肺了，医生说我恐怕撑不了一两个月了。"魏某说。

家人去武警二院找李主任，"他的话变成了都是概率，说从来没有向任何

人做过保证。"李主任让魏某接着做生物免疫疗法，说做多了就有效果了。

2016年3月30日，魏某在知乎网上记录了自己求医的经历。他希望不再有更多的人受骗。在生命的最后时光，魏某是怎么发现这家医院宣称的"生物免疫疗法"是个骗局的？

魏某父亲告诉记者，后来，魏某在知乎上认识了一个在美国的留学生，对方联系了多家美国医院后告诉他，生物免疫疗法在国外因为有效率太低，20年前在临床阶段就被淘汰了。"可到了国内，却成了最新技术，然后各种欺骗。"

事件分析

滑膜肉瘤是源于关节、滑膜及腱鞘滑膜的软组织的恶性肿瘤。

滑膜肉瘤的治疗以手术切除为主，争取广泛切除，如有血管受侵，血管需一并切除，切除不彻底，局部复发率高。本病通过血行易向肺部转移，也有淋巴转移，凡引流淋巴结较大者，在肿瘤切除的同时，施行淋巴结清扫术。本病5年生存率在20%～50%，局部切除不彻底者，可辅以放疗，目前化疗效果尚不肯定。滑膜肉瘤是恶性程度很高的肿瘤，晚期因远处转移，病情轻重不一，预后相对较差。药物对滑膜肉瘤无明显作用，化疗药物仅用于术后辅助治疗，术后应用抗生素以防感染。

就事论事来讲，魏某之死，究竟谁的责任最大？最要被追责的，是北京武警二院及背后莆田系民营医疗机构。毫无疑问，这家明知没有治疗效果，仍然仗着自己公立、三甲、武警等名头进行虚假宣传，夸大生物免疫疗法的作用，并收取高额费用、赚取利润——这是有意地作恶，是"杀人"的直接责任人，这钱赚得不干净、不道德，而且违法。需要指出，这里说武警二院，也应该包含实际给魏某治疗方背后的莆田系民营医院。近些年来，莆田系民营医院开办、承包了全国超过7成的医院，是电视台、报纸、网站等绝大多数广告平台的最大金主，也是很多普通家庭的病人都难以逃避的选择。但随着越来越多类似事件的曝光，网易、搜狐等多家媒体已将莆田系医院的名单公布。此次事件首先应该被直接追究法律问责的是北京武警二院背后这家莆田系民间医疗机构；另外，应当深层次反思医疗监管体系的滞后与腐朽；百度、央视等广告平台也同样应该自查、自重。

我们每个人都应该提高鉴别、审视信息的能力，尤其是在关乎生命的医疗、药物等领域。

事件反思

一、滑膜肉瘤的检查项目有哪些

1. X线检查。约30%的病变可以见到模糊散在的钙化，有时可见骨膜反应，甚至侵蚀骨或侵入骨内，开始仅表现为软组织肿块，以后肿块内可出现钙化，对于病变内有点状钙化者应考虑与软骨瘤或血管瘤相鉴别。

2. 骨扫描。在扫描的晚期，可见病变内矿化活跃区的周围有局限的摄取量增加，由于病变的新生血管丰富，在扫描的早期可见病变区摄取量高于邻近软组织。

3. CT。CT扫描可见质地均匀的软组织肿块，密度与骨骼肌类似，病变内钙化高度提示滑膜肉瘤，使用造影剂可使病变组织显著增强。注射造影剂后肿物边缘强化。

4. MRI。病变常邻近重要的神经血管束，在MRI图像上，呈高信号，较大的病变信号强度不均匀，提示有出血和坏死区。因此这些结构有可能被移位或者被包裹在病变之中。

5. 血管造影。在早期动脉相可见病变周围的反应区内有明显的新生血管，在晚期静脉相则可见明显的染色。

二、滑膜肉瘤的治疗方法有哪些

滑膜肉瘤恶性程度高，组织学来源至今不明，生物学行为极其复杂，局部复发率及远处转移率很高，必须由专业团队采用严格规范的多学科联合治疗方能得到良好的控制。

1. 手术。滑膜肉瘤的治疗以手术切除为主，初次手术能否获得足够的外科边界是决定滑膜肉瘤复发率及预后最重要的影响因素，所以要力争广泛彻底切除。切除不彻底，局部复发率极高。有淋巴转移者，在肿瘤切除的时候，施行淋巴结清扫术，肺部转移灶也可行局部切除以提高生存率。

2. 放疗。放疗是治疗滑膜肉瘤的重要手段，大部分滑膜肉瘤对辅助放疗有满意的反应，若病变对术前放疗和（或）术前化疗有反应时，则局部边缘切除后复发率将大大降低（由50%以上降至10%以下）。当放疗作为最终的或姑息的治疗方法时，通常也可使该病获得缓解。

3. 化疗。辅助化疗偶尔可产生较好的效果，可以使原本需要截肢的患者得以施行保肢手术。术后化疗作为局部淋巴结和（或）远处部位转移灶的最终治疗方法，仅对部分患者有反应，不能对该病变达到即刻或长期的控制。

三、如何辨别是否为民营医院

1. 民营医院重视官网介绍，通常有多个不同的官网针对搜索引擎优化。如按照不同的科室分别设置单独的网站。如突出主治领域如不孕不育 / 男科 / 妇科 / 性病 / 整形 / 肝炎 / 鼻咽炎 / 狐臭 / 风湿等疾病。

2. 民营医院服务态度极好，相比公立医院其有独立的陪同医护人员，而公立医院护士少，难以单独照顾每个看病个体。

3. 公立医院冠以专科医院极少。私立医院名称很耳熟，这是因为在其他城市可能也可以找到类似的名字，如东大、曙光、仁爱等共性词语。

4. 公立医院很少在搜索引擎有推广等字样的推广标识。此外，多数公立甲等医院可以在网上挂号、平台挂号。而民营医院很少收取挂号费，通常可以代为挂号。

5. 民营医院官网提供弹窗等邀约对话框，直接可以引导患者就医。公立医院只留有联系电话，提供咨询，并没有弹窗对话功能。公立医院之所以没有对话框大多是因为专家要看病，而接电话的是辅助人员。

四、如何鉴别药品的真假

1. 看批准文号。国家药监局规定，药品批准文号格式是：国药准字 +1 位拼音字母 +8 位数字，字母用拼音字头表示药品类别，数字表示批准药品生产的部门、年份及顺序号。

2. 看生产厂家。根据国家药监局规定，规范药品说明书必须注明生产企业名称、地址、邮政编码、电话号码、传真号码、网址等，便于患者联系以辨真假。而假药对该类项目的标注内容往往不全。

3. 看药品包装。合格药品的外包装质地好、字体和图案清晰、印刷套色精致、色彩均匀、表面光洁、防伪标志亮丽。而假药的外包装，大多质地差、字体和图案印刷粗糙、色彩生硬、防伪标志模糊。

4. 看药品说明书。合格药品说明书的纸张好，印刷排版均匀，连最小的字体也十分清晰，内容准确齐全，适应证限定严格。而假药说明书的纸张质量差、字迹模糊、内容不全、排列有误、随意夸大疗效和适应范围。

5. 看批号和日期。合格药品的包装上应标明产品批号、生产日期、有效期至，三项缺一不可，字迹多为激光打印。而假药常三项中缺一至两项，而且打印的字迹多为油印。

最重要的是，患者要去合法正规的医疗机构和药店购买，切不可图方便或贪便宜到无《医疗机构许可证》的诊所或无《药品经营许可证》的药店购买。

五、如何辨别虚假医疗广告

1. 但凡在广告语中出现包治百病、适合所有症状，以及显示治愈率的广告都是违规广告。

2. 若用患者、医学专家、科研机构等名义证明疗效或者保证治愈的也属违规行为。

3. 利用医药资讯专版、专题节目等形式，以医学探秘、患者讲述用药治病经历等方式，变相发布医药广告的都不可相信。

4. 说明保健食品、保健用品等具有治疗疾病作用的都是夸大宣传，处方药品也是绝对不可以通过传播媒介发布宣传的。

四　不可忽视的主动脉夹层病

事件回顾

2016 年 1 月份，孕妇杨女士在某医院猝死，该事件因为死者工作单位中科院理化所向医院发公函而引起广泛关注。

虽然事件至今仍疑惑重重，尚无定论，但孕妇死亡的事情经过目前大体明了。医院官方微博于 16 日发布信息称，患者杨女士 34 岁，妊娠 36 ＋周（自然受孕），高血压合并子痫前期，2015 年 12 月 28 日收入院。既往有高血压病史十余年、胆囊结石等。住院后行系列检查和专家会诊，经治疗病情相对平稳。今年 1 月 11 日，杨某出现胸痛继而突发呼吸心跳骤停，经多科室联合抢救无效死亡。初步判断猝死原因为主动脉夹层破裂。

我们无权评论该事件的是非，但院方回应中提到的"主动脉夹层破裂"值得引起人们的重视。主动脉夹层一词公众都很陌生，但其实这个疾病对于高血压患者来说不应该忽视。什么是主动脉夹层，为什么这个患者会出现主动脉夹层，主动脉夹层破裂是怎样引起患者死亡的，这一系列的问题都是需要思考的地方，也是需要医院做出解释的地方。

杨女士的教训是惨痛的，是发人深省的，也给所有人敲醒了警钟，作为奋斗在一线的临床大夫应该不断加强自己的诊疗水平。同时，作为普通大众，我们也应该从这件事情中吸取教训，每个人的健康需要医生的保障，但这更是个人自己的事情，我们需要医生，但更需要自己对自己健康负责，生活中要不断提高健康意识，加强医学常识学习，学会对自己的健康负责。

事件分析

主动脉夹层即主动脉动脉壁夹层形成，过去曾称为主动脉夹层动脉瘤。系指由各种原因造成的主动脉壁内膜破裂，血流进入主动脉壁内，导致血管壁分层，同时血液进入主动脉壁中层而形成的血肿，故亦称主动脉夹层血肿。一旦血肿破裂就会危及生命，此种情况称之为主动脉夹层破裂。

主动脉夹层的发病机制比较明了，主动脉中层囊性变性导致主动脉反复屈曲、高血压施加于主动脉的血流动力学作用及外伤等因素，使主动脉内膜撕裂形成夹层血肿。约60%的撕裂发生于升主动脉，10%在主动脉弓，30%在胸降主动脉的第一部分。夹层侵入中层的深度和夹层血肿蔓延的距离，都与主动脉中层变性范围有关。主动脉腔内血液进入中层，将内膜与中层分离开来，这种管壁的分离一般向动脉远端发展，也可短距离逆行向上延伸。主动脉夹层在动脉管壁呈螺旋状走行，呈广泛性夹层时，可累及它所发出的分支而影响邻近器官的血供；或者中层先有出血，形成血肿，并纵行发展将主动脉腔分成了一个真腔和一个假腔，假腔破裂可使血液返回动脉腔形成"自然治愈"，但更多的是破入心包或破入胸膜腔、纵隔、腹膜后等，导致严重并发症。

突发剧烈疼痛这是发病开始最常见的症状与临床表现，可见于90%以上的患者。主动脉夹层常见的致病因素为高血压、动脉粥样硬化、主动脉缩窄、主动脉瓣双瓣畸形、妊娠、创伤等，梅毒较为少见。由于动脉内膜的破裂，血液沿裂口进入动脉壁中层后形成夹层血肿。随着夹层中积血的增多、压力的升高，血肿在中层内扩展，压力过高即发生夹层的另端破裂。如破裂时血肿穿透动脉内膜进入主动脉腔内，形成双通道主动脉，此时病情可转为缓和。若穿破动脉外膜进入周围组织和器官，则出现血胸，心包、纵隔或腹腔积血，甚至猝死。80%以上主动脉夹层的患者有高血压，不少患者有囊性中层坏死。高血压并非引起囊性中层坏死的原因，但可促进其发展。主动脉夹层的自然经过十分凶险，如果未能及时诊断治疗，病死率极高。

杨女士既往有高血压病史十余年，高龄妊娠，妊娠期间高血压合并子痫前期，这是导致其发病并最终致死的主要原因。血压过高，血液对血管壁的冲击增大，容易导致内膜破裂，血液渗入中层，形成血肿。在危险因素的诱发下，血肿破裂则致死。此外，约有8%~15%的病例并无内膜撕裂，这可能是由于主动脉壁中层出血所致。虽然此种情况发生的较少，但其危险性更高，因为其前期并无临床表现，不引起人们的重视，一旦发生症状，则不可挽救。

此外，除了高血压，血压的剧烈波动也是导致夹层破裂的重要原因。剧烈的血压波动对血管壁的冲击更大，尤其是对于老年人，动脉已经硬化，巨大的冲击很容易发生内膜撕裂，形成血肿。杨女士十余年的高血压，对血管壁的冲击较大，血管壁受损的可能性较大，可能就有了主动脉夹层的存在，这为最终主动脉夹层破裂埋下了祸根。

事件反思

一、日常生活中如何预防主动脉夹层

杨女士的事件是惨痛的，也是发人深省的。生活中高血压患者很多，据统计中国的高血压人口相当于美国的人口总数，在这样一个拥有如此多的高血压患者的国家里，主动脉夹层的潜在发病者是很多的。

预防主动脉夹层最重要的是控制血压，严格按照医嘱按时规律服药，制定适合自己的降压方案并坚决执行，日常生活中，饮食要多维生素、多无机盐、多纤维素，少盐、少脂肪、少热量，应每天至少 2 次监测血压的变化，采用健康的生活方式，适当限制体力活动，避免运动量过大诱发疾病的发生。动脉硬化的患者要控制血脂和血压。

对于伴有主动脉瓣、二尖瓣化畸形和马方综合征的患者更应限制剧烈活动，定期体检，监测病情变化，及时手术治疗，预防主动脉夹层的发生。对于出现突发性胸痛现象的病人要立即到医院就医。另外，平时生活中要保持心情舒畅，避免情绪剧烈波动。要养成良好的饮食习惯，戒烟少饮酒。要保持充足的睡眠，避免熬夜。

二、主动脉夹层的饮食保健

1. 多喝水，多吃水果、蔬菜。患者应多摄取水分，并避免咖啡、汽水、香烟等刺激物。多吃水果、蔬菜、核果、谷类等有益的食物。

2. 多吃燕麦。经常食用燕麦能改善神经的总体状况。切碎的燕麦草在温水中冲泡 2 分钟并过滤后就是一种补品，一天喝 1 ~ 4 克。若要减轻皮肤瘙痒，可将细棉布包裹燕麦片挂在喷头下，用冲过燕麦片的水洗澡。

3. 药草茶。一杯沸水冲入 2 茶匙贯叶连翘，并浸泡 10 分钟，可用于止痛，一天应喝 3 次。

三、高危孕产妇有哪些

1. 年龄超过 35 岁的女性。

2. 有过不良怀孕分娩史，特别是很早期就发生过妊娠期并发症的女性。

3. 本身有合并基础疾病者，如高血压、糖尿病、心脏病等，此类女性孕前先咨询专科医生，病情稳定情况下，可以考虑怀孕。

4.近期做过手术的女性。

五 微整形成了"危整形"

浙江某医院的病房里，阿贵与晓晓两个姑娘病恹恹地躺在病床上，两人差不多年纪，85后，意识倒还清醒，可是行动如同中风的患者，半耷拉着眼睛、口齿不清、肌肉无力。

"我以后再也不想瘦腿，减肥了！"晓晓其实身材很苗条，160厘米的身高只有47公斤重。

今年2月底，听朋友们说起打针减肥的好处，晓晓和小姐妹阿贵有些心动。"朋友们推荐了一个女生，说她开了个微整形工作室，可以打瘦腿针。"

阿贵说打针时，朋友们推荐的"医生"如约来到了她的店里，从随身带着的箱子里，拿出小瓶子，"她说这是从韩国进口的，因为大家是朋友，给我们的价格比较优惠。每人小腿各注射了300单位，花了4 000多块钱。"

一个月后，阿贵与晓晓发现瘦腿针没起作用。于是，4月中旬，两人再次找到这位"医生"，以效果不显著为由，又各注射了300单位。

这次，"效果"来了，"打完第二天，头就晕了，然后越来越觉得全身乏力。"五天后，当地医院已无法处理，4月19日，急救车将她们转送到上级医院抢救。

医院整形外科的医生诊断，两人是瘦腿针导致全身中毒。若任病情进行性发展、加重，会发生呼吸衰竭等，将危及生命。目前两姑娘的身体正在恢复。

该院整形外科主任吴教授告诉记者，两个姑娘其实是肉毒素中毒了："所谓瘦腿针，里面的主要成分其实是A型肉毒素——作用于胆碱能运动神经的末梢，通过暂时抑制支配肌肉运动的神经，使肌纤维不能收缩，达到瘦腿目的。"

"临床上一般注射300单位正规产品A型肉毒素是安全的，像这两位患者出现全身中毒状况也较少见。"吴教授说，出现这样的症状，综合两人注射时的情况，"两人接受的是非正规医疗机构的注射，肉毒素来源也值得怀疑。"

按照国家规定，A型肉毒素及其制剂列入毒性药品管理，并明确规定，药品批发企业只能将A型肉毒素制剂销售给医疗机构。而且必须是专业的整形医生才有资质给病人注射。

事件分析

注射微整形产品，看似操作简单，但其实也是一场手术，属于医疗美容的范畴，必须在医疗场所才可以进行。

肉毒毒素在整形美容方面有很多作用，可以减轻皱纹、改善体表轮廓、提升面貌、改善肤质等。但它也是已知最毒的微生物毒素之一，如果使用不当，可以引发以神经肌肉麻痹为特征的肉毒中毒，死亡率比较高。目前用于临床治疗的主要是 A 型肉毒毒素。

临床上一般注射 300 单位正规产品 A 型肉毒毒素是安全的。为什么这两位患者会出现这么严重的中毒反应？首先这可能与她们去了非正规医疗机构有关，肉毒毒素来源值得怀疑。其次，还存在操作不当的问题。两次注射仅间隔了一个月左右，显然相隔时间太短。注射剂量及注射部位没有把握好的话，也会出现中毒等严重后果，甚至危及生命。

微整形效果好，不用开刀，很多求美者认为其安全性比较高。微整形虽然不用动刀，但是仍然在医疗行为范畴之内，存在医疗风险，尤其是使用的注射产品要有保障，进货渠道要正规，注射位置、剂量要准确，否则会给求美者造成伤害，如注射肉毒素位置不当、剂量不当，可能导致表情僵化、面孔左右大小不对称等；注射违规产品，更可能出现全身系统副反应，甚至因此而丧命。

近几年，由于微整形的盛行，市场乱象问题也很严重，根据相关规定，我国只有具备医疗美容资质的医院，方可进行注射整形。然而，随意开诊的美容场所不在少数。注射医生缺乏资质、注射治疗环境未经消毒、无限夸大疗效……医疗行为中的不规范做法，导致一系列问题不断冒头，给消费者的安全带来隐患。

事件反思

一、微整形的特点是什么

1. 微整形通常是非永久性的整形疗法，但是选择方便不需要开刀，修饰缺点的速度较快，一般最慢的也会在一个星期内见效。

2. 目前很多整形美容机构都开设了评估术后效果的服务，即使整形者不满意，很快就会恢复原样，相对于传统手术失败就会造成永久性定型的缺陷，微整形的手术更加安全。

3. 整形者需求与整形手术留下的明显痕迹一直以来都是人们对于整形讳忌莫深的原因，很多人都碍于人们对于整形后留下的明显痕迹而不敢尝试整形手术。微整形手术就解决了这一难题，整形者了解自己的整形需求后，往往不会留下明显的创伤就完成了"修整"整个面部的效果。

二、微整形的风险有哪些

1. 注射位置错误造成血管栓塞致盲。注射后眼睛失明的，目前全国总共发生了 5 例，这缘于一个技术壁垒——失明因栓塞所致，而出现栓塞的是非常细小的末端眼动脉，像视网膜中央动脉，它的粗细只有牙签的二十分之一，很难用技术的手段或者溶栓的手段把玻尿酸溶掉或取出来，所以栓塞一旦发生会影响血运，引起眼睛缺血、缺氧性损害，造成彻底性的失明。

2. 过量注射玻尿酸隆鼻致鼻尖坏死。为了让鼻头看起来更坚挺，要做出鼻头坚挺的感觉，必须要用软骨或假体，鼻头本身不主张做任何的填充，但有的医生并不懂得手术放置软骨或假体，想靠注射填充来做出这种效果，往往就是量打多了，鼻尖栓塞了。因为一味地想靠注射来让鼻尖挺一点，必须要量够，最后越打越多就造成鼻尖缺血性坏死。

3. 材料以次充好，注射后化脓感染。正规产品的玻尿酸注射一段时间后可以人体内溶解，但目前好多人打进体内的不一定是玻尿酸，含有其他的杂质，有的不法经营者还以奥美定冒充玻尿酸。质量好的注射合格产品价格往往是假冒伪劣产品的数倍甚至数十倍、百倍，为了追求最大利润，一些机构跟美容师以次充好，这样往往造成注射后化脓感染。

4. 微整形会在脸部留下疤痕。一些不太正规的美容院或变脸时操作不规范，或由于技术和条件原因，都有可能给手术者本来光洁的脸上留下疤痕。有些美容手术由于消毒等操作没做好，脸部美容手术后有时会导致痒、痛等不适症状，初期会在脸上发生隆起于皮肤表面，或伴有色素代谢异常，影响外观，严重的会发生挛缩造成脸部畸形。

5. 重睑术术后可能引发并发症。虽然重睑术是一个非常小的美容手术，也比较安全，但既然是开刀的手术，总归有发生并发症的可能，在术前、术中以及术后，都有可能发生并发症，如血肿，重睑术中多用压迫止血，如处理不当，严重者可引起视力减退；如感染，应注意术前、术中、术后的消毒和抗感染工作，如果发生感染，后果不堪设想；另外如重睑高度不对称，重睑皱襞过短、过浅，重睑线不流畅，三角眼，重睑线深陷，三重睑以及形成切口瘢痕等，都有可能发生。

6. 脸部注射导致两种面瘫。脸部注射微整形，由于整形医师的操作不当，会导致人的面部产生两种面瘫。一种是中枢性面瘫，颜面上部肌肉并不瘫痪，闭眼、扬眉、皱眉均正常，下部肌肉出现瘫痪，病侧鼻唇沟变浅、口角下垂、示齿动作时口角歪向健侧。另一种是周围性面瘫,导致脸的一侧全部颜面肌肉瘫痪、眼睑不能充分闭合、口角下垂、抬眉受限、额纹变浅或消失、眉毛较健侧低、睑裂变大、眼泪时有外溢、示齿或笑时口角向健侧牵引、口呈斜卵圆形、说话发音不清楚,或是导致双侧周围面神经麻痹时面部无表情、双侧额纹消失、双眼不能闭严、双侧鼻唇沟变浅、口唇不能闭严、口角漏水、进食腮内存留食物、言语略含混不清。

三、如何避免微整形美容的失败

1. 注射层次。注射的层次深浅与效果直接相关,如果注射的层次过深,那么作用不明显;如果注射的层次过浅,则会出现皮肤突起、肌肉僵硬甚至红肿的现象。

2. 一次注射剂量。剂量过少效果不明显,而剂量过多则容易出现面部表情僵硬等情况。

3. 注射位置。从哪个地方注射也和效果密切相关,有些人注射之后一眼就被别人看出"有点假",这可能与注射的位置有关,如果两侧注射位置不同,就更加明显。

4. 医生审美标准。在很大程度上,注射的层次、剂量和位置都与医生的技术和临床经验相关,所以,在选择医生的时候,不但要筛选其资质,更要看其个人的审美标准。

5. 药品质量。需要选用安全的、有国家药监局批准的"药"准字的正规药品,注射前医生会给你看使用药品的名称和批号、生产日期等详细信息,如果选用不正规厂家生产的三无产品,运气好的话只是没效果,运气不好更会出现难以预料的副作用。

四、A 型肉毒毒素注射后的注意事项有哪些

1. 当天注射局部可能出现肿胀淤血,属于正常情况,2~3 天左右消退。

2. 注射后 24 小时内局部保持清洁干燥,注射后 4 小时内禁止平卧。

3. 注射 1 周内避免做皮肤护理、局部按摩和桑拿、汗蒸等。

4. 注射后 2 周左右可能出现局部面部表情轻度不自然,这种状况一般在 2~3 周后逐渐消退。

5. 术后 1 周忌烟酒、避免食用辛辣刺激性和易致过敏的食物,禁止服用氨基糖苷类抗生素。

6. 注射后局部皱纹数日内逐渐变浅或消失,疗效维持 4~6 个月后,局部皱纹再次出现时,需再次注射。

六　喝酒后输液引发的中毒悲剧

　　年关将至，年会、酒局让不少人应接不暇。近日，一条温馨提醒在朋友圈里广泛传播："告诫广大朋友们，马上过年过节了，服用抗生素期间，特别是头孢类、甲硝唑类，绝对不能喝酒！否则会出现双硫仑样反应，心跳抑制，发生猝死风险！后果不堪设想！"医院中每年急诊都会遇到多例因饮酒后输液，或者输液后饮酒出现严重过敏的患者。据了解，有十几种药物与酒精相互作用后都会产生不良反应。

　　42 岁的陈先生怎么也没有想明白，只是喝了一点点酒，没想到输液后竟然发生了"窒息"，险些丢了性命。事情是这样的：陈先生感冒发烧，头疼得不行，到南京一家医院就诊。医生开了头孢曲松钠注射液。输液不到半个小时，陈先生就感觉胸闷，气喘不上来。医生诊断发现，陈先生气道狭窄，是喉头水肿，属于严重过敏反应，经过及时抢救才逐渐稳定。

　　"这种过敏与一般的抗生素过敏不一样，这是酒后输液引起的双硫仑样反应。"医院急诊科主任陈主任说，"饮酒后，输注抗生素时患者容易出现面部潮红、头痛、全身出皮疹等症状，重者可出现胸闷、喘鸣、呼吸困难和过敏性休克。像陈先生这样的患者，严重的甚至要气管切开进行抢救，否则就会有生命危险。"

　　双硫仑样反应的症状，如果出现得快，缓解、消失得也快，一般休息调整后能够自行缓解；如果出现呼吸抑制、心肌梗死、急性心力衰竭等严重症状，就必须立即送到医院接受对症治疗，并尽早促进乙醇代谢和排泄，如果得不到及时救治，可能会导致休克甚至死亡。

　　生活中像陈先生这样习惯的人不在少数，可是不幸的是很少有人会意识到喝酒后输注或口服抗生素是有禁忌的。陈先生是万幸的，他发生过敏反应时是在医院，及时得到了救治，避免了悲剧的发生。可是，生活中又有多少人知道饮酒后不能服用头孢类抗生素呢？双硫仑样反应又有几个人听说过呢？这样的悲剧每一次都能避免吗？这些问题应该值得人们深思。为了家人和自己的健康，应该多多了解健康知识，饮酒后不能服用或输注头孢类抗生素这应该是一种常识，希望不要有这样的悲剧发生。

事件分析

　　双硫仑样反应，又称戒酒硫样反应，是由于应用药物（头孢类）后饮用含有酒精的饮品（或接触酒精）导致的体内"乙醛蓄积"的中毒反应。酒精进入体内后，首先在肝细胞内经过"乙醇脱氢酶"的作用氧化为"乙醛"，乙醛在肝细胞线粒体内经过"乙醛脱氢酶"的作用氧化为"乙酸和乙醛酶A"，乙酸进一步代谢为二氧化碳和水排出体外。由于某些药物化学结构中含有"甲硫四氮唑侧链"，抑制了肝细胞线粒体内乙醛脱氢酶的活性，使乙醛产生后不能进一步氧化代谢，从而导致体内乙醛聚集，出现双硫仑样反应。

　　用药期间饮酒（或接触酒精），表现为胸闷、气短、喉头水肿、口唇紫绀、呼吸困难、心率增快、血压下降、四肢乏力、面部潮红、多汗、失眠、头痛、恶心、呕吐、眼花、嗜睡、幻觉、恍惚，甚至发生过敏性休克，血压下降至$60 \sim 70/30 \sim 40$ mmHg，并伴有意识丧失。容易误诊为急性冠脉综合征、心力衰竭等。饮用白酒较啤酒、含酒精饮料等反应重，用药期间饮酒较停药后饮酒反应重。

　　双硫仑是一种戒酒药物，服用该药后即使饮用少量的酒，身体也会产生严重不适，从而达到戒酒的目的。双硫仑样反应严重程度主要与接触的酒精量和个人的敏感性有关。吸收的酒精越多，个体越敏感，症状就越严重。一般来说，这种反应并不会要了性命，只是会让人难受而已，经过对症治疗之后也能很快缓解，否则双硫仑也不可能作为戒酒药被批准。但对于较为敏感的人，或是本身心脏功能就不好的人来说，危险还是存在的，严重时会造成呼吸抑制、心力衰竭，甚至死亡。也正是因为如此，双硫仑作为戒酒药的说明书上也标注了"只适用于有强烈戒酒意愿的人"，毕竟意志力不坚定的酒鬼在用药之后再偷偷喝酒也是有风险的。不只是用药期间，在停药后，体内的药物还没有完全代谢掉的时候，仍有发生双硫仑样反应的可能。因此，在使用这样的药物时，不只在用药期间，停药后的$1 \sim 2$周以内也要远离酒精。

　　头孢类的药物抑制了肝脏里的乙醛脱氢酶，这个酶对喝酒的人来说很重要，酶的"水平"高意味着解酒功能强。一旦该酶功能被抑制，使得酒精（乙醇）在人体内氧化为乙醛后不能再继续氧化分解，从而导致乙醛在体内蓄积，引起乙醛中毒反应。

　　临床研究发现，该反应一般在喝酒后8至10分钟出现，有时仅20秒后就出现，最慢的1个小时后也会出现，主要表现为面部发热、面色潮红、视觉模糊、头痛、恶心呕吐、心动过速、血压下降、烦躁不安等。其反应是十分危险的，给病人带来极大的痛苦。

事件反思

一、本事件给我们有什么启示，平时生活中注意些什么

双硫仑样反应无特效治疗，重点是早诊断、早治疗。关于禁止饮酒的时间在详细说明用药与饮酒时关系的报道中，对于饮酒的时间文献报道不一，多数认为服药期间和服药后 5 ~ 7 日内，禁止饮酒。由于药物在体内的消除需要一定的时间，被抑制的乙醛脱氢酶恢复也需要一定的时间，因此应告诫患者在用药期间及停药后 10 日内避免饮酒或进食含乙醇的饮料、食物、药物。对于有心血管疾病、肝功能异常（包括脂肪肝）、肾功能不全、年老体弱的患者应尤为注意，因为他们出现反应的程度往往更严重，持续时间更久。应提醒患者在应用该类药物期间以及停药后 5 ~ 7 日内不得接触含有乙醇的制品，包括饮用各种酒类及含乙醇的饮料及食物，以及应用以乙醇为溶剂的药物、酒精擦浴等，尤其是老年人和心血管疾病患者更应注意。特别在门诊、急诊中，必须在病历本注意事项中注明。虽饮酒后使用头孢菌素不一定发生双硫仑样反应，但对于 24 h 内接触过含乙醇制品的患者，在临床用药中应尽量避免使用上述药物。对于已发生双硫仑样反应的患者应积极治疗并密切观察，以避免出现急性心力衰竭、心肌梗死、猝死等严重并发症。另外，市售鲜花保鲜时，在插花的水中常加入乙醇，人接触后也会出现双硫仑样反应或特异质反应，这在临床上应引起注意。

二、引起双硫仑样反应的常见药物有哪些

1. 头孢菌素类药物中的头孢哌酮钠、头孢哌酮舒巴坦钠、头孢曲松钠、头孢唑林（先锋 V 号）、头孢拉啶（先锋 VI 号）、头孢美唑、头孢米诺、拉氧头孢、头孢甲肟、头孢孟多、头孢氨苄（先锋 IV 号）、头孢克洛等，以头孢哌酮钠致双硫仑样反应的报告最多，并且反应也最敏感，如有患者在使用后吃酒心巧克力、服用藿香正气水，甚至仅用酒精处理皮肤也会发生双硫仑样反应。

2. 硝咪唑类药物，如甲硝唑（灭滴灵）、替硝唑、奥硝唑、塞克硝唑。

3. 其他抗菌药，如呋喃唑酮（痢特灵）、氯霉素、酮康唑、灰黄霉素等。

后　记

经过近一年的努力，看着将要付梓的书稿，我们在欣慰的同时又有些怅然若失。

本书副题为《健康反思录》，起初只是个设想，想要以此书来警醒对健康问题多有忽视的人群。但写什么与怎么写，着实困扰了我们很长一段时间。想要兼顾科普性和趣味性实在是一件不怎么容易的事情，这对我们来说也是一个巨大的挑战。

"万事开头难"，写作初始，关于"以什么样的方式来写这本书"，我们进行了深入的讨论，只第一节就反复更改了不下四五遍，最终才有了现在简洁明晰的格式。渡过了开始的艰难，书就写得流畅了许多。然而搜集资料是一个漫长而枯燥的过程，为了筛选出符合本书主题的典型案例，我们一遍又一遍地查找相关新闻，每当遇到适合的而又能给人以警醒的案例，就不由自主地欣喜万分。写作过程中也会遇到瓶颈，有的时候思路枯竭，在电脑前坐很久也不知道该如何书写，放弃的念头就会产生，但想想本书能够带给人们的启示与反思，还是坚持了下来。现在看着完成的书稿："幸好，我们坚持了下来。"

虽然在编写的过程中遇到了很多困难，但我们收获了很多很多。本书涉及的范围非常广，既有心理学、营养学的知识，又广泛涉及了内外妇儿等多个医学学科。作为医务工作者，我们在编写的过程中，既能够巩固以往学过的知识，又能够学到未曾接触过的新知识，可谓受益良多。每当遇到有分歧的医学问题，为了给读者更为正确的医学知识，我们会互相讨论分析，思维与思维碰撞出激烈的火花。在编写的过程中，我们看待问题的角度和思维也有了变化，因为需要在多个方面给予读者以启发，我们有了从不同的维度思考问题和看待问题的方法。所以本书的编写过程实是"痛并快乐着"。

本书搜集了近年来由于对健康问题的忽视而产生的一件件令人痛心的案例，着重选取了其中具有代表性的案例。如果读者在阅读后能够有所启发，并引以为戒，那我们编写本书的初衷就得到了成全。

最后，感谢在本书的成书过程中给予我们帮助的人，是你们的鼓励和支持，才有了这本《健康反思录》。

编　者
2019 年 11 月 20 日